요가 교과서 - 단계별 유연성 향상

YOGA - FOR INFLEXIBLE PEOPLE

■ 옮긴이

최할리

1994년 m.net 생방송 뮤직 핫라인
1996년 부산방송 최할리의 뮤직쇼
1996년 SBS 충전 100% 쇼
2009년 EBS 라디오 폰폰잉글리시
2009년 Story on 품절녀의 블로그
《 인스타그램 hollychoi.life 》

여동구

히말라야 빈야사 창시자
타우플로우 요가 창시자
마하하타 요가 창시자
《 인스타그램 yeo_dong_gu 》

YOGA | For Inflexible People
by **Max & Liz Lowenstein**

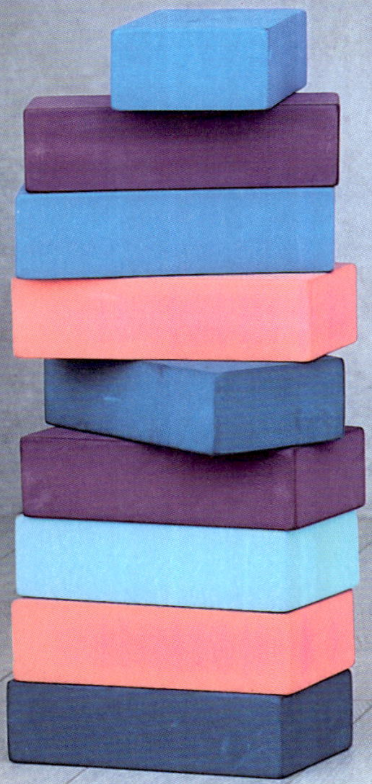

요가 교과서 단계별 유연성 향상

2021년 3월 24일 초판인쇄
2021년 3월 31일 초판발행

지은이 : Max & Liz Lowenstein
옮긴이 : 최 할 리 외
발행인 : 박 병 조
발행처 : 도서출판 영문출판사
등 록 : 1987년 12월 21일 제2-419호
주 소 : 서울시 강남구 삼성동 69-1
전 화 : (02) 514-5590, 776-5590
팩 스 : (02) 756-8943
홈페이지 : www.ymsbook.net
E-mail : yeongmunsa@empal.com
정 가 : 20,000 원
ISBN 978-89-7224-500-1 93510

※ 파본은 교환해 드립니다.

요가 교과서

단계별
유연성
향 상

최할리 외 옮김

YOGA

FOR INFLEXIBLE PEOPLE

MAX & LIZ LOWENSTEIN

영 문 출 판 사

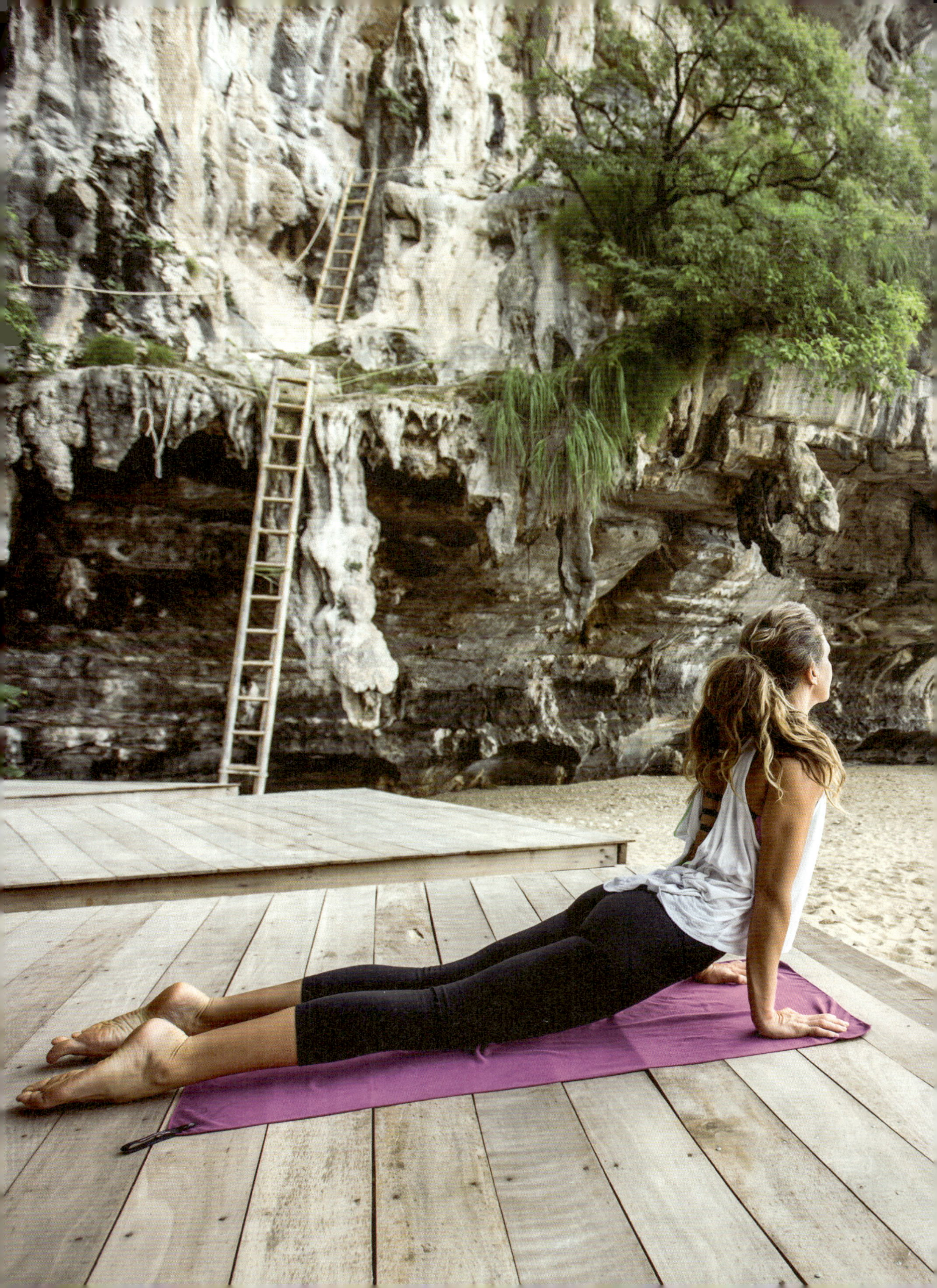

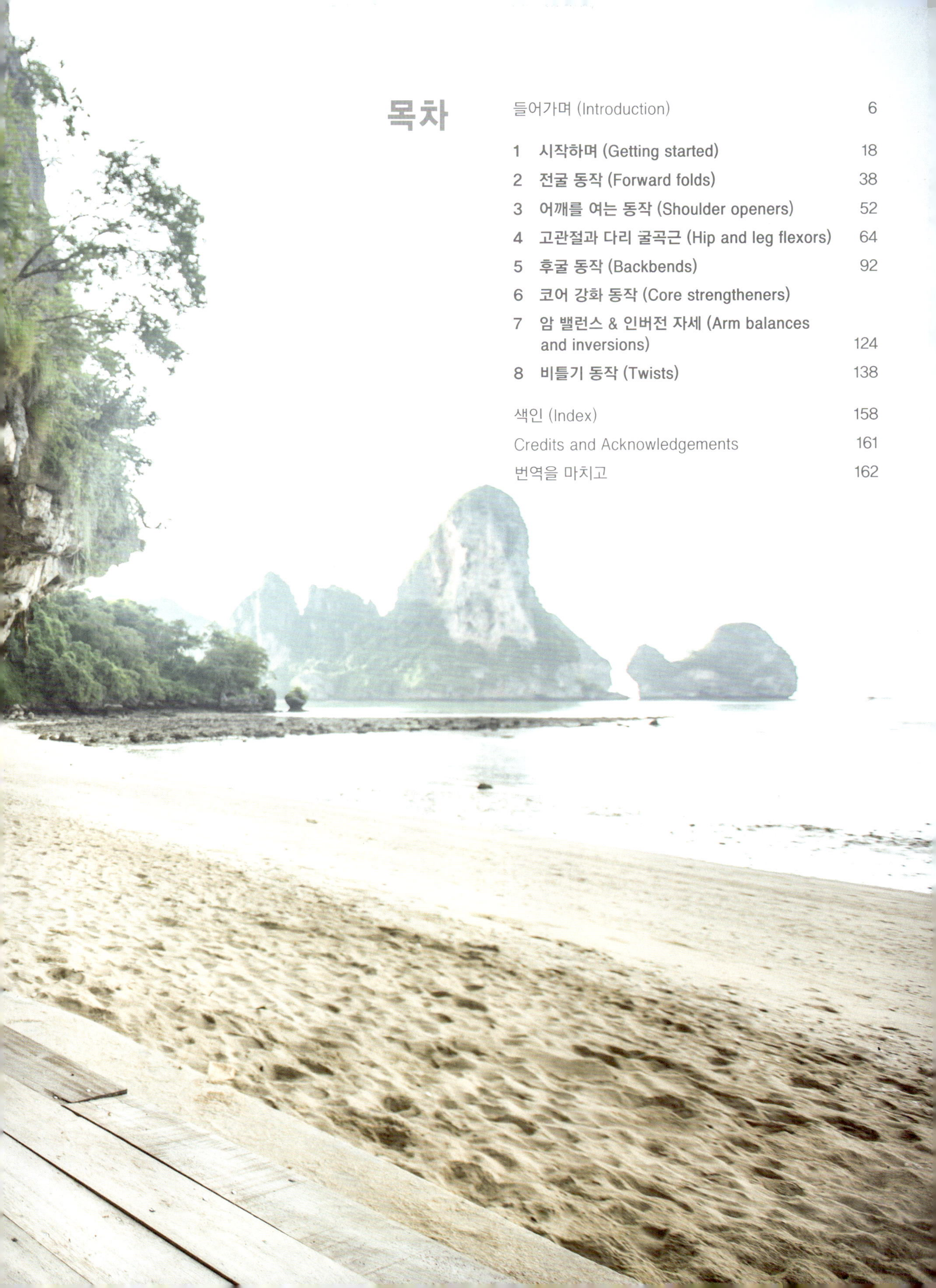

목차

들어가며 (INTRODUCTION)

10대 때, 어머니는 일주일에 3번은 농구장에서 일찍 집에 와서 요가연습을 하라고 강하게 말씀하셨다. 바보 같고 쑥스럽다는 생각에 나는 이것이 싫었다. 그런데, 몇 달이 지나자 서서히 요가의 이점을 알아가게 되었고 즐거운 마음으로 요가연습 시간을 기다리게 되었다.

대학시절, 요가라는 것이 젊은 여성들이 빠져드는 어떤 특별한 것이라는 것을 알게 되었다. 그때까지도 나는 불규칙적으로 요가를 연습하고 있었다. 하지만 여자 친구를 사귀면서 그만 두었다. 대학을 졸업하기 직전, 나는 정신적으로나 육체적으로 가장 유연하지 않은 상태였으며, 그 때 어머니께서 어떤 요기니가 파워풀하게 암 밸런스 동작을 하는 비디오 테이프를 보내주셨다. 이것으로 나의 삶이 영원히 바뀌었다: 놀라운 정도의 강함과 유연함을 동시에 가질 수 있다는 것을 보았고 나에게는 충격이었다.

대학을 졸업한 후, 요가가 주는 육체적인 이익을 얻기 위해 하루에 수없이 요가를 수련하기 시작했으며 수많은 부상을 겪었다. 이런 일들이 내 생에서 가장 암울한 때와 맞추어 일어났다. 요가를 더 깊이 탐구하기 시작했고, 단지 육체적인 훈련이 아니라 내 삶의 방식으로 요가를 생각하기 시작했다.

요가 선생님이 되기 위한 훈련을 하기로 결정하고 아크로 요가에 빠지게 되었다. 지금은 아름다운 내 아내와 전 세계를 다니면서 해부학과 핸드 밸런스에 중점을 두는 요가 워크숍과 페스티벌을 열고 있다.
요가는 스트레스가 있고 불안하며 자극이 되고 공격적인 장소에서 고요하고 차분한 곳으로 나를 데리고 간다. 생활에서 무엇이 나에게 오든 내가 나의 반응을 선택할 수 있는 곳으로.

맥스 (Max)

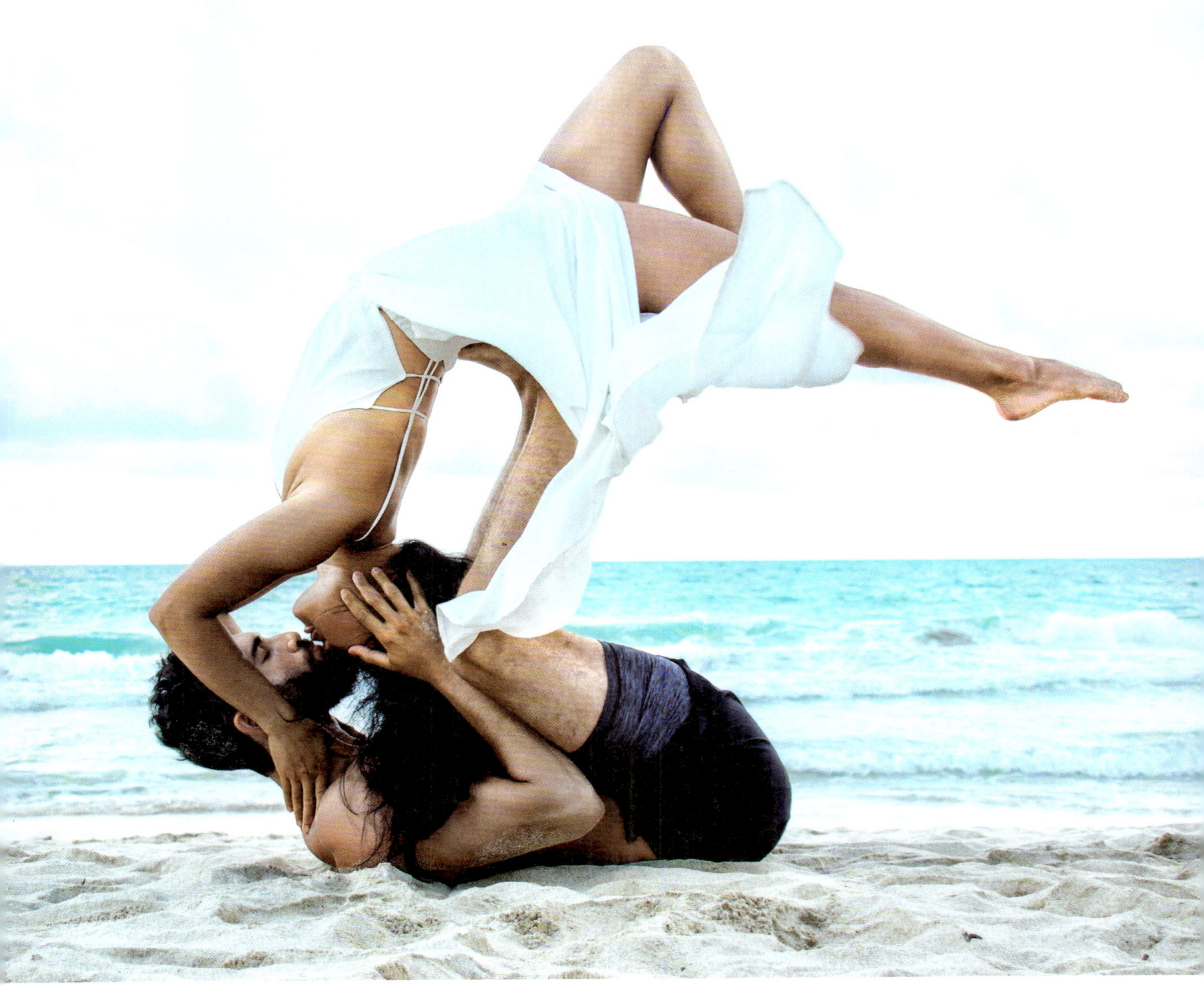

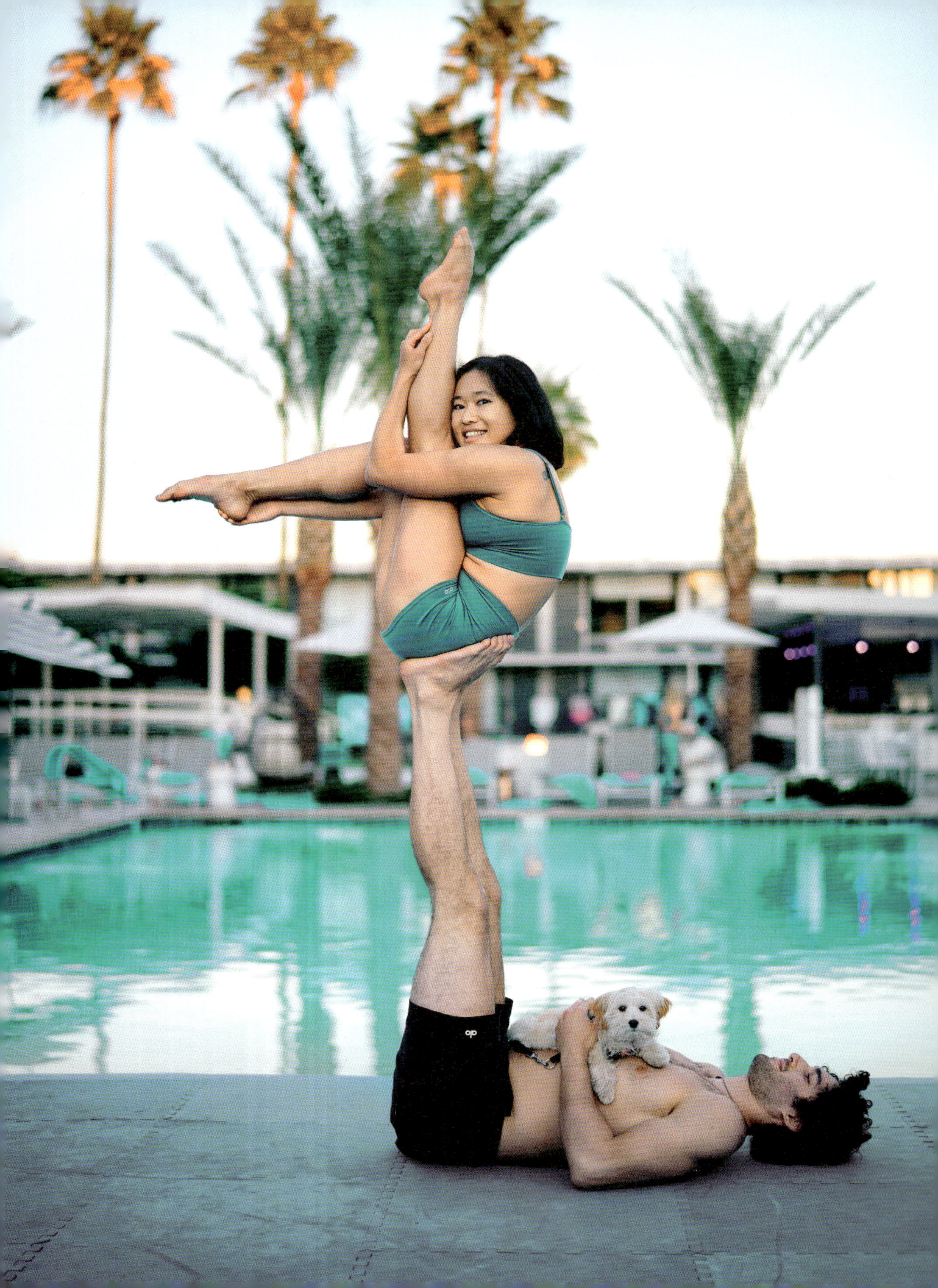

내가 요가를 알게 된 건 18살 때이다 — 아니 요가가 나를 발견한 것이다. 고등학교 때는 수영선수로 경쟁을 즐겼지만 대학에서는 수영을 그만 두기로 결정했다. 몸매를 유지하기 위해 온라인 요가수업을 알게 되었고, 값싼 매트를 구입해 방에서 연습했다 — 실제 수업에 참가하는 것이 두려웠다.

한 동작을 '마스터' 하고, 다음 목표를 정하는, 요가를 운동으로서 시작했다. 각각의 움직임과 한번 한번의 수업, 사바아사나, 그리고 매해, 삶의 전환시점 마다, 나는 어려운 동작과 상황를 통해 호흡을 배우고 있었다; 더 큰 은혜와 함께 나아가고; 더 편하게 흐르게 하고; 그리고, 무엇보다도, 온전히 매트 안에서 내 자신을 연결함으로써 나는 매트 밖에 있는 다른 것들과도 연결할 수 있게 되었다.

리즈 (Liz)

"우리의 미션은
전 세계 사람들이 육체와 정신이
편안하고 유연성을 얻도록 돕는데 있다.
우리의 목표는 매 순간,
사람들이 자신의 여행을 떠나도록 돕는 것이다.
포부가 있는 요기든 교정방법을 찾고 있든,
규칙적인 운동에 추가를 하든,
여기에 잘 왔다."

우리는 초보자부터 다양한 동작을 하는 숙련자까지, 일련의 진행 과정을 보여주어서 누구든 접근이 가능하고, 어디서든 요가를 할 수 있도록 이 책을 쓰게 되었다. 요가를 시작하기 위해 가장 유연한 사람이 될 필요는 없다; 어디에 있어도 시작할 수 있다. 과정을 통해 자신의 몸을 존중하라. 기억하라, 유연성이란 몸과 마음 양쪽에 다 해당된다. 생각은 말이 되고, 말은 행동이 된다 — 모든 것이 연결되어 있으며 파동으로서 다른 형태 내에서 존재한다.

우리는 요가/유연성 여행을 시작하는 사람들을 지지하기 위한 모임을 만들기 위해 인스타그램, @inflexibleyogis을 개설했다. 여러분이 모든 순간들을 즐기고 소중하게 여겨 주었으면 한다. 뿐만 아니라 여러분이 걸어가는 모든 발자국도 가치 있게 여기길 바란다! 우리가 책에 실은 사진들은 여러분을 고무시키고 교육하기 위한 것이다. 다음 페이지에 있는 사진들과 영감을 주는 문구들은 헌신적인 팔로워들이 제공한 것으로, 앞으로 나아가기 위해 수련을 얼마나 규칙적으로 해야 하며, 수련에 몰입해야 하는지 보여 주고 있다!

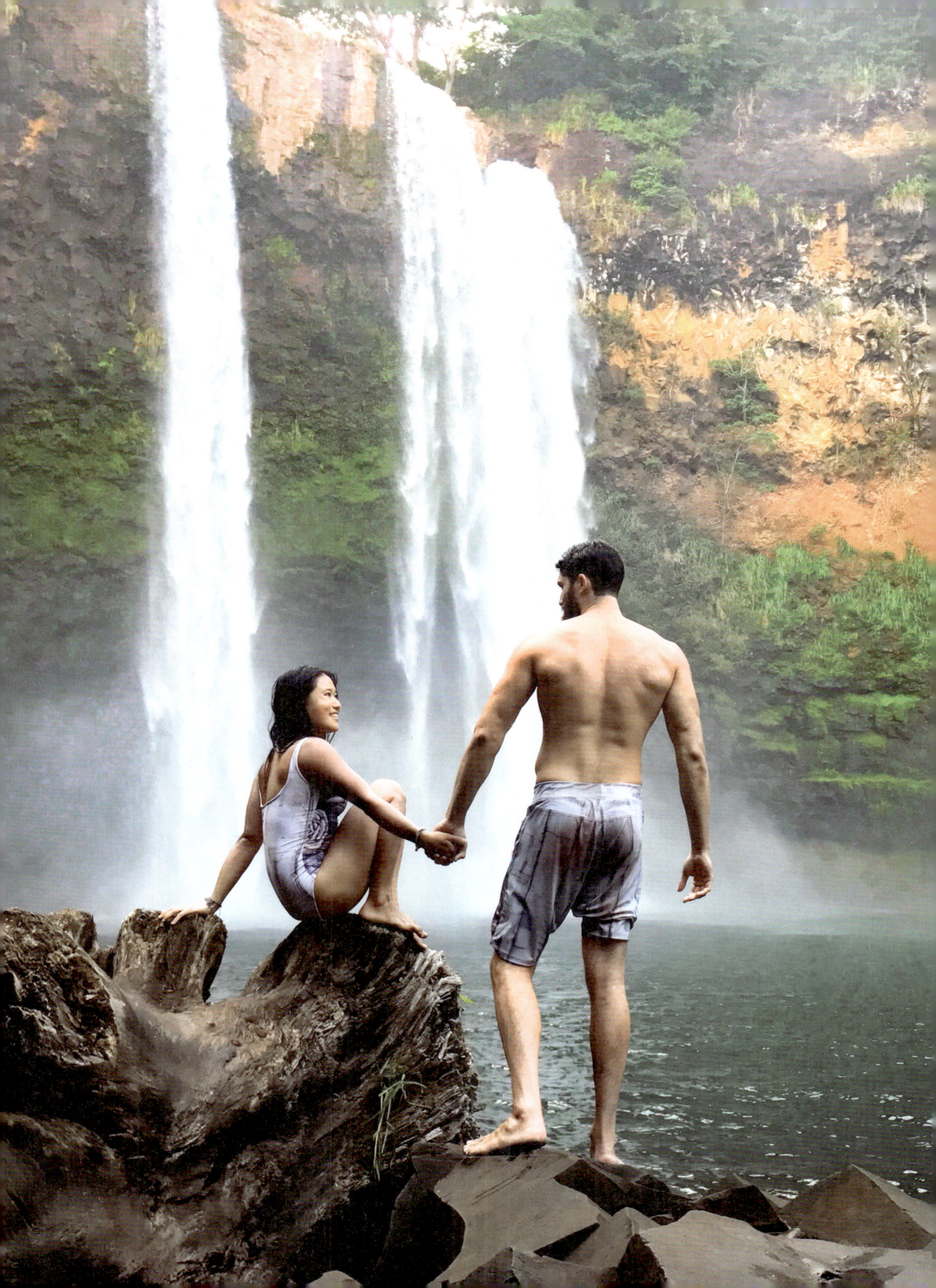

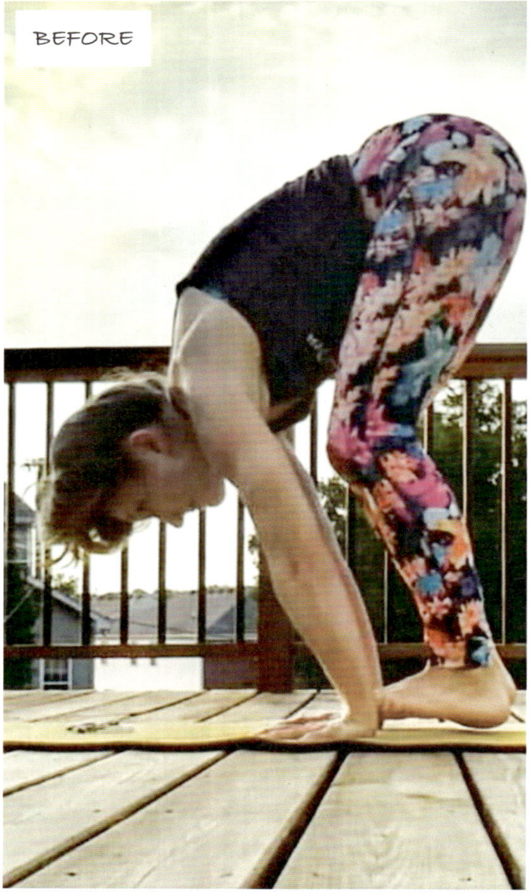

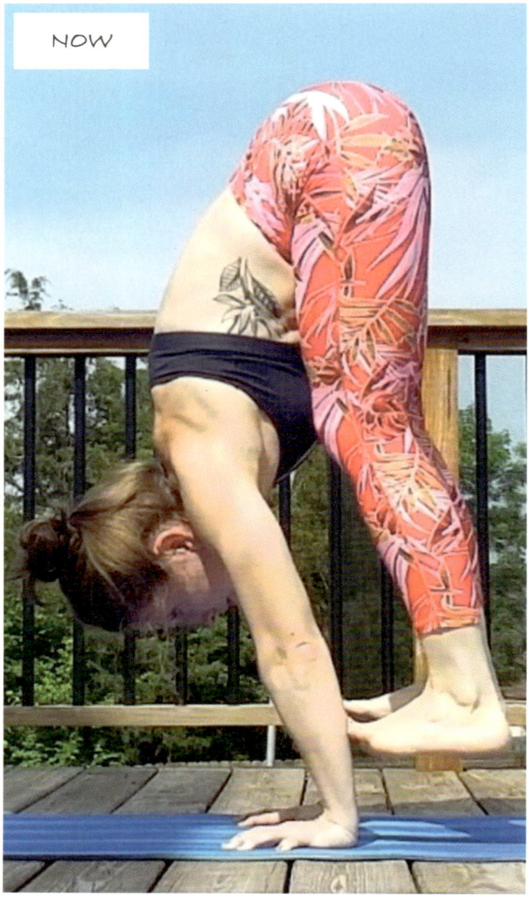

"심장수술 후, 난 39세 나이로 파워요가 공인 강사가 되었다.
내가 핸드 스탠딩과 인버전 동작을 하면, 모든 사람들이 할 수 있다.
요가는 자신에 대해 더 많이 배우는 때문이다.
그리고 몸과 마음을 열고 강하게 만드는 젊음의 근원이다."

렙 깁슨 (Reb Gibson)

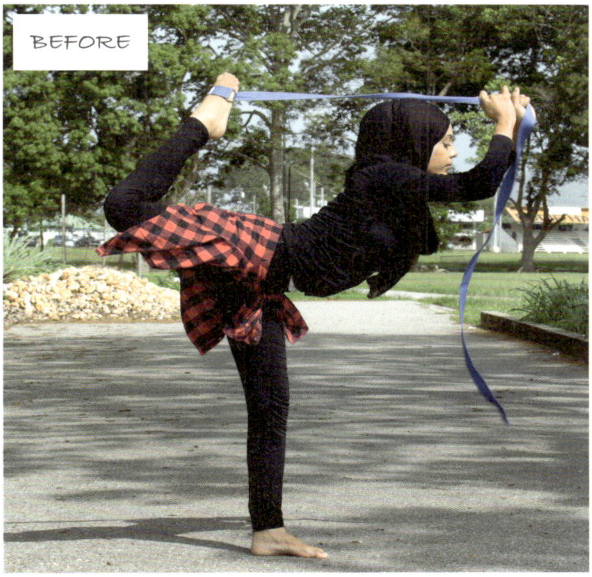

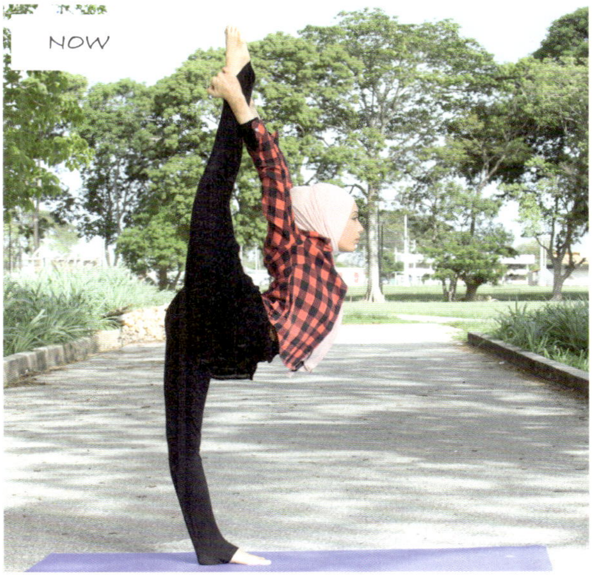

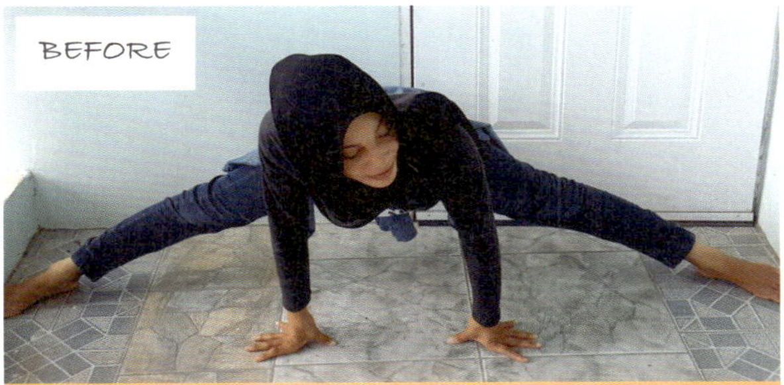

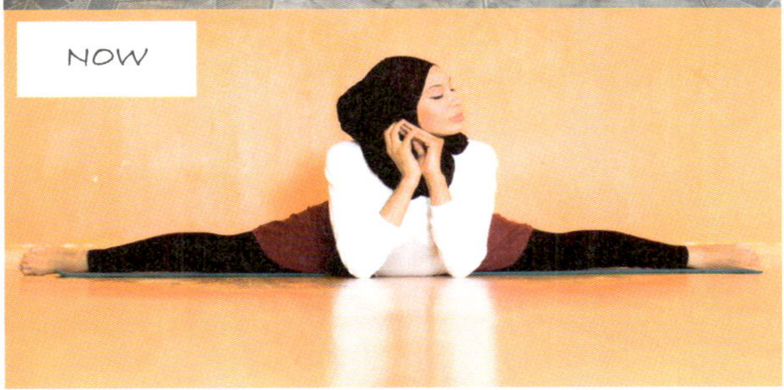

"내 인생에 가장 어두운 시절에 요가를 발견했다. 그때 나는 33세였다. 그 전까지, 나는 유연하지 않았지만, 바꾸어 보기로 마음먹었다. 매일의 요가 수련에 모든 에너지를 쏟아 부었고, 이러한 것들이 나를 유연하게 만들어 주었다. 나는 마음과 몸과 영혼을 치료하는 치유법으로서 요가를 알게 되었다. 나는 지금도 여전히 요가를 발견해가는 연속적인 과정으로서 배우고 있다."

새다 스윈 (Shaeeda Sween)

"나는 스스로에게 자존감을 가져 본 적이 없었다. 수줍고, 자신 없고, 밝은 곳을 두려워했고, 잘 하는 것도 없었다. 오랫동안, 스스로를 미워했고, 내 자신에 관한 것들도 싫어 했다: 몸, 정신, 모든 것. 심지어 매일매일 더 심하게 힘들었으며, 자존감은 항상 낮았다. 아무것도 좋은게 없었다. 그러던 어느날, 요가하는 사람들을 몇 일 동안 지켜보다 요가를 시작하기로 마음 먹었다. 그리고 나는 점점 좋아졌다. 그러다, 엄청난 일이 나에게 일어났다; 내가 잘하는 사람이라는 생각이 든 것이다. 어느날 갑자기, 내가 얼마나 괜찮은 사람인지 깨닫게 되었는데 이는 내가 훌륭한 동작을 해내서가 아니라 수련에 쏟아 부운 내 노력 때문이다.

나는 수련하고, 수련하고, 또 수련했다. 그리고 어느 날, 문득, 요가를 하는 내 사진 한 장을 보다가, 이건 단지 한 장의 사진이 아니라는 것을 알았다. 이것은 사진 그 이상의 것이었다. 사진 너머에 있는 수련을 볼 수 있었던 것이다. 노력과 인내와 헌신. 내 인생에서 처음으로 만족감을 느꼈다. 요가처럼 새로운 무언가를 시작할 때 여러분 모두가 가져야 하는 생각은. 하라. 무엇이 되었던지, 그냥 하라. 여러분의 안전지대에서 나와서, 그냥 하라. 지금까지 여러분이 했던 일들 중에서 최고의 것이 될 거라고 약속한다."

에리카 (Miss Erica)

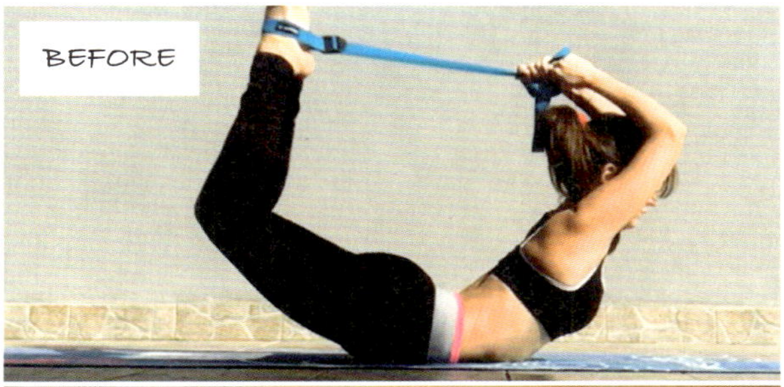
BEFORE

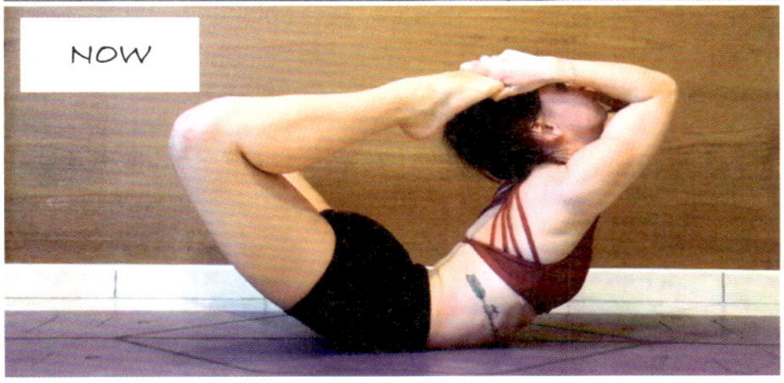
NOW

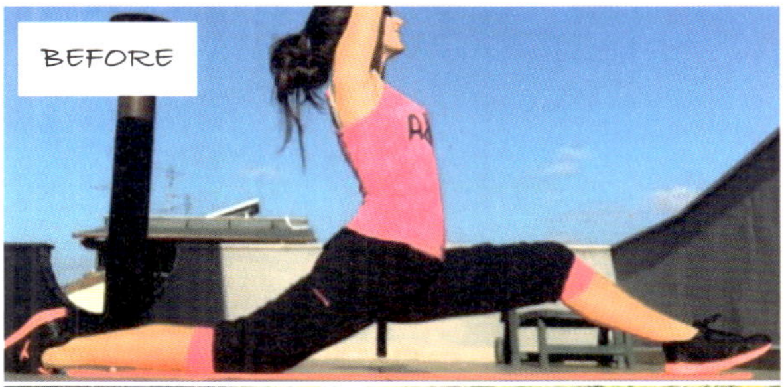
BEFORE

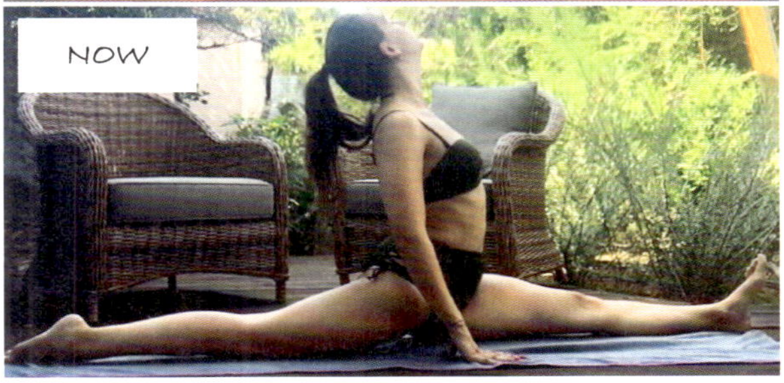
NOW

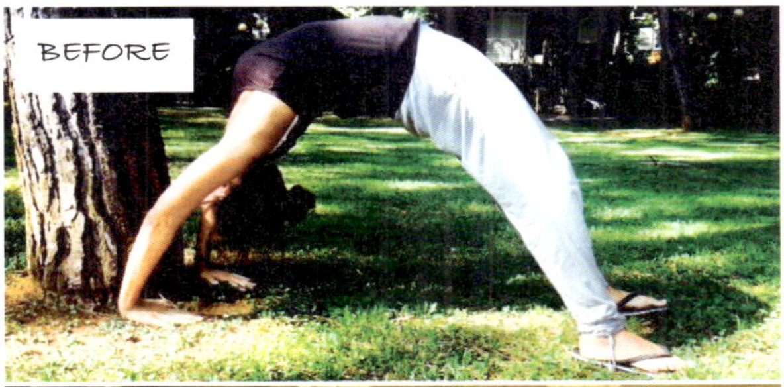
BEFORE

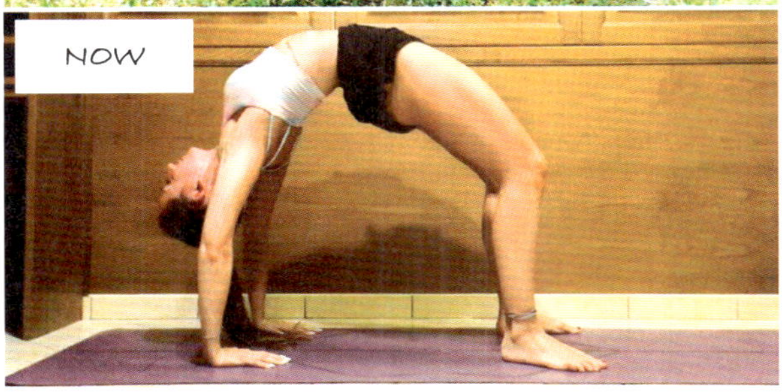
NOW

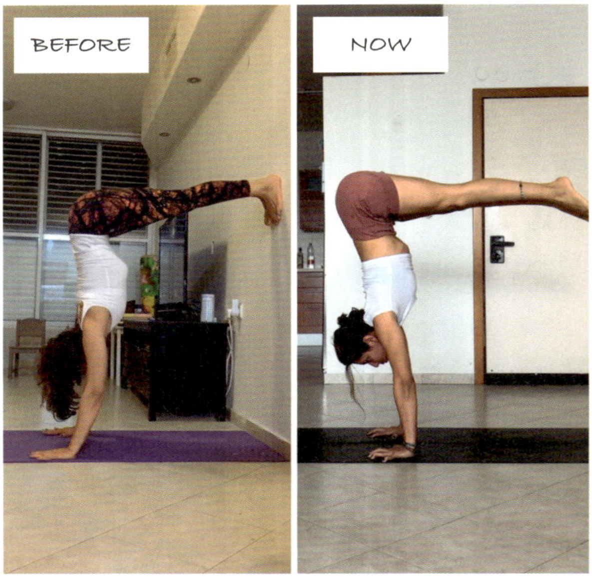

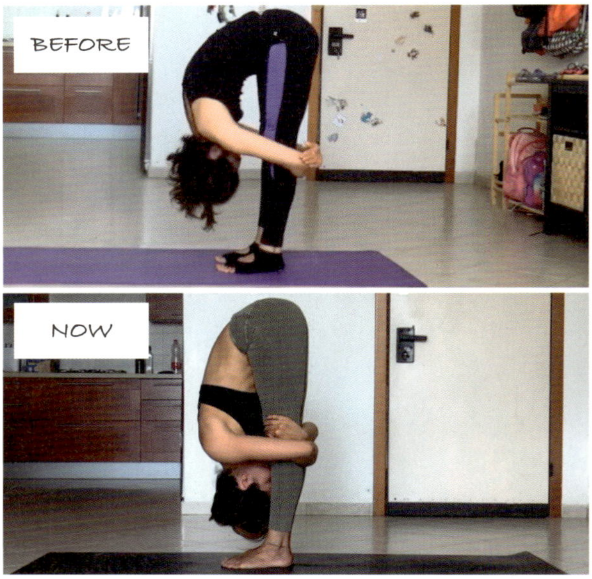

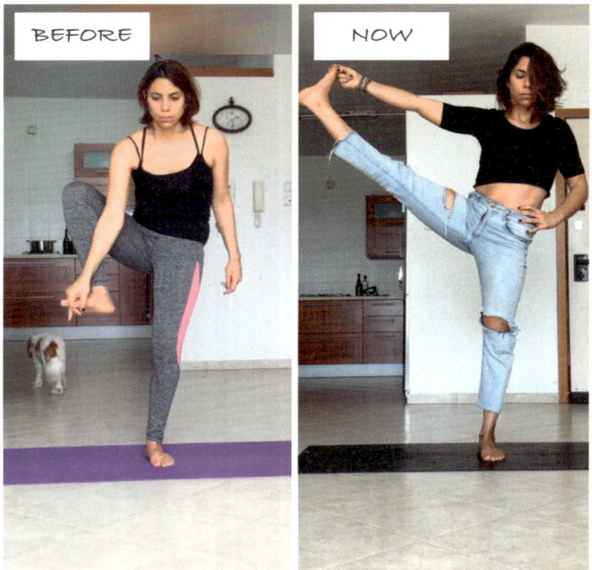

"핸드 스탠딩은 꿈꿀 수 없는 동작이었다. 내 팔과 어깨는 약했고, 떨어진다는 두려움이 도전을 막고 있었다. 요가를 수련하면서, 내 몸은 내가 인정하는 것보다도 더 많은 것을 할 수 있다는 것을 알게 되었다. 3년 동안 수련을 해 오고 있다. 현재 나는 핸드 스탠딩을 할 수 있으며, 내가 조금은 멋지다는 생각이 든다."

요가 베레드 (Yoga Vered)

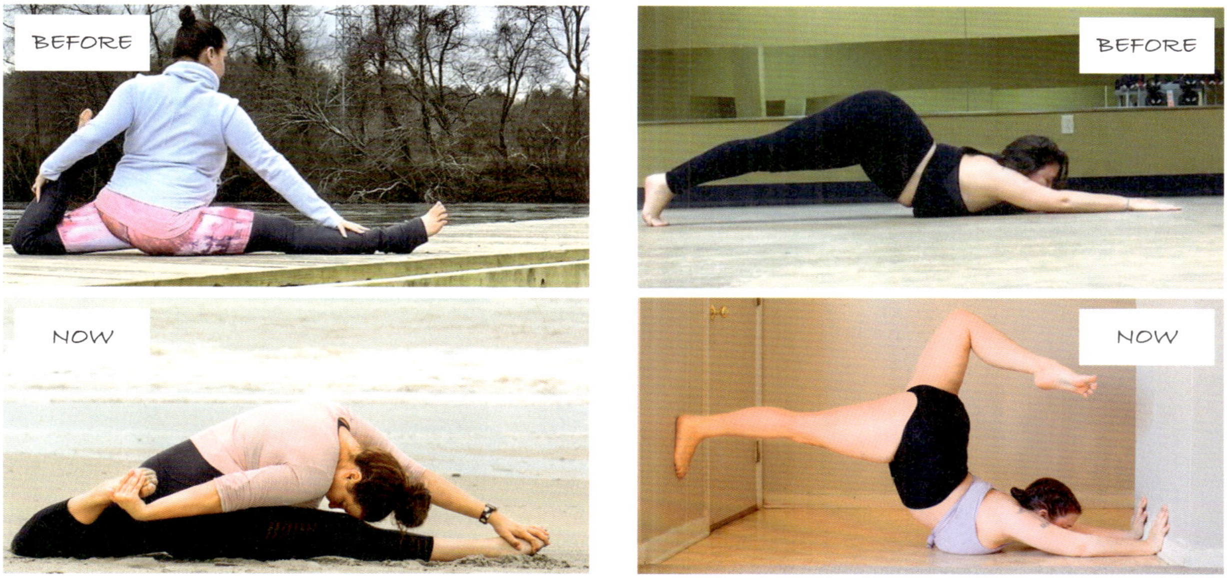

"요가는 성공과 실패 사이에서 겸손하라고 말한다. 패배감을 느낄 때는, 앞으로 나가게 밀어두고, 좌절감을 느낄 때는, 일관성을 갖고 조급해 하지 말라고 한다. 육체적인 수련이 진행될수록, 스스로에게 겸손하고 일관되며 조급하지 않게 된다."

조이 레이 (Joe Ray)

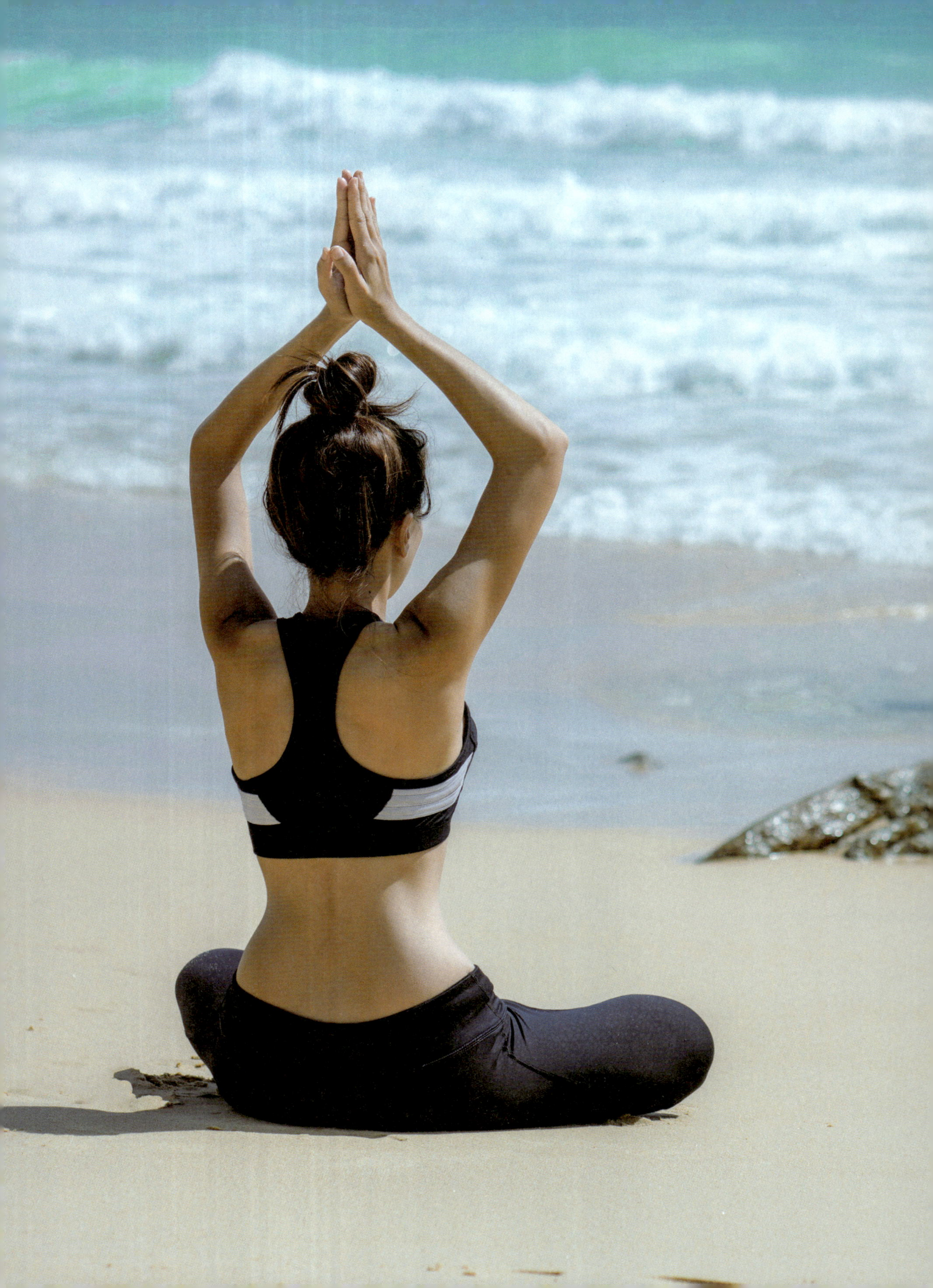

1

시작하며 GETTING STARTED

장소나 시간에 구애 받지 않고 요가/유연성 여행을 시작할 수 있다! 체구가 어떻든, 어떤 모습이든 그리고 나이와도 상관없다. — 이 여행은 여러분의 파워 안으로 들어가며 신체와 움직임의 연결이다. 이 장에서 우리는 유연성이란 무엇이며 왜 중요한지를 분석하게 될 것이다. 현대 라이프 스타일이 척추건강과 신체의 건강에 어떠한 영향을 주는지와 이러한 과정에 대응해서 우리가 무엇을 할 수 있는지에 대해 말할 것이다. 요가 수련에는 몇 가지 기본 도구가 필요하다. 그래서 무엇이 필요한지 그리고 이러한 것들이 수련에 어떤 도움이 될 지와 어떻게 사용할지에 대해 살펴볼 것이다. 이 책에 나와 있는 많은 동작에 대한 기준이 되는 몇 가지 주요 동작들을 분석했다. 그리고 워밍업은 수련하기 전에 척추와 목, 손목 그리고 다른 관절들을 풀어주는데 중요하다. 마지막으로, 마음을 가라앉히기 위해 호흡법 3가지를 연습할 것을 권한다.

유연성이란 무엇인가?

유연성은 마음 안에서 시작된다. 첫 단계는 당신이 자신에게 원하는 몸의 상태를 시각적으로 만들고, 인내심을 갖고 연습하면 나머지는 따라올 것이다. 유연성으로 가는 여행은 가치와 재미가 있을 것이다.

생리학적 용어로, 유연성은 하나의 관절 또는 관절그룹에서 일어나는 가동범위 또는 하나의 근육다발이 스트레칭 될 수 있는 범위 정도를 말한다. 움직임의 범위나 유연성 정도는 당신의 신체에서도 부위마다 다르다. 유연성을 기르면 일상생활을 하는데 대응력이 좋아지고 부상을 예방하며 전반적으로 건강한 삶을 사는데 도움이 된다.

요가와 유연성은 밀접하게 관련되어 있다. 요가는 호흡조절과 특정한 자세를 포함하는 훈련으로서, 이 자세에는 스트레칭과 명상이 결합되어 있다. 마음챙김과 호흡을 결합하여 요가를 하면 유연성이 향상된다. 신체 전체의 가동범위가 향상되어서 더 길어지고 가늘어진 느낌이 드는 것이다.

유연성이 주는 효과

1. *바른 자세와 균형감각 향상 — 유연성이 좋아지면 척추의 정렬과 강화에 도움이 된다.*
2. *마음상태의 변화 — 유연한 동작을 하다보면 이완되는 느낌이 들기 시작한다.*
3. *증가되는 움직임 범위 — 근육 스트레칭이 제대로 되면 동작 완성이 쉽다.*
4. *혈액순환 개선 — 연조직으로 혈액흐름을 증가시켜 회복을 빠르게 촉진한다.*

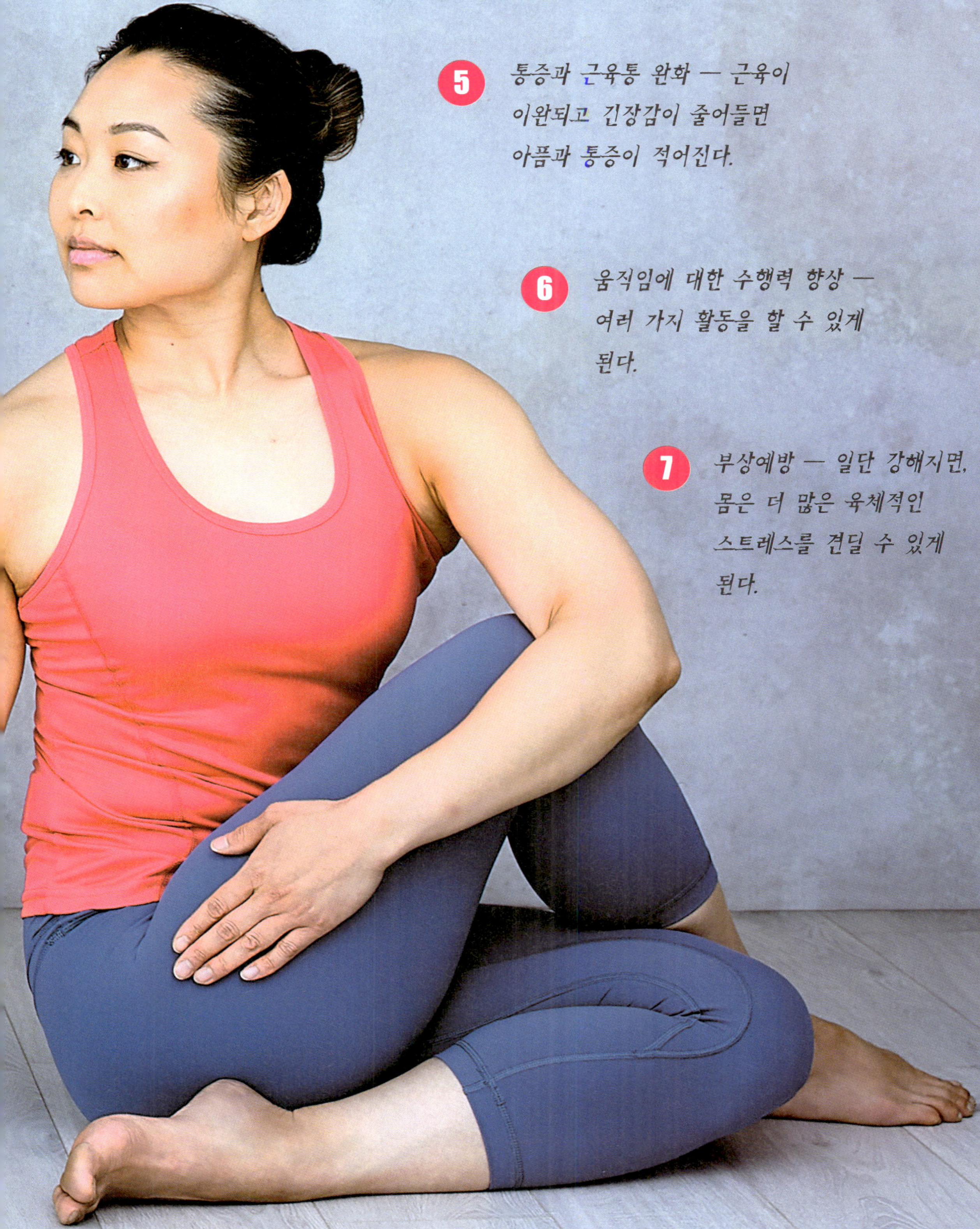

5 통증과 근육통 완화 — 근육이 이완되고 긴장감이 줄어들면 아픔과 통증이 적어진다.

6 움직임에 대한 수행력 향상 — 여러 가지 활동을 할 수 있게 된다.

7 부상예방 — 일단 강해지면, 몸은 더 많은 육체적인 스트레스를 견딜 수 있게 된다.

척추건강 (SPINE HEALTH)

척추 건강은 모든 신체부위에 필수적이다. 척추에는 중추신경계가 있으며, 이 중추신경계는 뇌로 들어오고 나오는 모든 자극을 전달한다. 우리들 중 대부분은 머리를 아래로 떨구고 어깨를 구부린 상태로 많은 시간을 보낸다. - 컴퓨터 앞에서 또는 버스나 기차에서 핸드폰이나 태블릿을 보는 것.

시간이 지날수록 척추 움직임의 부족으로 척추뼈사이 인대가 굳게 되고 근육도 딱딱해진다. 다음 단계로는 중추신경계를 따라 전달되는 신호전달의 방해로 감각이 떨어지고 통증과 질병이 생긴다. 또한 회복력과 수면의 질이 떨어지고 반사신경의 반응이 느려지며 동작에 대한 수행력도 감소되는 원인이 된다. 그러나 규칙적으로 연습하고 바른 자세를 유지하면, 척추건강이 회복되어 정신과 육체 모두에 이점을 준다.

유연성 향상시키기

이 책은 유연성에 관한 모든 요소들이 다루도록 구조적으로 만들어졌다. 각 장은 앞선 장을 기본으로 하여, 신체의 여러 부위를 열고 다음 세션을 준비할 수 있도록 짜여 있다.

이 책에 있는 동작들을 3단계로 나누어 진행한다. — 초보, 중급 그리고 숙련자. 각 단계에서 다음 단계로 진행하는데 걸리는 시간은 각 개인에 따라서 다르다. 모든 사람이 차이가 있고 사람들은 각기 다른 방식으로 긴장을 유지한다. 여기 단계를 진행하는데 필요한 일반적인 팁이 몇 가지 있다.

- 각 단계를 수행하는 동안 자신이 어떻게 느끼는지 알아차리고 편안해질 때까지 그 동작을 유지한다.
- 호흡을 깊게 마시어 몸 전체가 열려서 이완될 수 있도록 한다.
- 가벼운 불편감은 괜찮다. 그러나 칼로 찌르는 듯한 통증이 한 특정부위에서 심하게 느껴지면 빠르게 그 동작을 끝낸다. 그렇지 않으면 부상이 생길 수 있다.
- 시간을 갖고 규칙적으로 그 단계의 동작을 연습하는 것이 다음 단계로 진행하는데 도움이 된다.

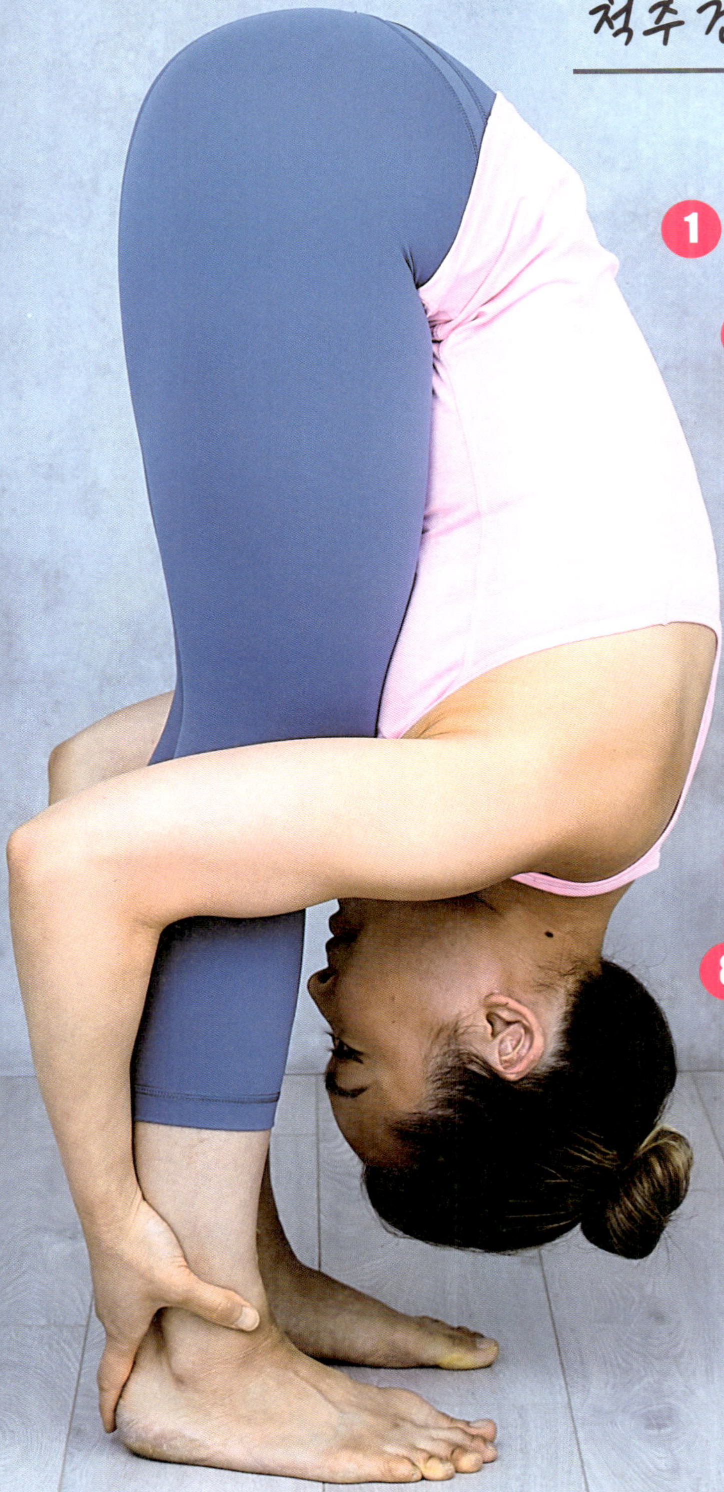

척추건강이 좋으면

1. 인지기능이 향상되고
2. 기분이 좋고
3. 규칙적인 수면 패턴을 보이며
4. 기억력이 향상되고
5. 수행력이 좋아지며
6. 업무능력이 증가되고
7. 눈 - 손 협응력이 향상되며
8. 회복이 빨라진다

도구 (EQUIPMENT)

요가는 도구를 최소로 한다. - 수련은 자신과 자신의 신체에 관한 것이다. 그러나 요가에도 몇 가지 아이템들은, 특히 처음 시작할 때, 도움이 된다.

먼저 요가 매트는 편하고, 안전하며 지지하는데 필요하다. 자세를 취하고 있을 때 블록이나 스트랩 같은 프롭을 사용하여 도움을 받을 수 있다; 이러한 도구들은 어떤 동작을 완성할 때 신체를 확장하는 역할을 한다. 발이나 바닥을 접촉할 때 또는 등 뒤에서 손을 잡을 때, 요가 프롭을 활용하면 신체를 정렬 하는데 놀라운 효과가 있다. 하지만 이러한 도구는 그냥 도구일 뿐이지 목발같이 의지하는 것이 아니다.

몸에 맞는 요가복 또한 중요하다: 스트레칭을 잘하기 위해서는 폼-피팅 요가복을 입어 수련하는 동안 자신의 동작을 체크할 수 있어야 하고 편안함과 신체를 지지해 줄 수 있어야 한다.

매트 (Mats)

매트는 요가수련과 유연한 동작을 할 때 무릎을 포함하여 다른 관절을 보호한다. 또한 손과 발이 미끄러지는 것을 막아주며 바닥에 자신만의 공간을 확보해준다.

- 신체를 따뜻하게 하고 에너지를 유지시키는데 도움이 된다.
- 손과 발이 미끄러지는 것을 막아준다.
- 관절을 보호한다.
- 그룹에서 수련할 때 자신만의 공간을 갖도록 한다.

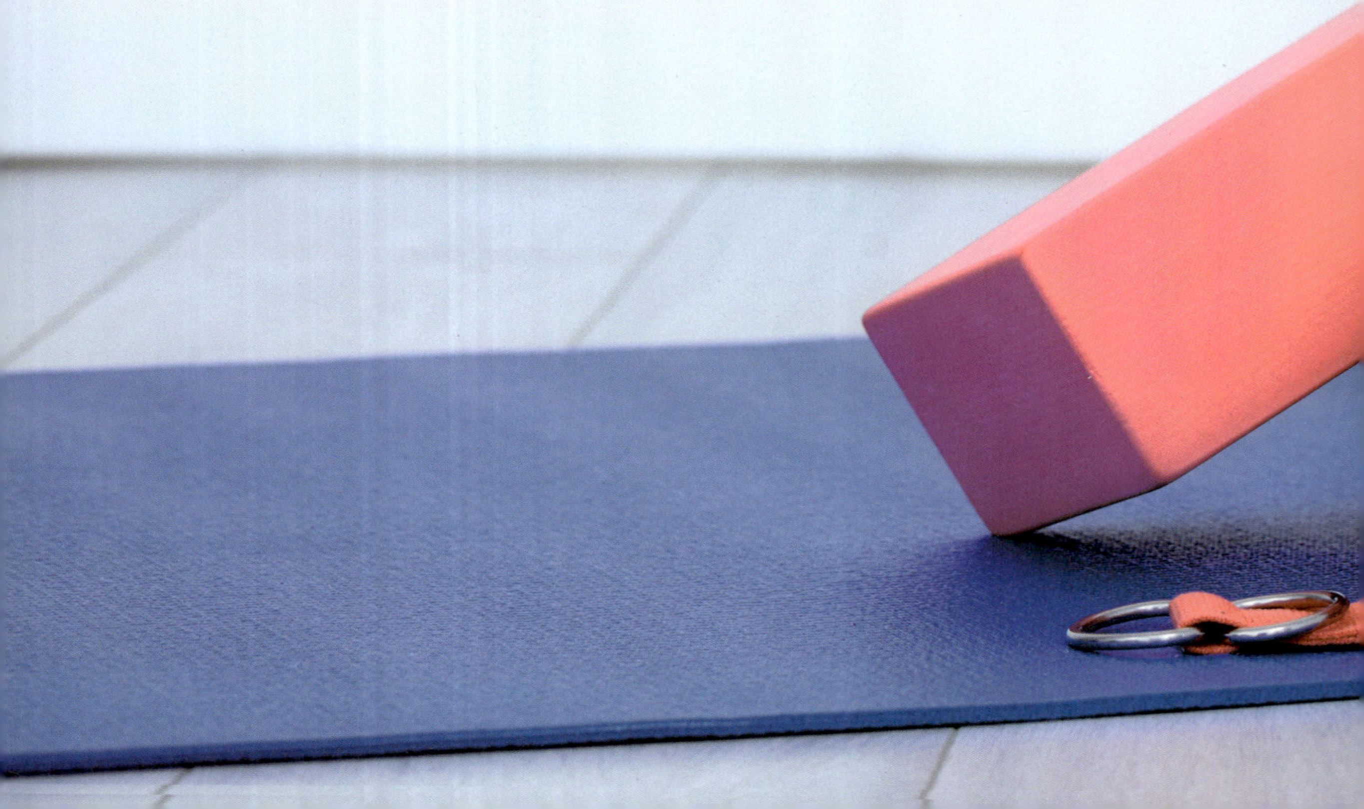

블록 *(Blocks)*

블록이 자신의 몸을 확장한다고 생각하라. 블록은 자신을 최대치로 확장할 수 있도록 도와준다. 수행정도에 따라 높거나 낮게 높이를 조절할 수 있다는 것을 잊지 말아야 한다. 각 동작을 수행할 때, 다음 단계로 난이도를 바꿀 때 블록을 사용하면 도움이 된다.

- 자신에게 가장 적합한 높이를 조절하여 사용할 수 있다
- 유연성 향상에 도움이 된다.
- 스트레칭을 최대로 할 수 있게 도움이 된다.
- 오랫동안 자세를 유지할 수 있도록 도와준다.

요가 스트랩 *(Yoga straps)*

스트랩은 팔과 다리를 확장하는데 사용할 수 있다. 또한 뻗거나 유지하는 동작에서 신체의 다른 부위들을 지지하고 길어지게 한다. 스트랩은 정확하게 정렬을 유지하는데 보조역할을 하며 특히, 햄스트링과 어깨가 타이트할 때 도움이 된다.

- 자세를 유지하는 동안 신체를 지지한다
- 유연성이 좋아지도록 도와 준다
- 올바른 정렬을 유지하도록 보조해준다.
- 어깨와 햄스트링이 타이트할 때 도움이 된다.

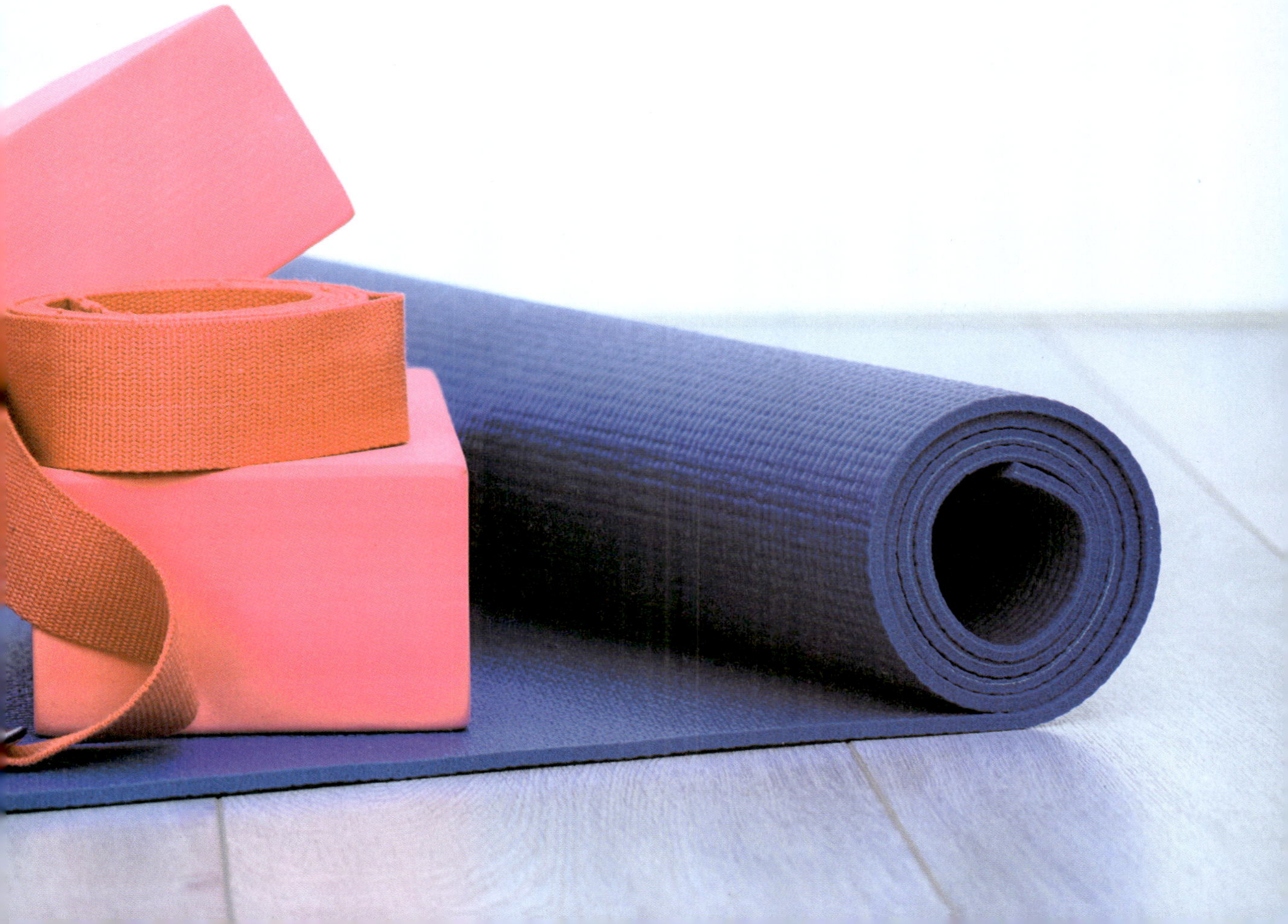

주요 자세 (KEY POSTURES)

시작 자세는 요가 수련에 앞서 필수동작이다. 일반적으로 선 자세, 앉은 자세 또는 테이블 탑 자세로 시작한다. 여기에서 설명하는 3가지 주요 자세는 동작을 시작할 때 기본이 되며 다른 동작으로 바꿀 때 중간 자세가 된다.

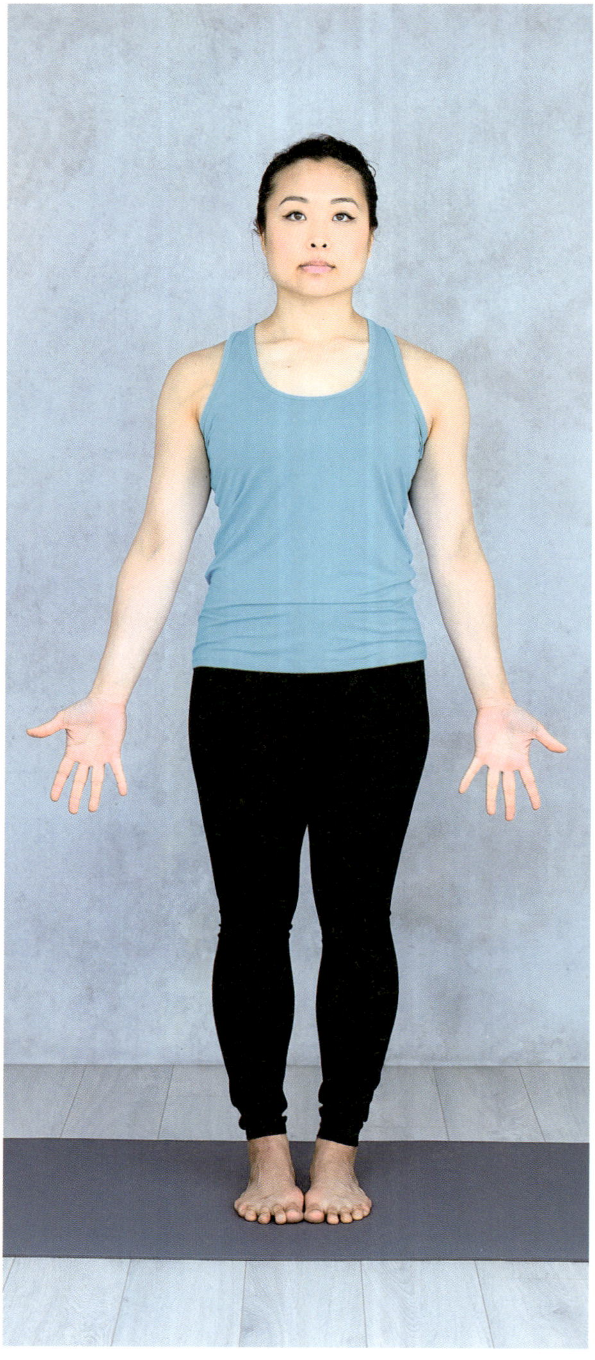

산 자세 (Mountain pose)

모든 서 있는 자세의 기본동작으로 자세를 바르게 하고 몸 전체를 강화한다.

1. 엄지발가락은 붙이고 뒤꿈치는 약간 벌려 양쪽 바깥쪽 발날을 평행이 되게 한다.
2. 허벅지에 힘을 주어 슬개골(kneecap)을 올린다.
3. 꼬리뼈는 아래로 내리고 배를 안쪽으로 당겨 위쪽방향으로 끌어올린다.
4. 견갑골(shoulder blades)은 아래로 끌어 내린다.
5. 팔은 몸 옆에 두고 손바닥이 앞쪽을 향한다.
6. 양쪽 쇄골은 서로 멀어진다.
7. 머리는 반듯하게 유지한다.

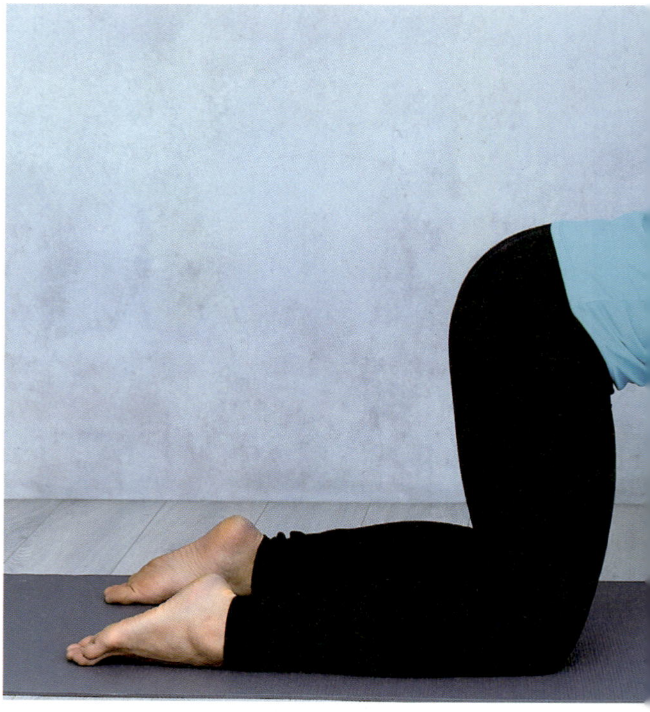

편하게 앉은 자세 (Easy seated pose)

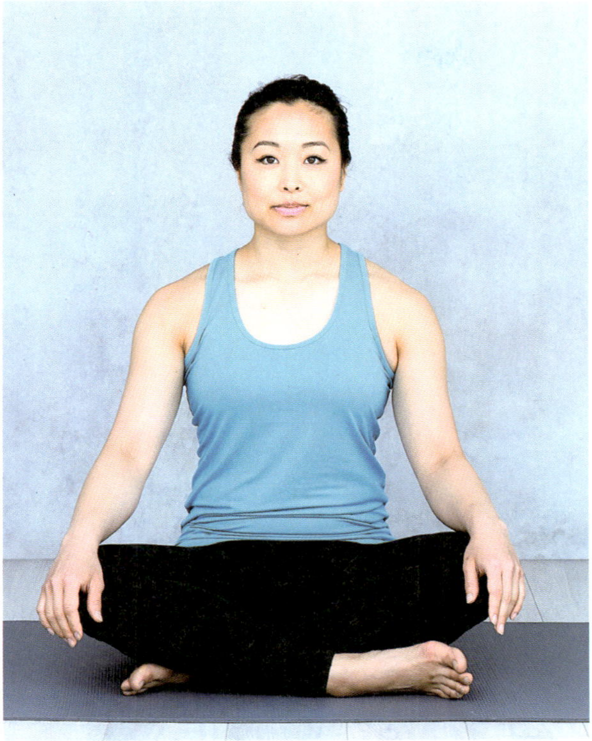

마음을 편하게 하고 명상을 위한 준비 자세로, 등을 강화하고 엉덩이와 무릎, 발목을 스트레칭한다. 필요하면 담요를 좌골(sit bone) 아래 깔아도 된다; 지지할 것이 필요하면 벽에 등을 대고 앉는다. 다른 방법으로, 엉덩이 아래 블록을 놓으면 척추가 길게 펴진다.

1. 바닥(또는 블록이나 담요)에 앉는다.
2. 정강이를 교차하여 한쪽 발을 반대쪽 무릎 밑에 둔다. 필요하면 무릎아래 블록을 두어도 된다.
3. 견갑골을 아래로 끌어 내리고 척추는 길고 반듯하게 유지한다.
4. 머리는 중립상태에 둔다.
5. 손은 무릎 위에 두며 손바닥은 아래를 향하거나 엄지와 검지손가락을 붙인다.
6. 5-10분간 호흡하고 다리를 반대로 바꾸어 다시 호흡한다.

테이블 탑 (Table top)

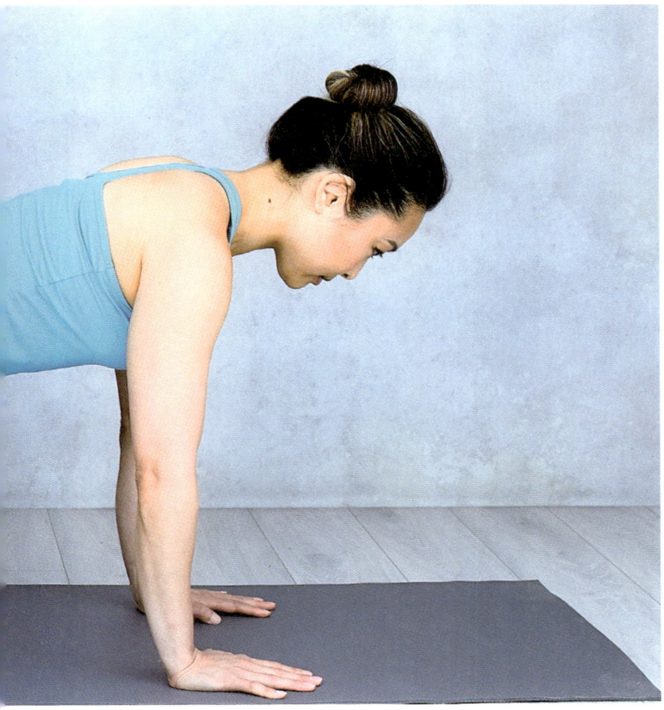

이 자세에서는 다운 독(Downward-facing dog p.126-127)과 엎드린 강아지 자세 (puppy dog pose p.56-57), 플랭크(plank, p.110-111)와 같은 동작을 할 수 있다.

1. 손과 무릎을 어깨너비로 벌리고 손목과 어깨가 일직선이 되도록 자세를 잡는다.
2. 무릎위에 골반이 있다.
3. 코어에 힘을 준다.
4. 머리를 반듯하게 유지한다.

워밍업 (WARMING UP)

요가는 '가벼운 운동'이라고 보일 수도 있다. 그러나 요가 동작에는 근육의 저항과 스트레칭 그리고 관절의 움직임이 포함된다. 그래서 수련을 시작하기 전에 워밍업을 포함시키는 것이 굉장히 중요하다. 근육과 관절을 풀면, 요가 동작을 할 때 뻣뻣함이 사라지고 올바른 자세를 취할 수 있게 한다. 이는 또한 부상 예방에도 도움이 된다.

1 편안한 자세로 앉거나 서 있는 자세에서 눈을 감고 코를 통해 깊게 호흡을 몇 번 한다.

2 마시는 숨에 폐를 크게 부풀리고 내쉬는 숨에 모든 공기를 밖으로 내보낸다.

3 마음을 워밍업하는 것은 몸을 워밍업하는 것만큼 중요하다; 마음을 정화시키고 집중하라.

4 관절 풀기: 관절을 양방향으로 천천히 원을 그린다. 먼저 목을 풀고, 어깨, 팔, 팔꿈치, 손목, 손가락, 고관절, 무릎, 발목, 발가락 순서로 움직여준다.

고양이/소 자세 *(Cat/Cow)*

고양이/소는 준비 자세이며 후굴을 할 수 있도록 척추를 부드럽게 한다. 고양이/소 자세는 목과 등을 스트레칭하고, 코어와 복부 장기는 강화한다. 호흡에 맞추어 움직이면 스트레스가 완화되고 마음이 차분해진다.

1 **소 자세**는 척추가 중립상태인 테이블 탑에서 시작한다; 마시는 호흡에 배를 아래로 내리며 척추에 아치를 만든다; 정수리와 꼬리뼈는 부드럽게 위로 끌어 당긴다.

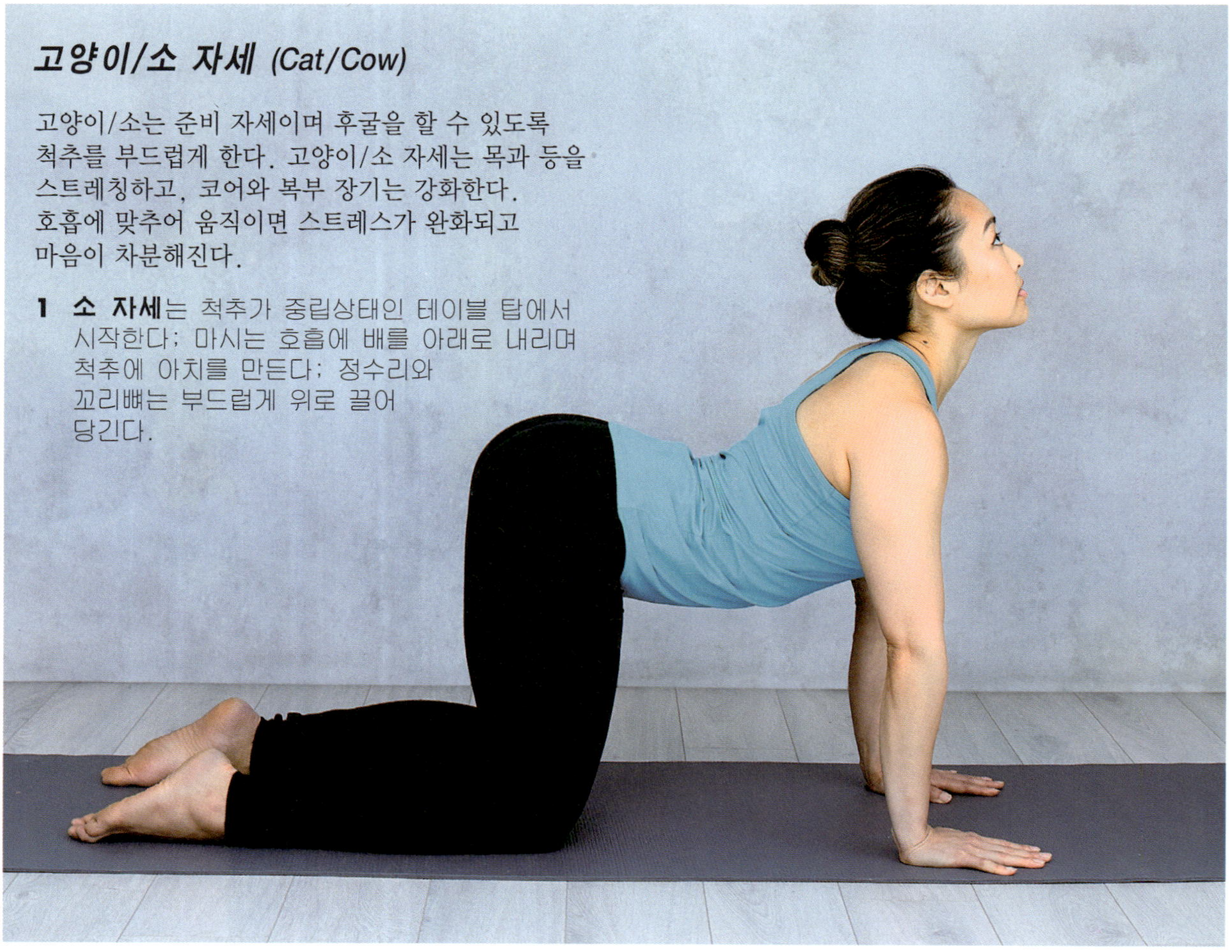

2 **고양이 자세**는 호흡을 내쉬며, 척추를 둥글게 말아 견갑골 사이가 멀어지도록 하여 턱을 가슴으로 넣는다.

3 10-20회 천천히 고양이/소 자세를 번갈아 반복한다.

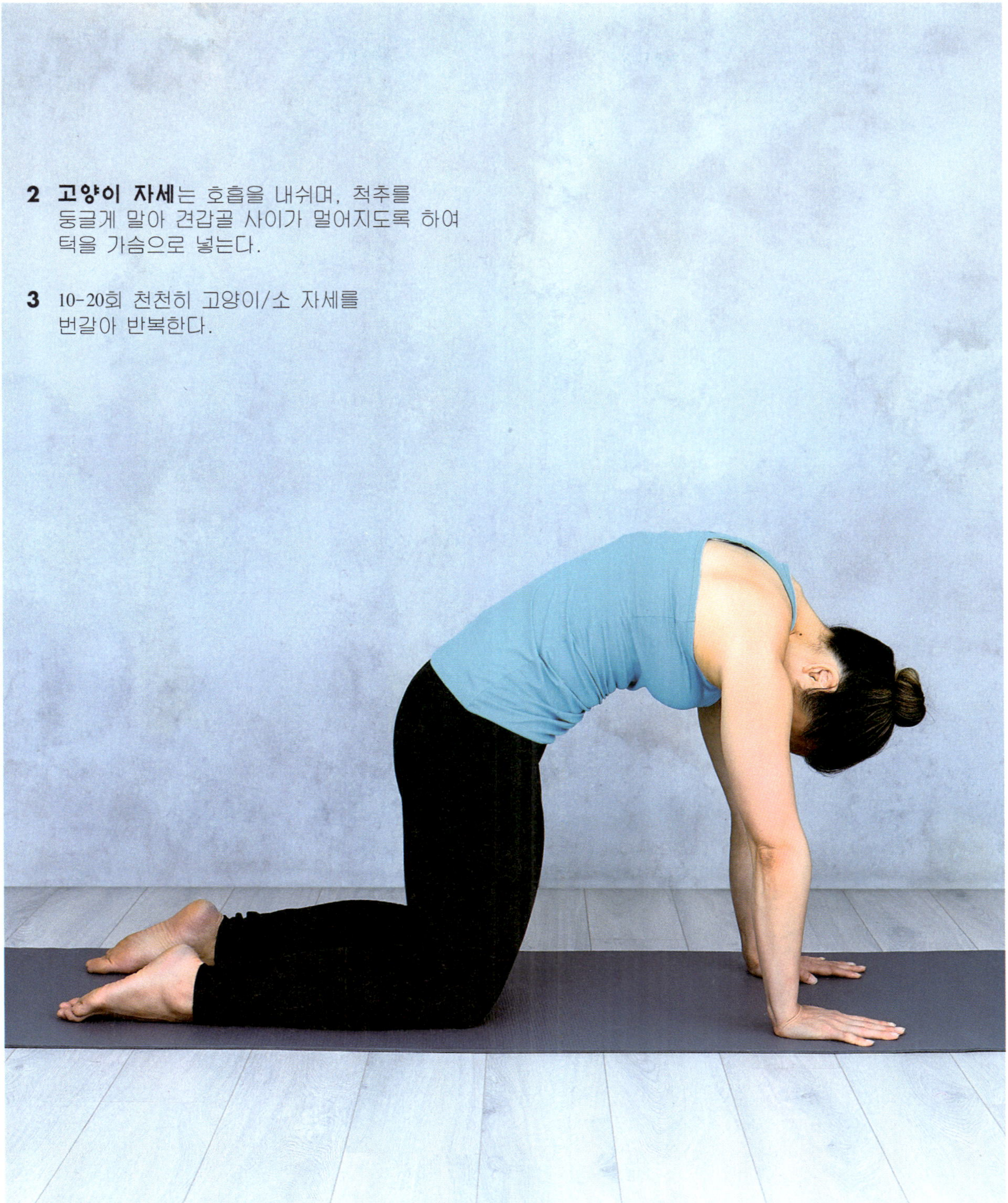

목 스트레칭 *(Neck stretches)*

이 동작은 척추와 어깨에 있는 근육을 스트레칭하고 승모근(Trapezius m.)을 이완시켜준다.

1 다리를 골반너비로 벌리고 선 다음 턱을 가슴 쪽으로 당긴다.

2 왼손을 머리에 대고 왼쪽으로 기울이며 왼쪽 귀를 어깨 쪽으로 내린다.

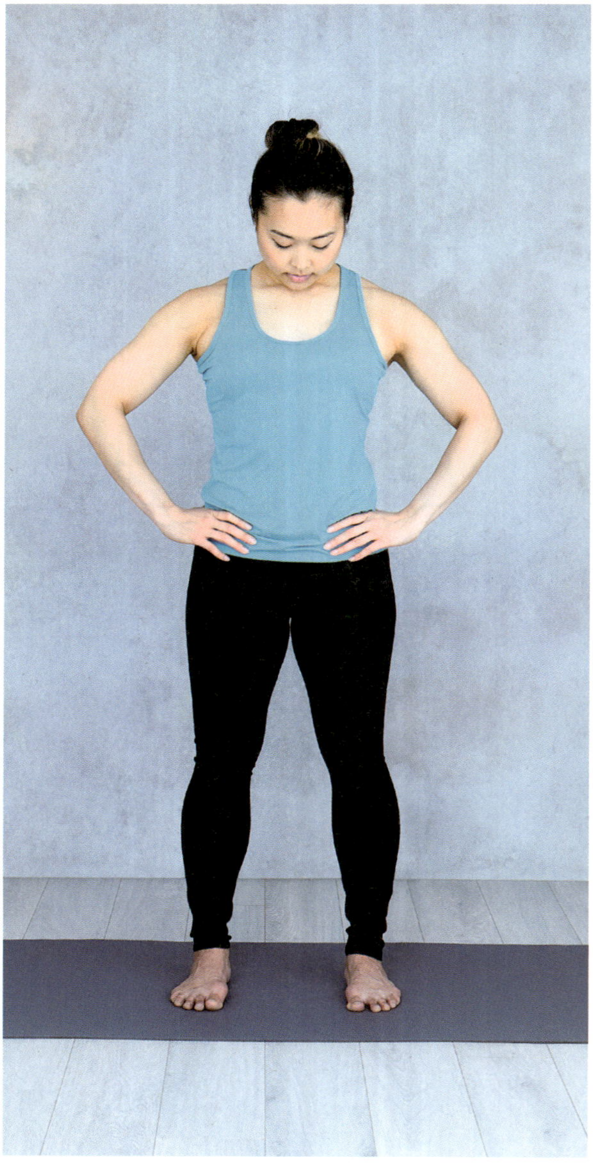

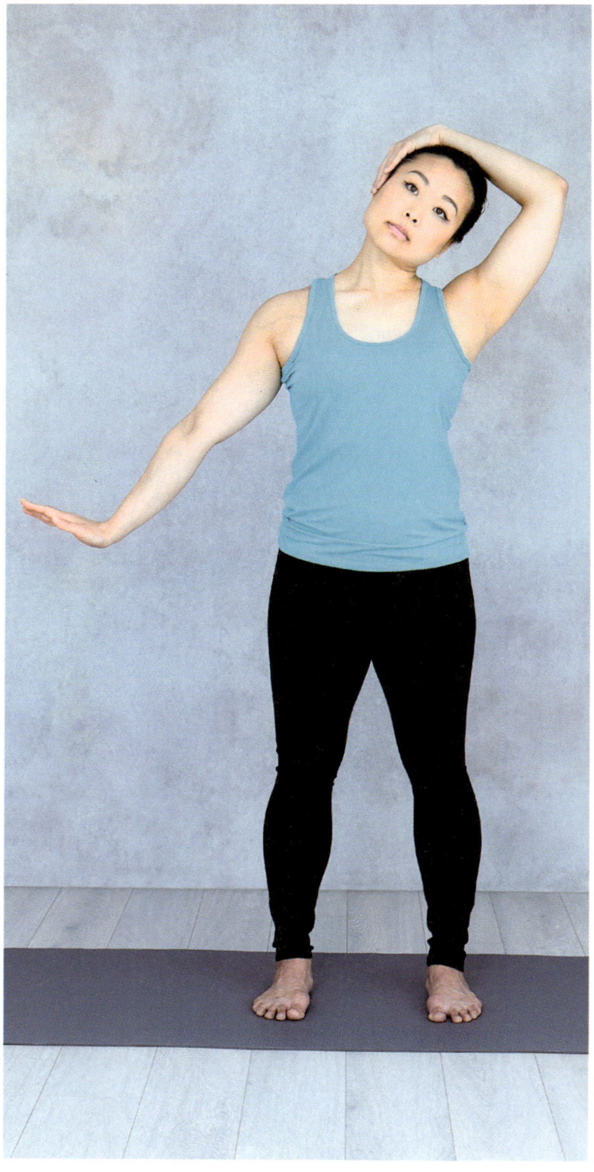

3 두 손을 골반에 대고, 목을 늘려서 하늘을 본다.

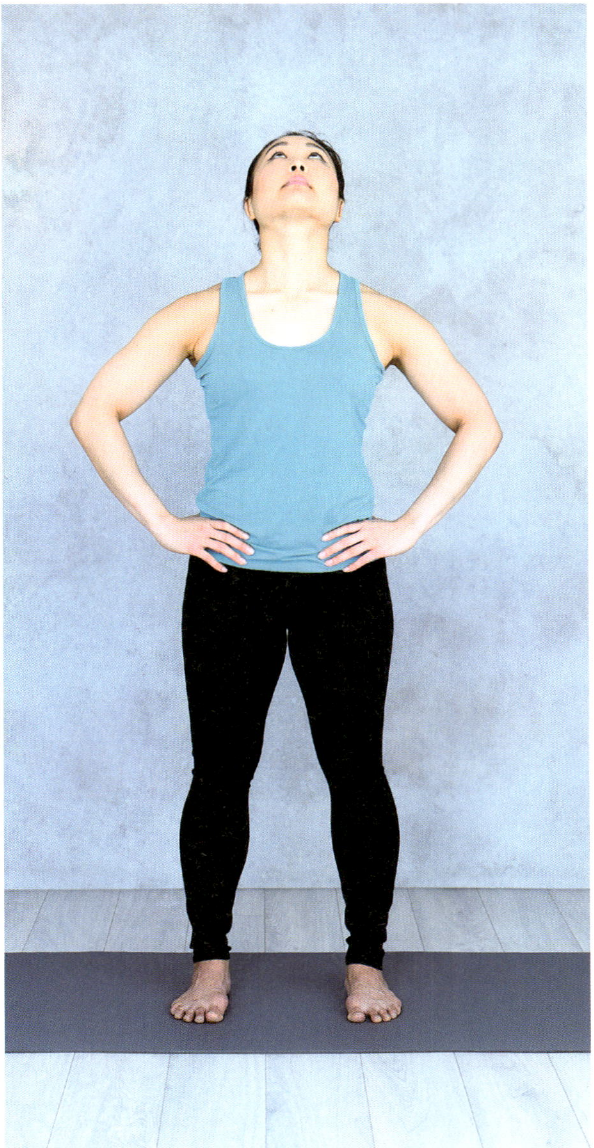

4 시선을 왼쪽으로 바라보며 머리를 트위스트 한다. 5-10회 호흡한다.

5 5-10회 트위스트 한 후, 방향을 바꾸어서 반복한다.

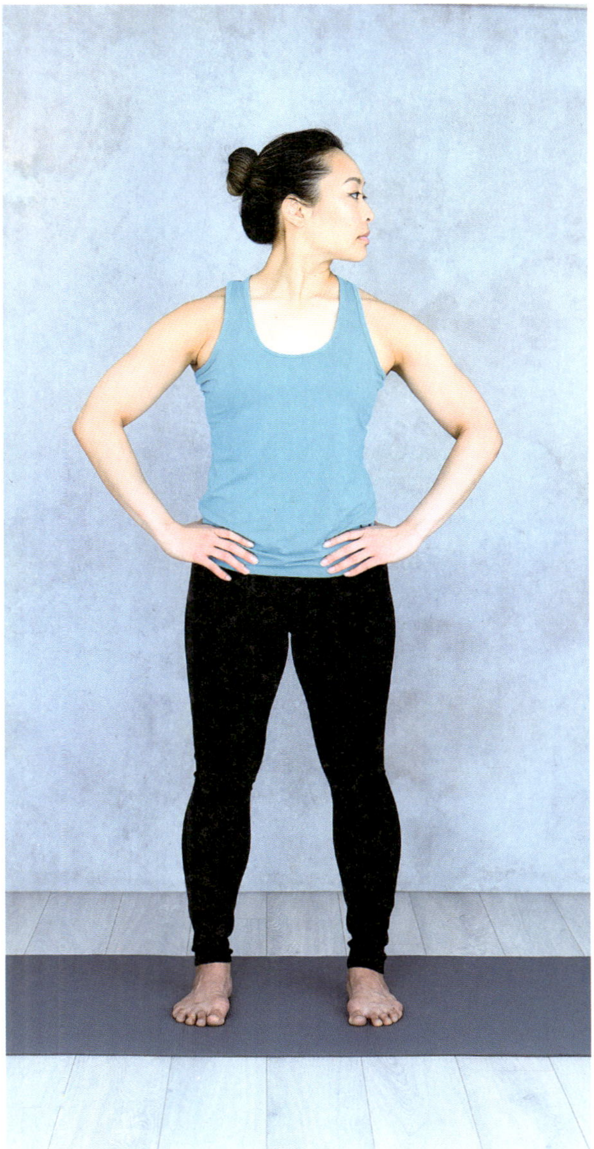

사이드 스트레칭 *(Side stretches)*

사이드 벤드는 복부와 엉덩이, 허벅지 근육을 늘리고 척추 유연성을 길러주어 신체의 균형을 맞춘다.

1 무릎을 꿇거나 산 자세로 서서 시작한다.(p. 26)

2 왼손으로 오른쪽 손목을 잡고; 마시는 호흡에 척추를 길게 늘리고, 내쉬는 호흡에 왼쪽으로 기울인다. 이때는 오른쪽 측면이 스트레칭 된다.

3 마시는 호흡에 시작 자세로 돌아오고 내쉬는 호흡에 방향을 바꾸어 내려간다.

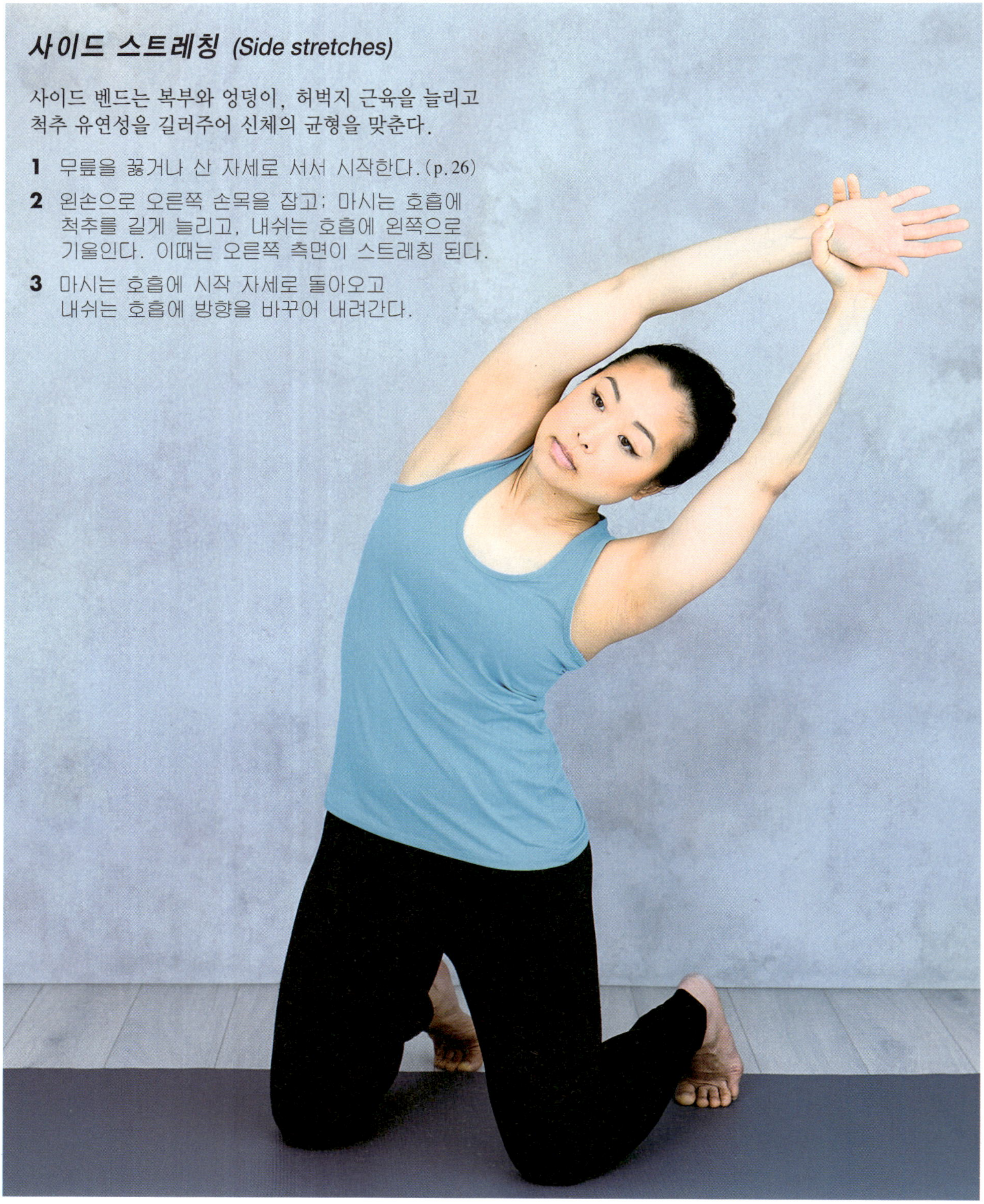

4 한 팔은 몸의 측면을 따라 아래로 내려주고
다른 팔은 머리 위로 뻗으면
더 깊게 스트레칭 된다.

5 유지하고 호흡한다.

6 내쉬는 호흡에 바꾼다.

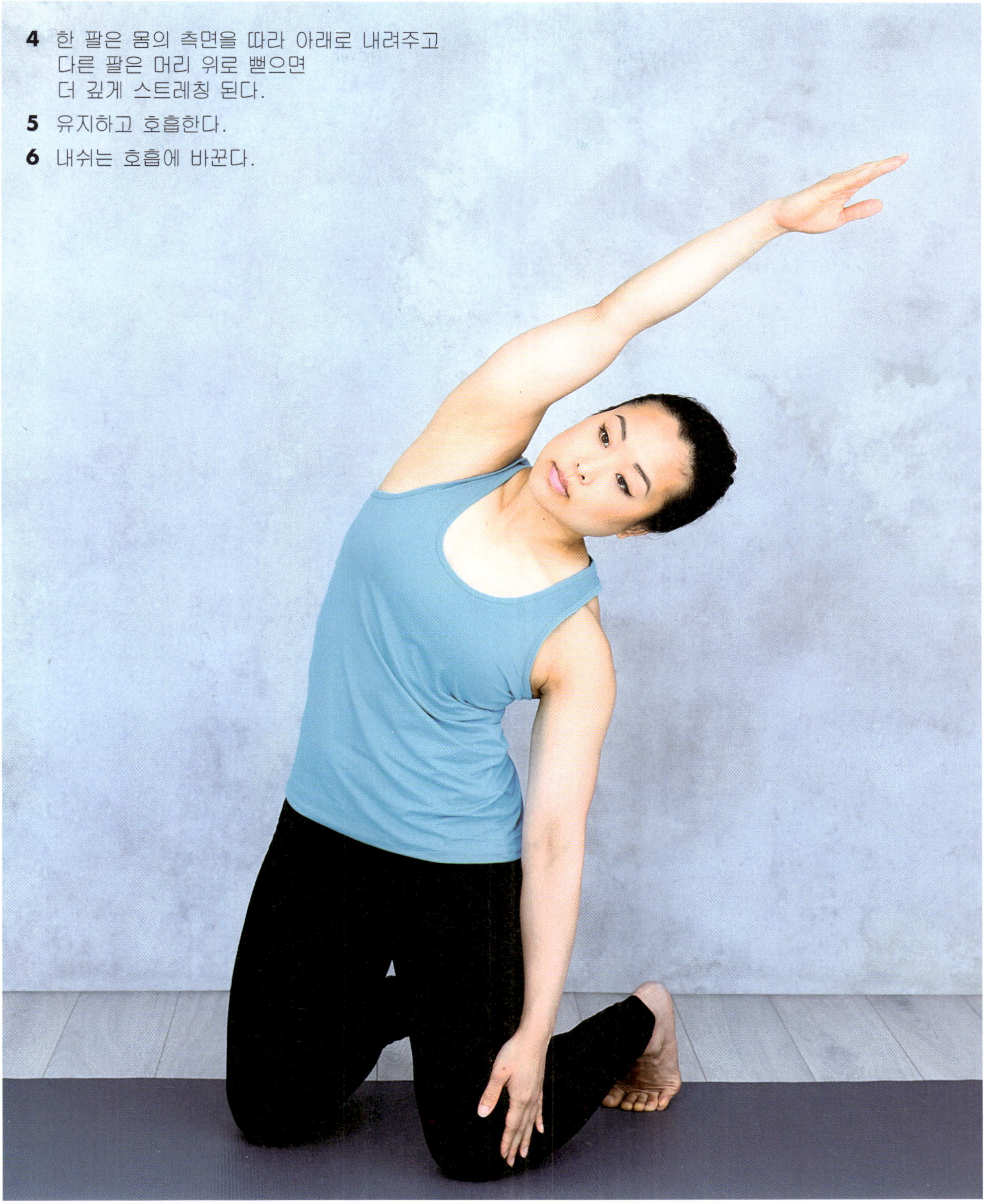

손목 스트레칭 (Wrist stretches)

손목 부상은 핸드 밸런스(hand balance)를 할 때 흔히 생긴다. 그래서 손으로 체중을 지탱하는 동작을 하기 전에 손목을 충분히 웜업을 시켜주어야 한다. 손목 스트레칭 동작을 하면 손과 전완(forearm)에 있는 근육은 강화되고, 손목은 스트레칭 되어 결국에는 관절을 보호하게 된다.

1 테이블 탑 자세에서 시작한다. 어깨 아래 손목이 골반아래 무릎이 오도록 자세를 취한다.(p. 27)

2 손가락은 바닥에 두고 손바닥을 들어 올린 다음, 천천히 손바닥을 아래로 내린다. 이때 팔은 쭉 펴있는 상태를 유지한다.

3 10-20회 반복한다.

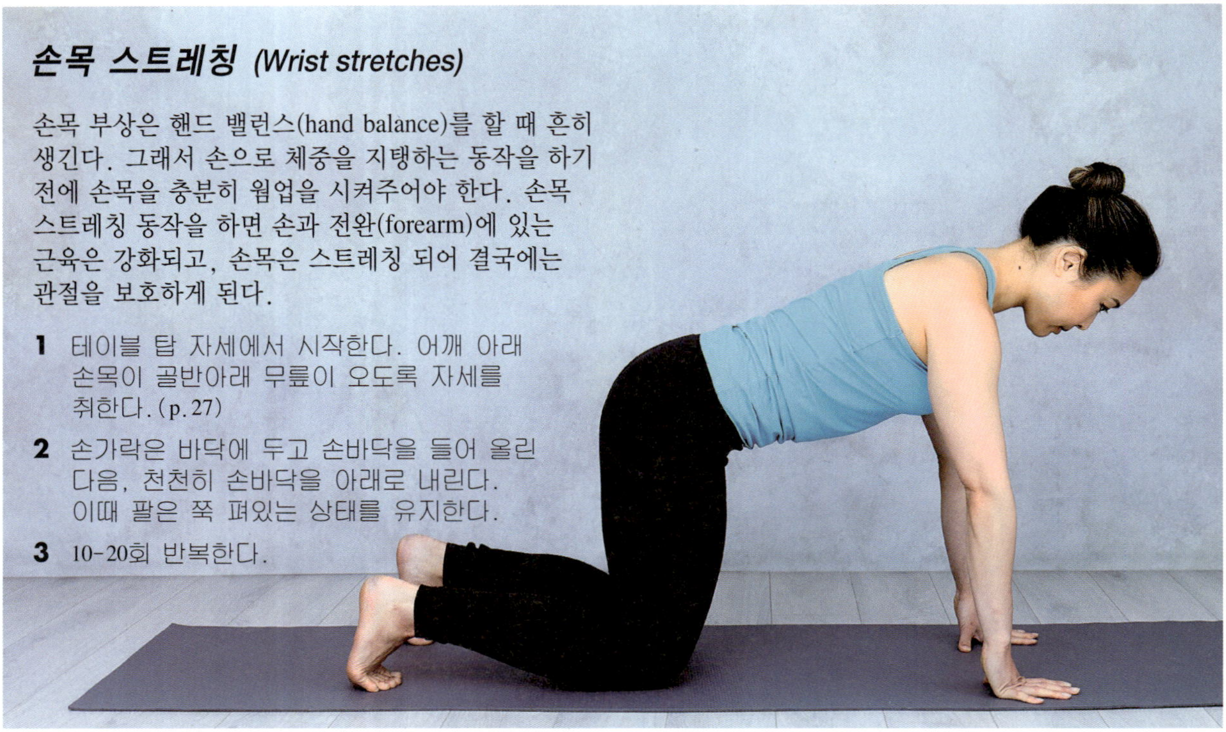

1 손바닥을 바닥에 대고 손은 어깨와 수직이다. 팔을 바깥쪽으로 돌려서 손가락이 얼굴을 향하거나 팔을 쭉 펼 수 있는 정도까지만 돌린다.

2 상체를 뒤로 기울인 다음 앞쪽으로 밀어준다. 이때 팔은 쭉 펴 있다.

3 10-20회 반복한다.

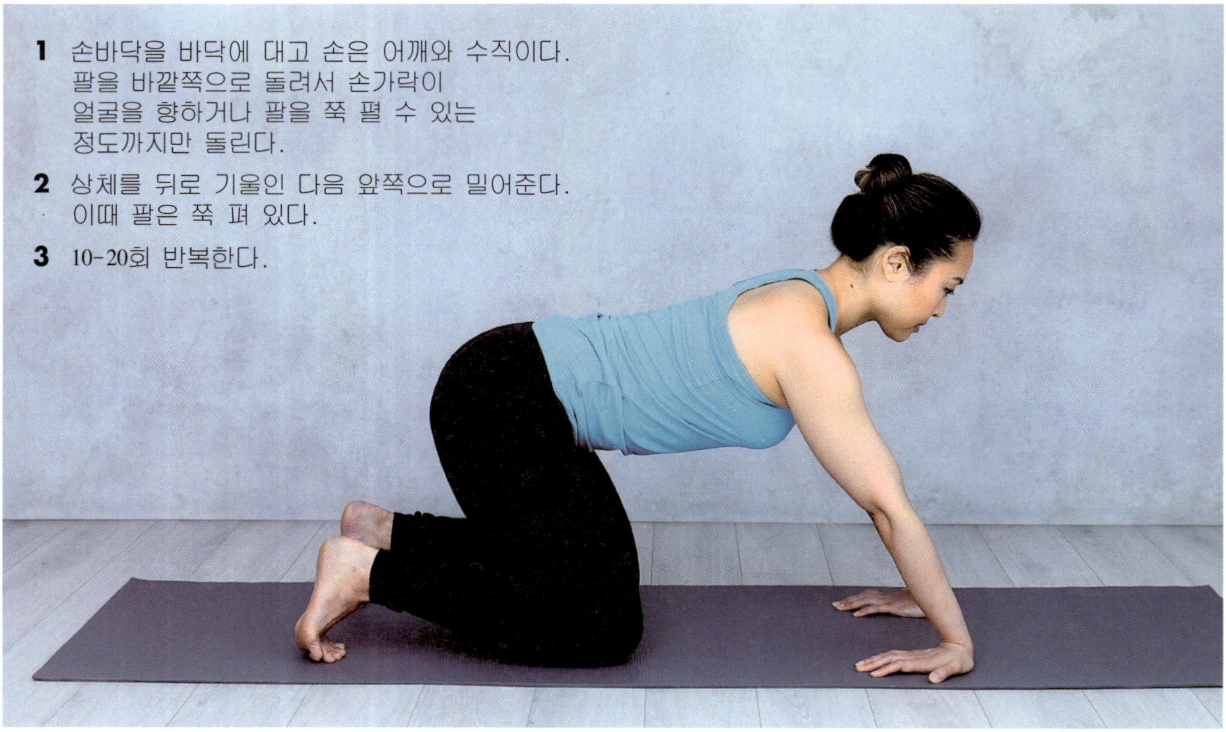

1 손과 어깨는 수직이며 손바닥은 위를 바라본다. 팔을 돌려서 팔꿈치 안쪽이 앞을 향하도록 한다.

2 상체를 뒤로 기울인 다음, 팔을 쭉 펴서 앞으로 이동한다.

3 10-20회 반복한다.

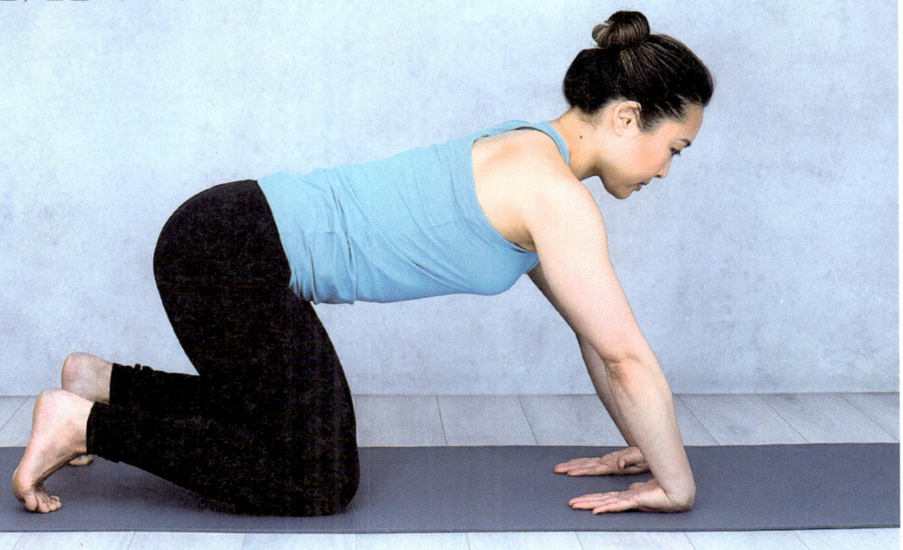

1 주먹을 쥐며 손등을 바닥에 두고 손가락을 서로 끼운다.

2 이 자세에서 팔꿈치를 접고 핀다.

3 10-20회 반복한다.

무릎과 손목사이를 가깝게 변형하여 스트레칭하면 손목에 가해지는 압박이 줄어든다.

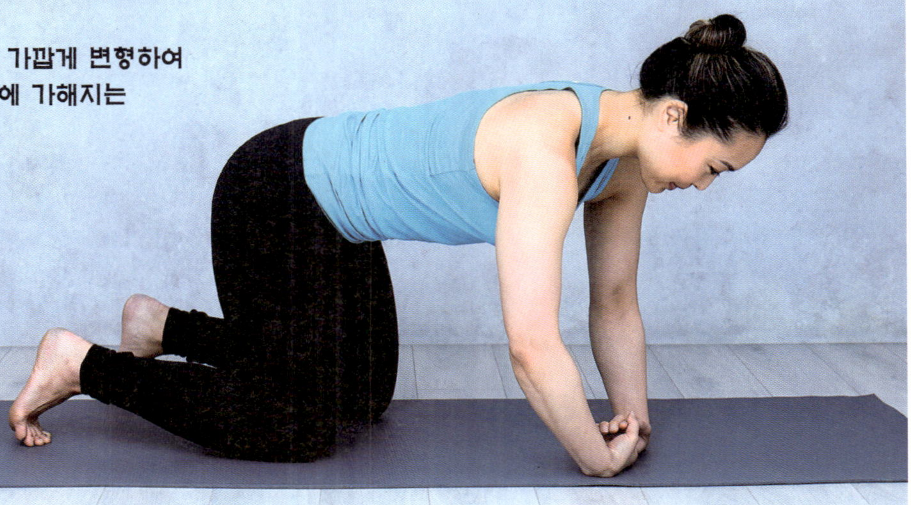

호흡법 (BREATHWORK)

호흡법은 호흡 훈련과 더불어 마음(mental)과 육체(physical), 정신(spiritual) 건강으로 구성되어진다. 요가 호흡(산스크리트어로 '프라나야마')은 요가 수련에서 중요하다. 호흡을 하는 동안 들숨과 날숨을 조절하여 뇌에 산소를 공급한다. 우리는 호흡을 조절함으로써 마음을 고요히 하고 현재 상태로 의식을 가져온다.

우짜이 호흡 (Ujjayi breathing)

우짜이는 '정복하다' 또는 '승리하다'를 의미한다. 이 테크닉은 아쉬탕가나 빈야사 요가 수련에서 사용하며 폐 전체를 공기로 꽉 채운다. 목구멍을 조금씩 수축시키며 코로 호흡을 한다. 이 호흡은 마음을 진정시키고 몸을 따뜻하게 덥혀준다.

1 편하게 앉아서 시작한다.(p.27)

2 몸 전체를 편안하게 이완하고 두 눈을 감는다.

3 입을 통해 호흡을 마시고 내쉰다.

4 계속하다 보면, 내쉬는 호흡에서 마치 거울에 김이 서리는 것처럼 목구멍 뒤가 조금씩 조여온다.

5 마시는 호흡에서 목구멍이 조금 수축된 상태를 유지하기 시작하라. 그러면 자신의 호흡소리가 마치 바다처럼 만들어진다.

6 일단 이 호흡에 편안해지면, 입을 닫고 코로 호흡을 마시고 내쉰다. — 목구멍 뒤가 수축될 때까지

7 깊게 호흡해서 마시는 들숨마다 폐를 다 채우고 내쉬는 호흡마다 모든 공기를 다 나가게 한다.

8 점차적으로 요가수련 시 호흡과 동작을 연결한다.

라이언 호흡 (Lion's breath)

이 호흡은 스트레스와 분노, 긴장감을 완화시킨다. 힘있게 숨을 내쉬면 안에 있던 부정적인 에너지가 밖으로 나가며, 자존감이 올라가고 임파워먼트를 느끼게 된다. 정해진 방법으로 항상 라이언 호흡을 연습하라.

1 턱을 아래로 내리고, 입을 크게 열어서 혀를 내밀어 아래로 내린다.

2 시선은 하늘 쪽으로 향한다.

3 공기가 목구멍 뒤를 통과하도록 '하아아아아'소리를 내며 힘있게 숨을 내쉰다.

4 2-3회 반복한다.

깊은 복식호흡 (Deep stomach breathing)

이 호흡은 부교감신경계를 활성화하여 스트레스와 불안을 완화시키는데 도움이 된다.

1 배 속으로 깊게 호흡을 한다.

2 배와 아랫배가 확장되는 것을 느낀다.

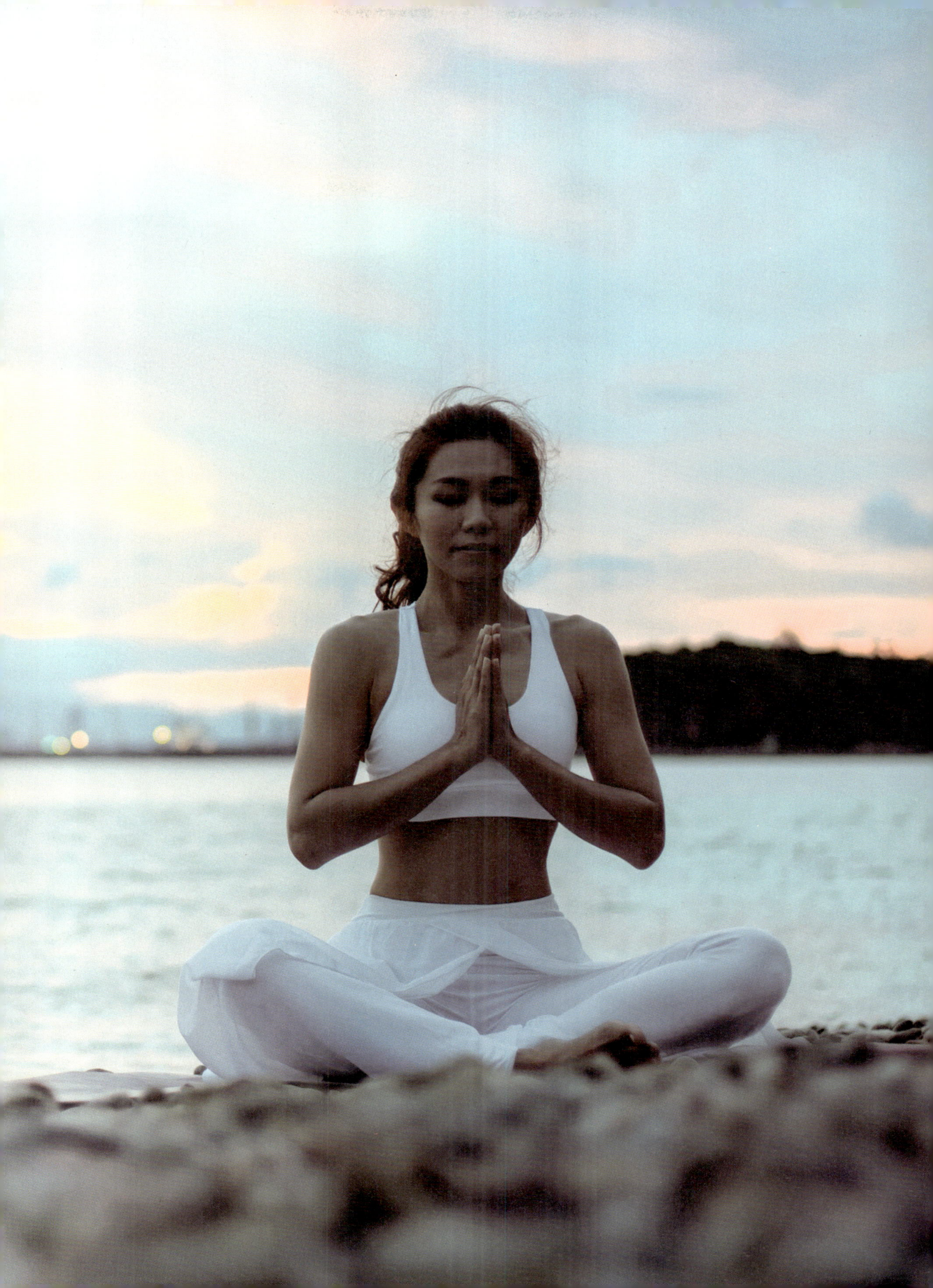

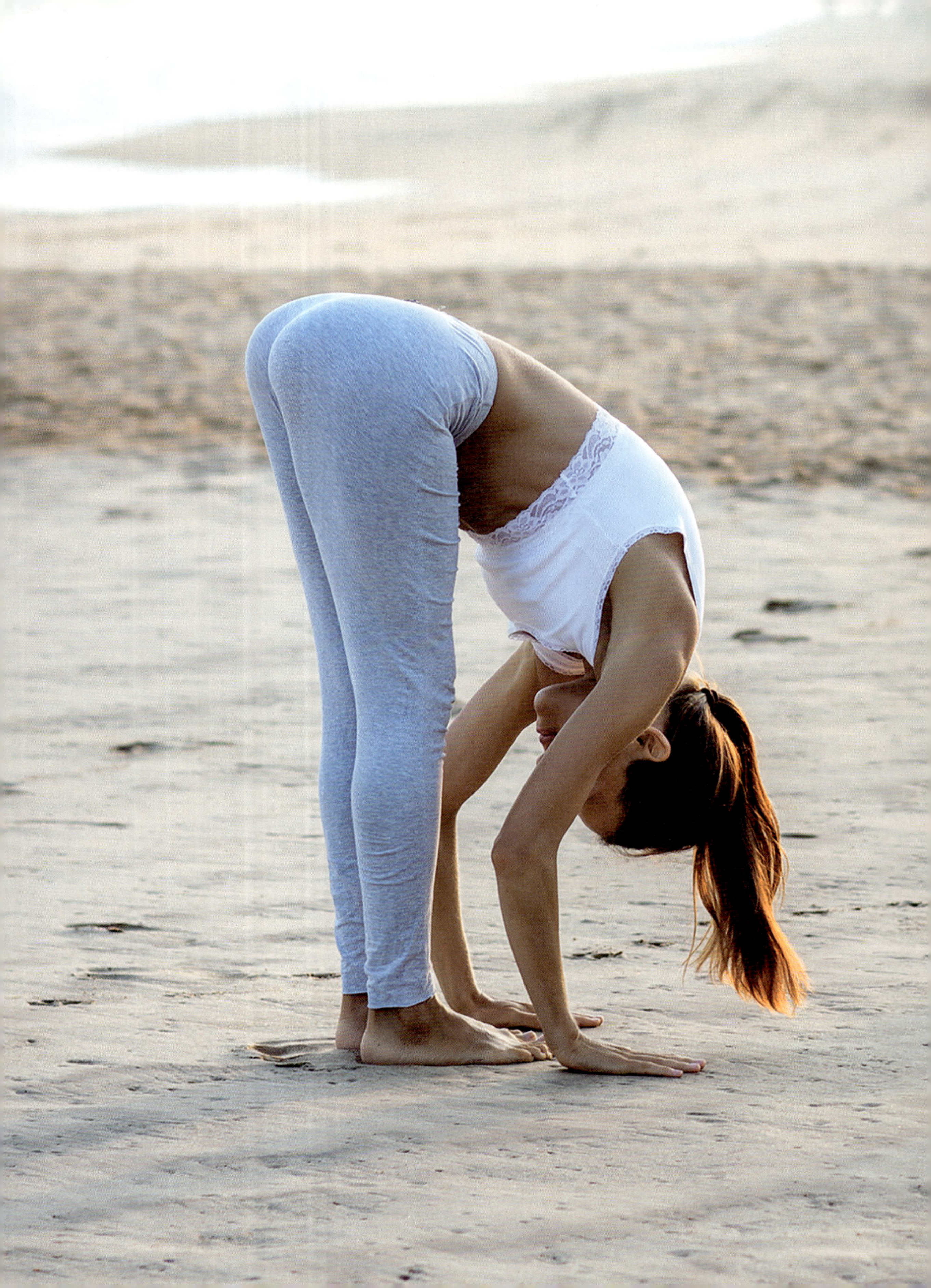

2

전굴 자세 FORWARD FOLDS

전굴은 고관절이 접히는 지점에서 앞으로 숙이는 동작으로 머리에서 발뒤꿈치까지 몸 뒤쪽이 스트레칭 된다. 전굴은 척추를 강화하고 스트레칭하며 골반부위(pelvic region)에 있는 내부 장기들의 순환을 증가시켜 장기들을 정상 상태로 만들고 활성화하는데 도움이 된다. 전굴은 마음을 차분하게 만들고 신경계를 진정시키며 내면을 볼 수 있게 한다 — 육체적 그리고 감정적, 정신적 — 그리고 불안, 스트레스, 우울감, 불면증을 완화시키는데도 도움이 된다. 전굴동작은 어떤 사람들에게는 특히 햄스트링이나 골반이 타이트한 사람들에게는 어려울 수 있다. 그래서 잘 맞는 변형동작을 선택하거나 가장 최적의 단계에서 동작을 하면 된다. 등이나 어깨가 말리거나 등 근육이 과하게 신전 되지 않도록 특히 주의한다. 항상 호흡과 함께 진행하며 동작은 무리하게 하지 않는다. 현재에 집중하라. 경험에 주의를 기울이고 몸이 만들어 내는 동작을 존중하라.

서서하는 전굴 자세 (STANDING FORWARD FOLD)

이 자세는 어떤 단계에나 잘 맞고 척추나 햄스트링 스트레칭에 가장 효과적이다. 규칙적으로 이 자세를 연습하면 등통증과 척추강직을 완화시킬 수 있다. 또한 내부장기를 자극하고 소화력을 증진시키며 스트레스와 불안을 감소한다.

1 초보자

햄스트링이 더 타이트하거나 허리부상이 있는 경우, 무릎을 약간 굽히거나 블록에 손을 두어 더 쉬운 변형동작으로 연습한다.

1 블록 하나를 자신의 상태에 맞는 높이로 높거나 낮게 한다.
2 서서, 호흡을 내쉬며 고관절을 접거나 또는 앞으로 숙여 바닥으로 내려간다.
3 손을 블록 위에 둔다.
4 대퇴사두에 힘을 주어 슬개골을 고관절쪽으로 당겨 무릎을 보호한다.
5 골반과 발꿈치가 수직이 되도록 정렬한다.
6 등은 편평하게 펴고, 견갑골은 아래로 내리며 양쪽 어깨와 귀는 서로 멀어지게 한다.
7 마시는 호흡에 척추를 길게 펴고, 내쉬며 점점 더 깊게 숙인다.

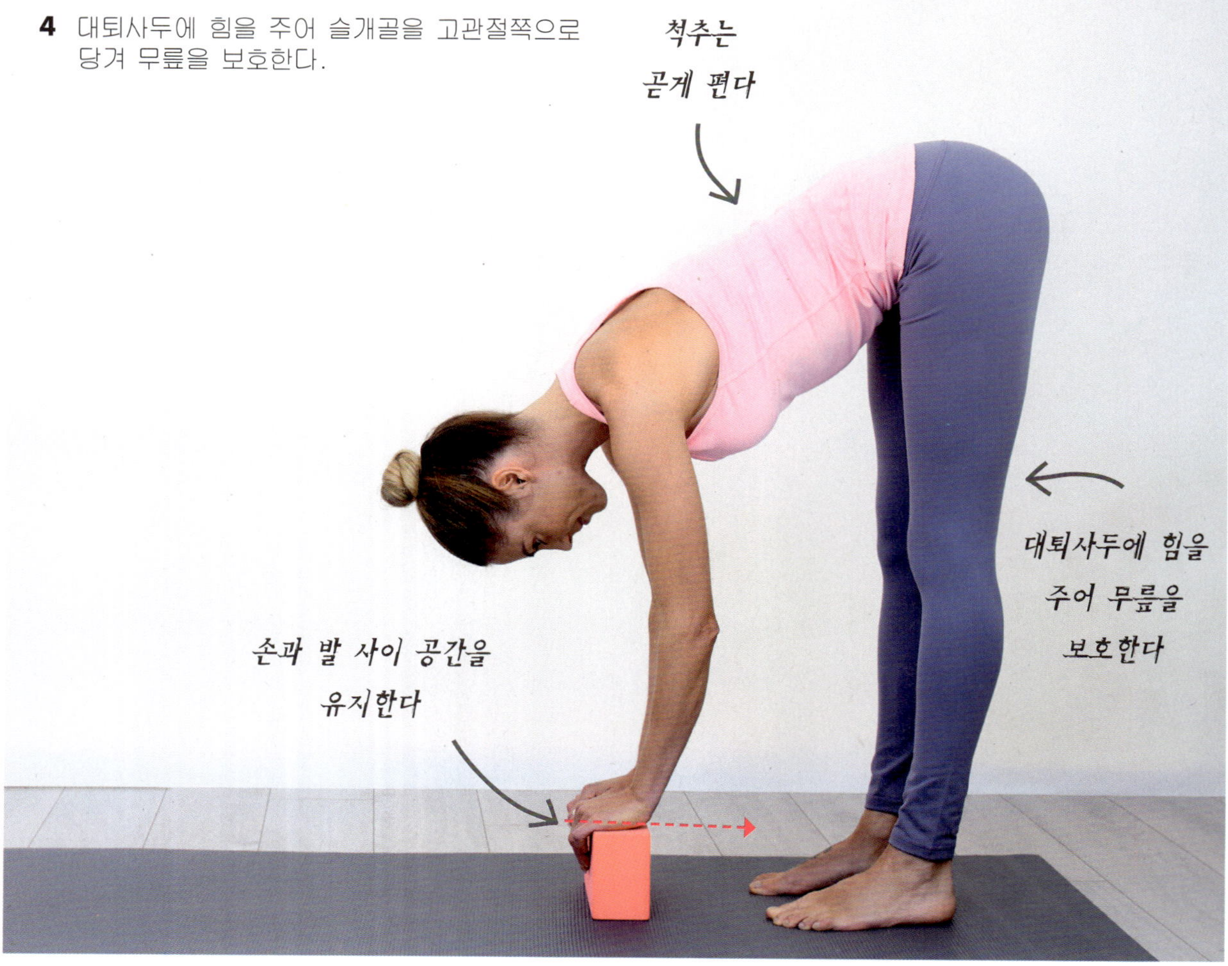

척추는 곧게 편다
대퇴사두에 힘을 주어 무릎을 보호한다
손과 발 사이 공간을 유지한다

2 중급자

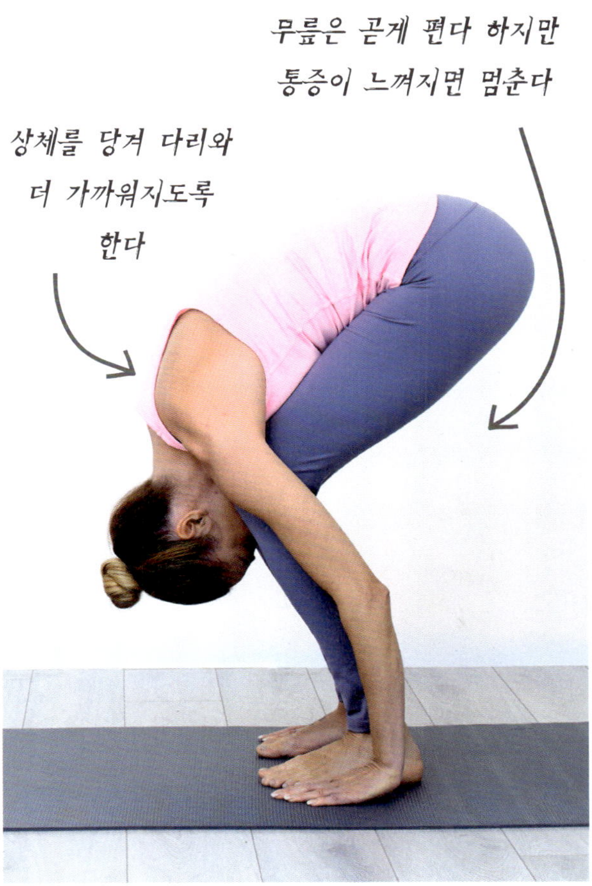
무릎은 곧게 편다 하지만
통증이 느껴지면 멈춘다
상체를 당겨 다리와
더 가까워지도록
한다

1 전 단계와 같은 자세로 시작하며 블록은 사용하지 않는다.
2 호흡을 내쉬면서 상체를 앞으로 접고 손은 발 옆 바닥에 둔다.
3 가슴이 허벅지에 닿을 때까지 무릎을 구부린다; 무릎을 구부려서 요추를 보호한다.
4 마시는 호흡에 척추를 길게 늘리고, 내쉬며 조금 더 깊게 숙인다.

3 숙련자

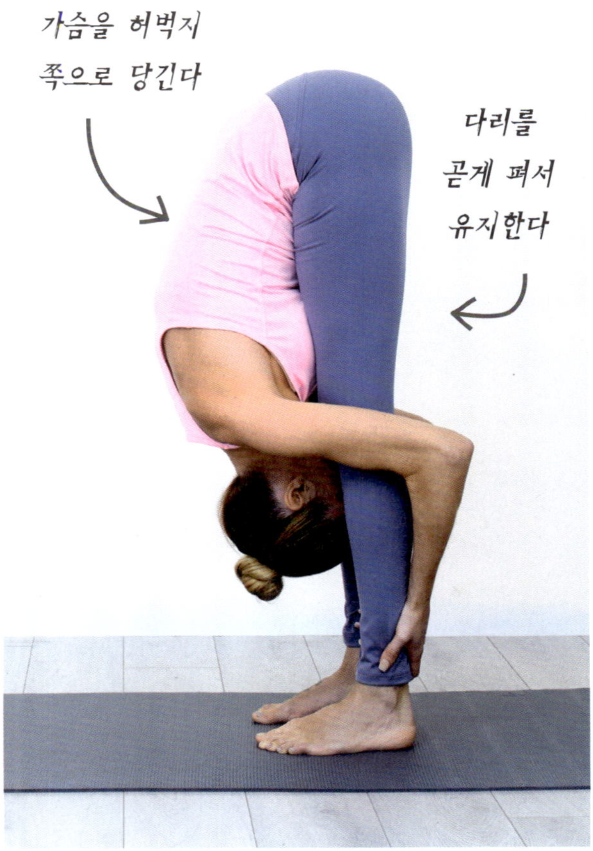
가슴을 허벅지
쪽으로 당긴다
다리를
곧게 펴서
유지한다

1 전 단계와 마찬가지로 시작한다.
2 내쉬는 호흡에, 고관절에서 앞으로 숙이며 발목 뒤를 잡는다.
3 다리는 곧게 펴고, 가슴은 허벅지와 밀착하며 등은 편평하게 펴준다.
4 마시는 호흡에 척추를 길게 늘리고, 내쉬며 조금 더 깊게 상체를 접는다.

피라미드 자세 (PYRAMID POSE)

이 자세는 강한 사이드 스트레칭으로 정렬이 중요하다. 일단 기본자세가 튼튼하게 완성되면 동작을 확장하여 최대의 효과를 얻는데 집중할 수 있다. 이 자세는 마음을 안정시키고 척추와 고관절, 햄스트링을 스트레칭하며 간과 위도 마사지한다.

1 초보자

1. 발을 골반너비로 벌리고 선다.
2. 오른쪽 발을 1m 정도 앞으로 보내 가위 자세를 만들고 왼쪽 발은 30-45° 정도 바깥으로 돌린다.
3. 블록 두 개를 높거나 낮게 하여 앞에 있는 발 양쪽에 둔다. 이 단계에 가장 적합한 방법이다.
4. 양쪽 골반은 정렬을 맞추며, 상체를 허벅지 위로 숙여주고 손은 블록 위를 짚는다.
5. 배는 허벅지 쪽으로 당긴다. 이때 척추는 둥글게 말지 않는다. 갈비뼈는 안으로 밀어 넣고 안쪽 허벅지는 조이고 앞에 있는 엄지발가락에 집중한다.
6. 발가락 바닥부분을 아래로 밀면서 체중을 양쪽 발에 균등하게 분산시킨다
7. 마시는 호흡에 척추를 길게 늘리고, 내쉬며 조금 더 깊게 상체를 접는다. 이때 요추는 길어진 상태를 유지해야 한다. 다리를 바꾸어 다시 시작한다.

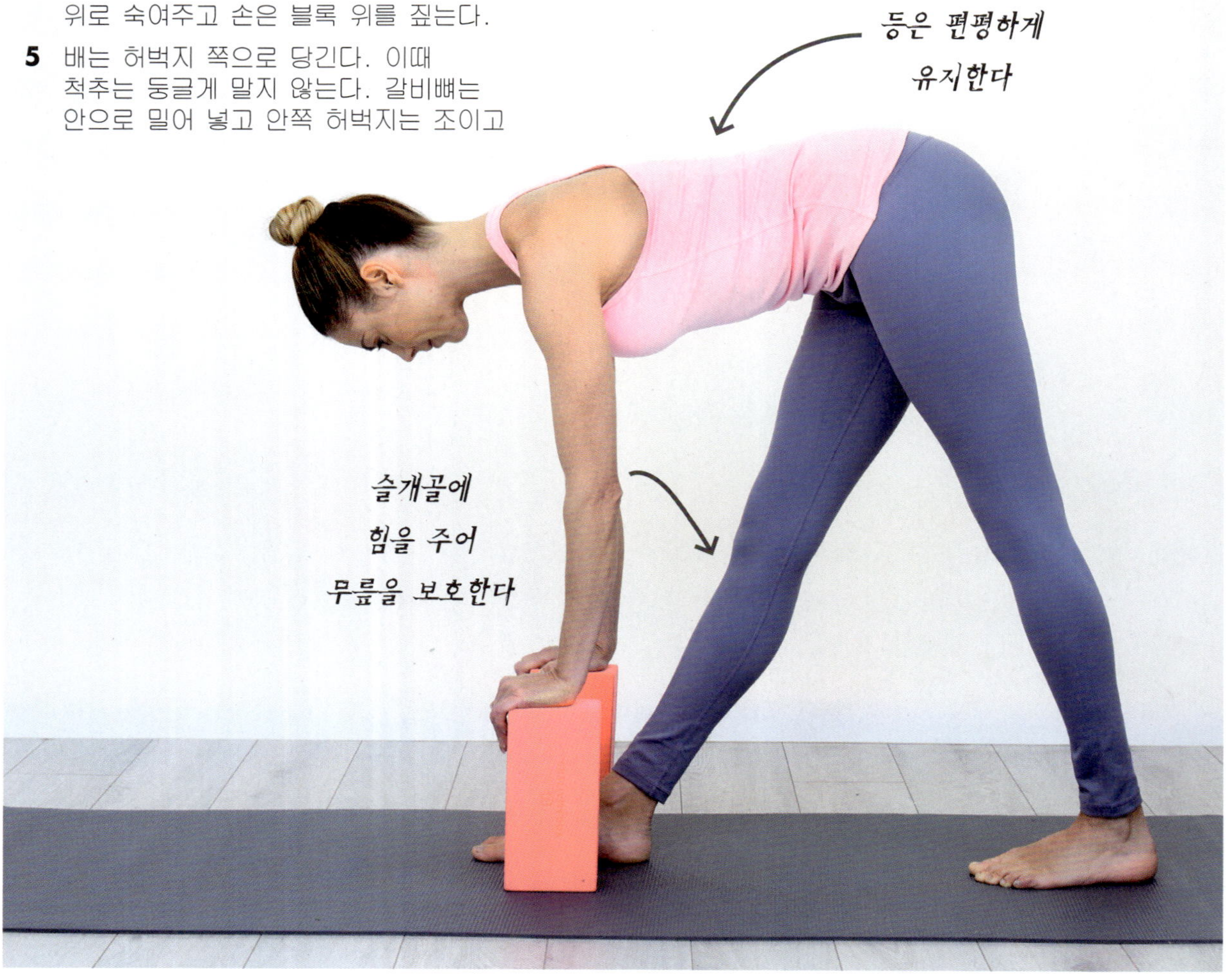
등은 편평하게 유지한다
슬개골에 힘을 주어 무릎을 보호한다

2 중급자

1 전 단계와 같은 자세로 시작한다. 블록은 사용하지 않는다.
2 앞으로 내딛 발 보다 앞쪽에 손을 짚으며, 손 사이는 어깨너비 간격이다.
3 배를 허벅지로 가져오며 내려간다.
4 마시는 호흡에 척추는 길게 늘리고, 내쉬며 조금 더 깊게 숙인다. 다리를 바꾸어 다시 시작한다.

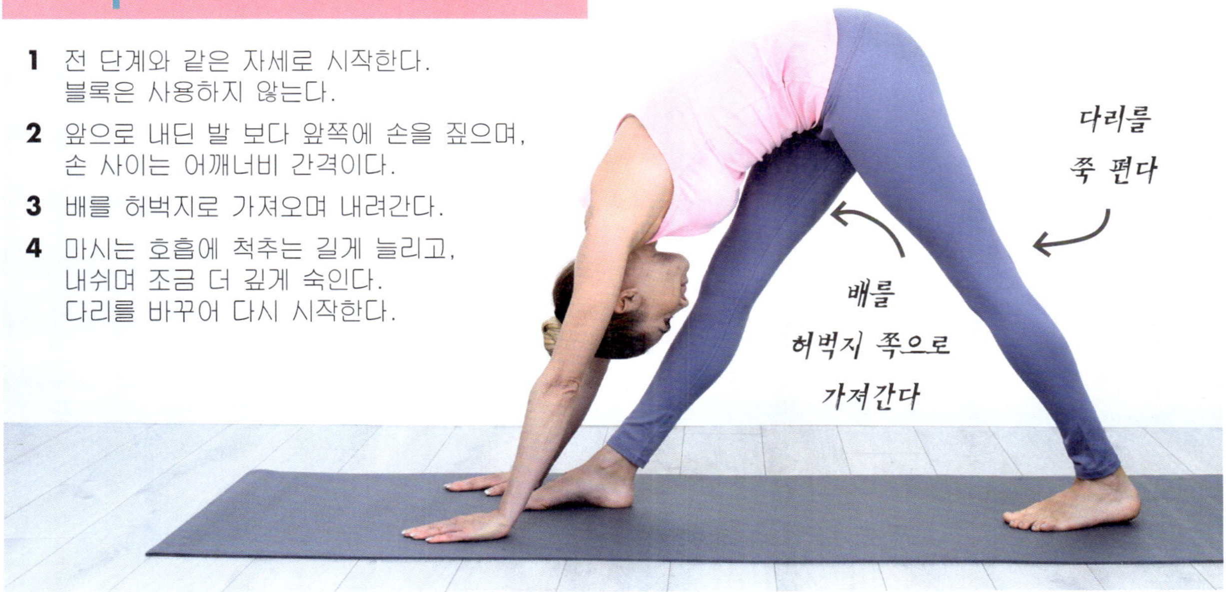
다리를 쭉 편다
배를 허벅지 쪽으로 가져간다

3 숙련자

1 전 단계와 같은 자세로 시작한다.
2 양손은 앞에 있는 다리의 뒤쪽 바닥을 짚고, 손가락은 매트 뒤를 향해 쭉 펴준다.
3 손가락 끝으로 바닥을 밀면서 뒤에 있는 다리를 들어 올리는데, 이때 무릎은 접고 발꿈치를 엉덩이 쪽으로 끌어당긴다.
4 마시는 호흡에 척추를 길게 늘리고, 내쉬며 좀 더 깊게 숙인다. 다리를 바꾸어 다시 시작한다.

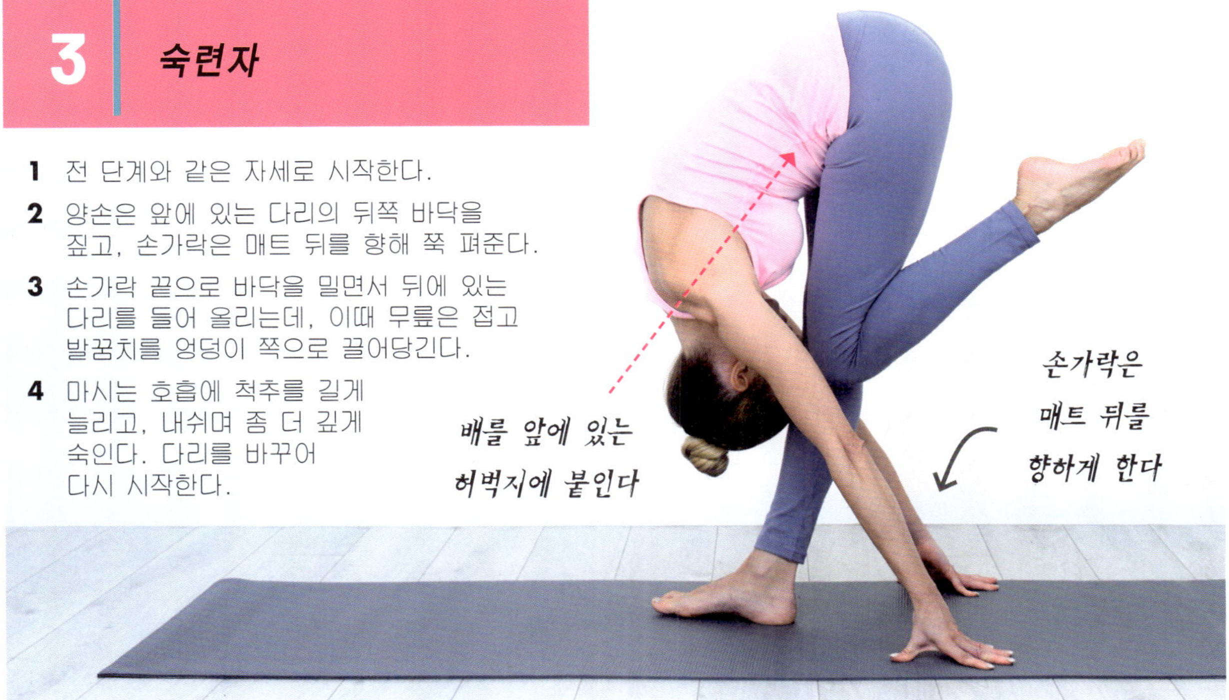
배를 앞에 있는 허벅지에 붙인다
손가락은 매트 뒤를 향하게 한다

다리를 넓게 벌린 전굴 자세 (STANDING WIDE-LEGGED FORWARD FOLD)

내전근과 고관절, 햄스트링을 스트레칭하는 동작으로 하체를 단련하고 다리의 강화와 안정에 효과가 좋다. 또한 활력을 주는 효과가 있는 것으로 알려져 있다: 머리가 심장보다 아래에 있어 머리로 가는 혈액 흐름이 증가하기 때문이다.

1 초보자

1. 다리를 1m 간격으로 벌리고 양발은 일직선에 맞추어 나란히 놓는다. 바깥 발 날을 매트의 가장자리와 평행이 되도록 한다.
2. 양손에 블록을 하나씩 들고, 어깨와 수직이 되도록 바닥에 놓는다. 블록은 높거나 또는 낮게 할 수 있다.
3. 호흡을 내쉬며 등을 편평하게 편 상태로 고관절을 접으며 앞으로 숙인다. 손을 블록 위에 놓아 상체를 지지한다.
4. 마시는 호흡에 척추를 길게 늘리고, 내쉬며 조금씩 깊게 숙인다.
5. 슬개골을 고관절 방향으로 밀어 올려 대퇴사두에 힘을 주면 무릎이 보호된다.
6. 양발에 고르게 그리고 발 전체에 체중을 분산시켜야 한다.
7. 동작을 끝낼 때는 마시는 호흡에 등을 편평하게 만들어 반 정도 올라오고, 내쉬며 유지하고 마시며 완전히 올라온다.

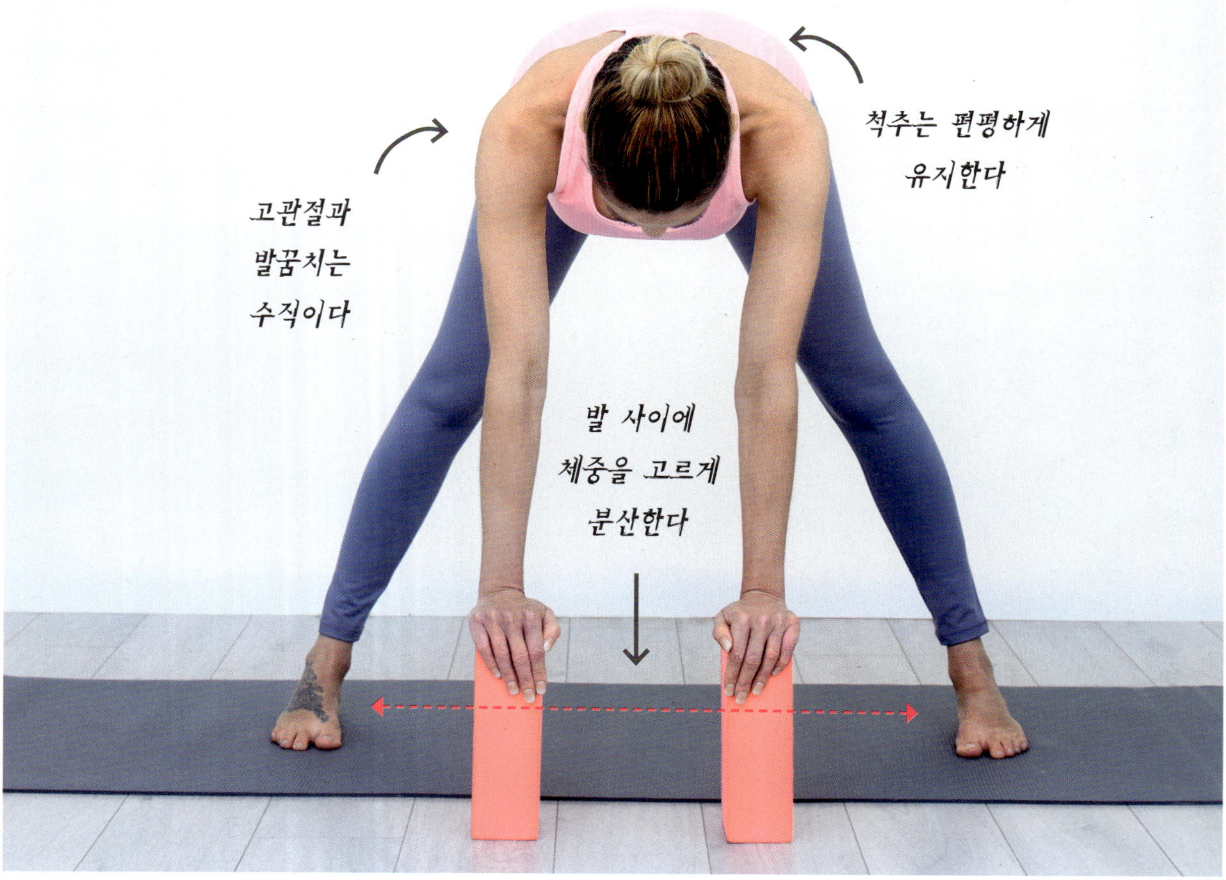
척추는 편평하게 유지한다
고관절과 발꿈치는 수직이다
발 사이에 체중을 고르게 분산한다

2 중급자

1. 블록을 사용하지 않고 전 단계와 같은 자세로 시작한다.
2. 손은 어깨너비로 벌려 발 사이 바닥을 짚는다.
3. 정수리를 손 앞 바닥에 댄다.
4. 손이 다리사이로 걸어가며 배를 허벅지가까이 당긴다.
5. 마시는 호흡에 척추를 길게 늘리고, 내쉬며 조금씩 더 깊게 숙인다.

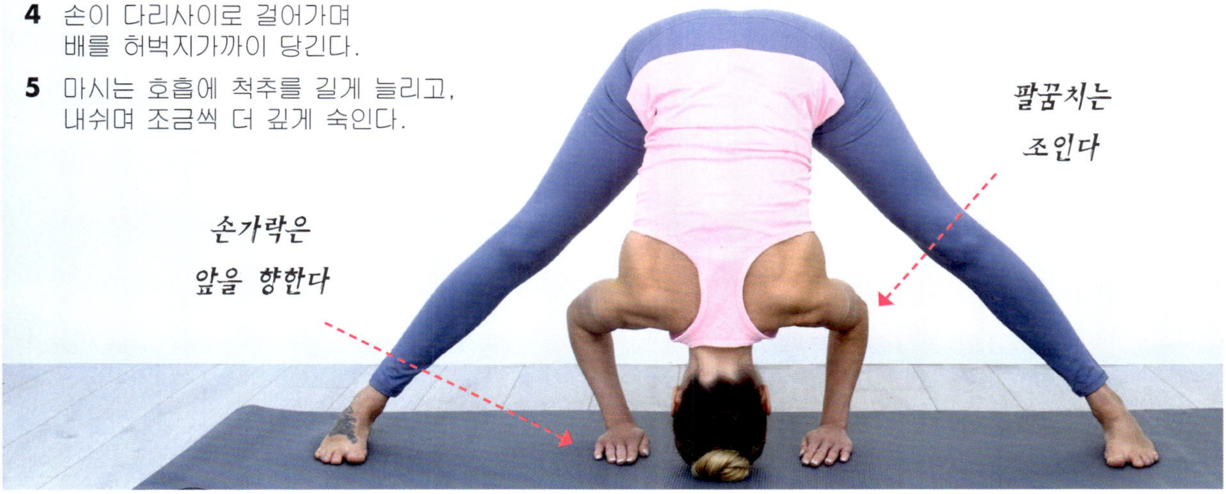
팔꿈치는
조인다
손가락은
앞을 향한다

3 숙련자

1. 전 단계와 같은 자세로 시작한다.
2. 마시는 호흡에, 등 뒤에서 손을 깍지 껴서 잡는다.
3. 내쉬는 호흡에 깍지를 낀 상태로 바닥을 향해 앞으로 숙인다.
4. 정수리를 바닥에 대며, 상체와 다리를 나란하게 만든다. 깍지 낀 손은 바닥을 향해 내린다.

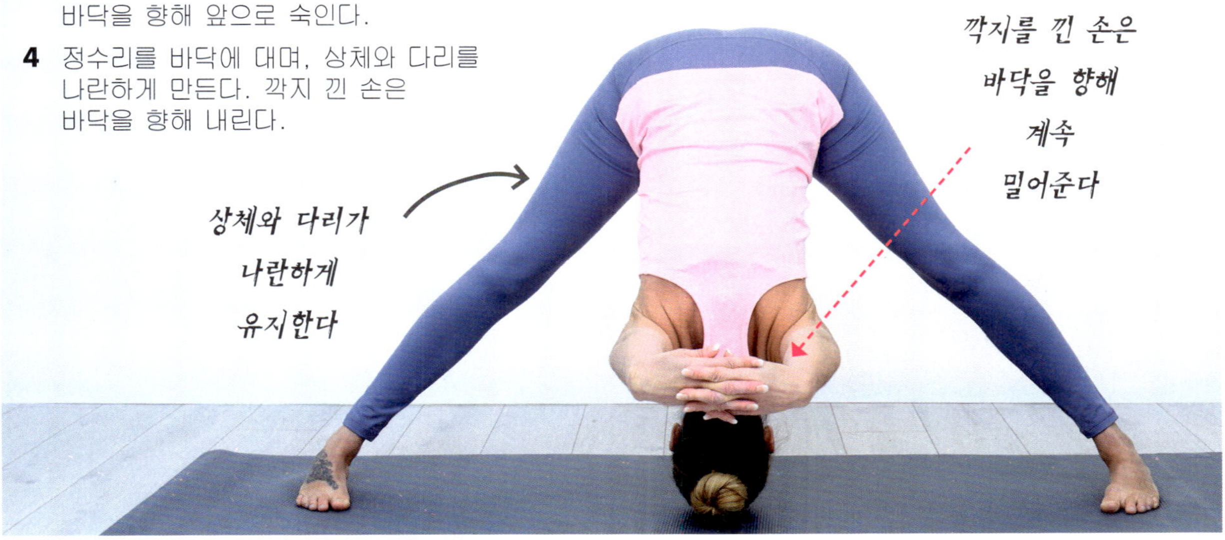
깍지를 낀 손은
바닥을 향해
계속
밀어준다
상체와 다리가
나란하게
유지한다

앉은 전굴 자세 (SEATED FORWARD FOLD)

이 자세는 마음을 가라앉히고, 스트레스와 불안감을 완화시킨다. 그리고 피로감을 감소시키며 고혈압이 있는 사람에게 이롭다. 또한 척추와 어깨 그리고 햄스트링에 효과적인 스트레칭 동작으로 내부 장기들을 자극하고 소화력을 향상시킨다.

1 초보자

1. 다리를 앞으로 쭉 펴고 바닥에 앉는다.
2. 양쪽 둔부 살을 당겨서 좌골로만 앉는다.
3. 다리 안쪽을 조이면서, 발꿈치로 강하게 바닥을 누르고 발등을 굽혀 플렉스 상태로 만든다.
4. 손을 앞으로 뻗어 엄지발가락을 잡는다. 이때 손으로 잡을 수 있는 만큼 무릎은 굽힌다.
5. 가슴을 허벅지 위로 가져가며 척추는 길게 늘린다.
6. 마시는 호흡에 척추를 길게 늘리고, 내쉬면서 허벅지 위로 내려간다.

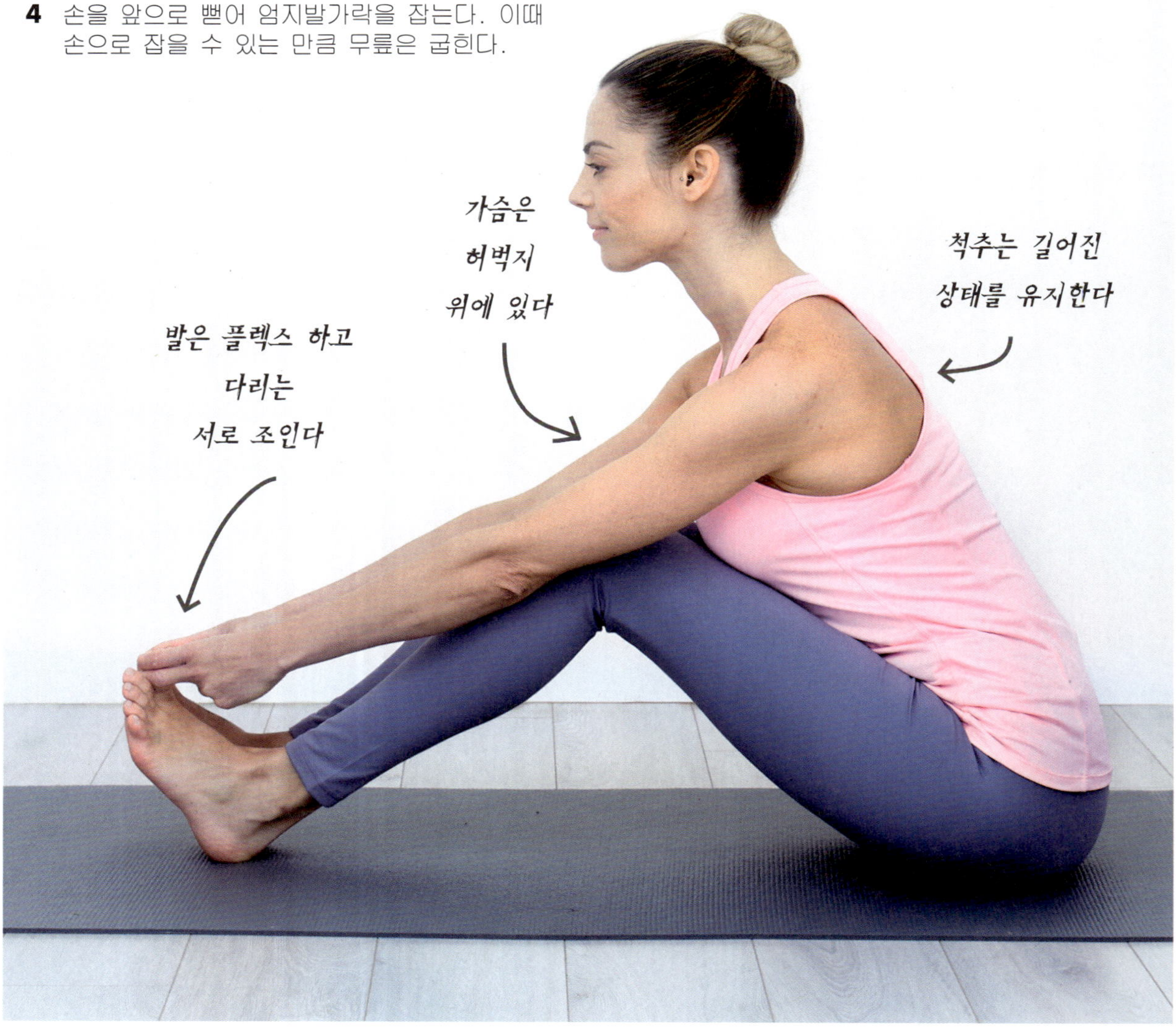
가슴은 허벅지 위에 있다
척추는 길어진 상태를 유지한다
발은 플렉스 하고 다리는 서로 조인다

2 중급자 A

1 전 단계와 같은 자세로 시작한다.
2 스트랩을 발에 감고 양쪽 끝을 잡는다.
3 등을 편평하게 펴서 앞으로 숙인다.
4 마시는 호흡에 척추를 길게 늘리고 내쉬며 앞으로 숙이며 내려간다.
5 좀 더 깊은 동작을 원하면, 스트랩을 엄지발가락으로 서서히 이동한다.

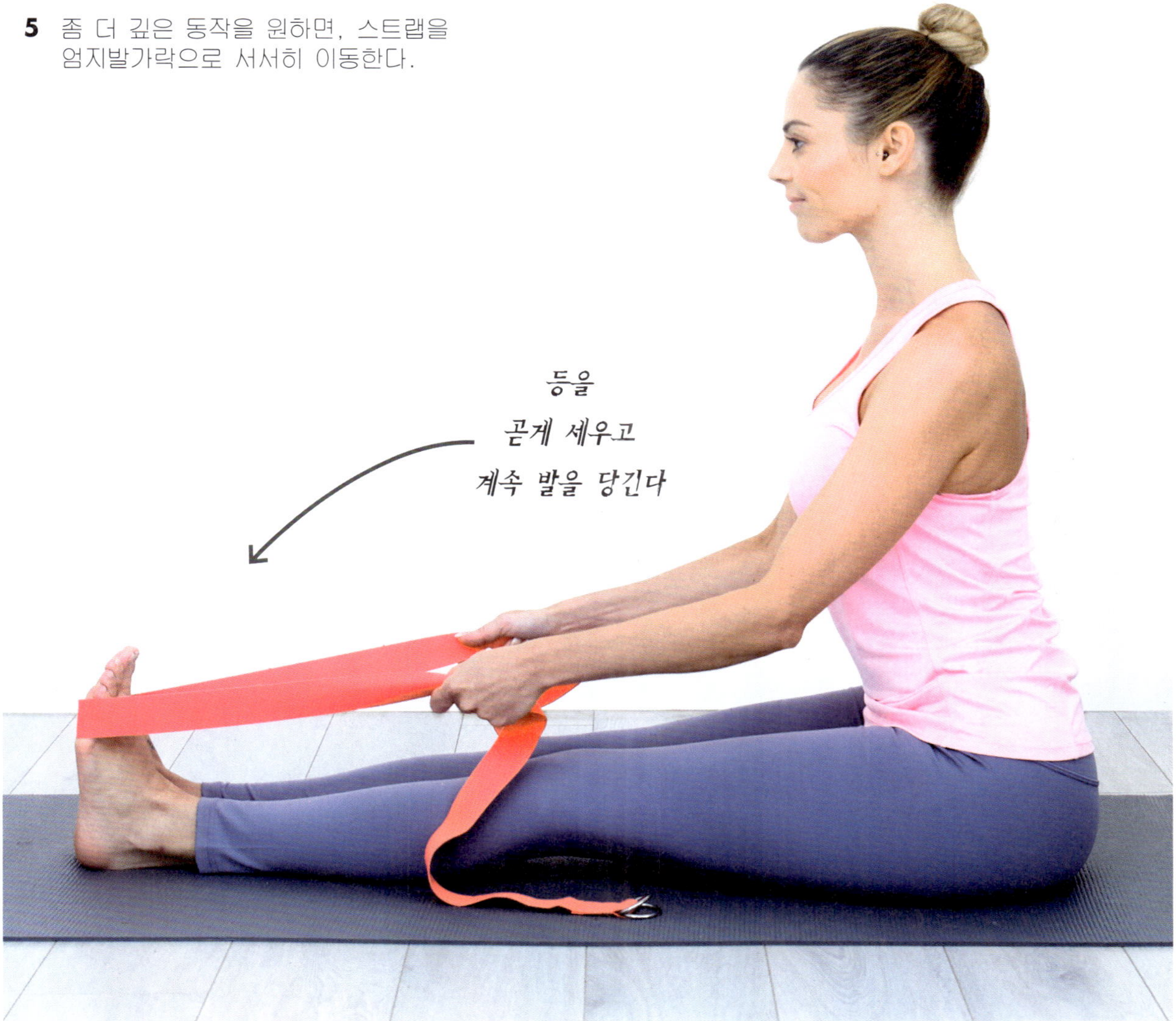

3 중급자 B

1 전 단계와 같은 자세로 시작하며, 스트랩은 사용하지 않는다.

2 손이 발가락에 닿을 때까지 연습한다. 점진적으로 동작을 연습한다; 발을 강제로 잡아당겨 앞으로 숙이지 않는다.

3 마시는 호흡에 척추를 길게 늘리고, 내쉬는 호흡에 발쪽으로 숙이며 더 내려간다.

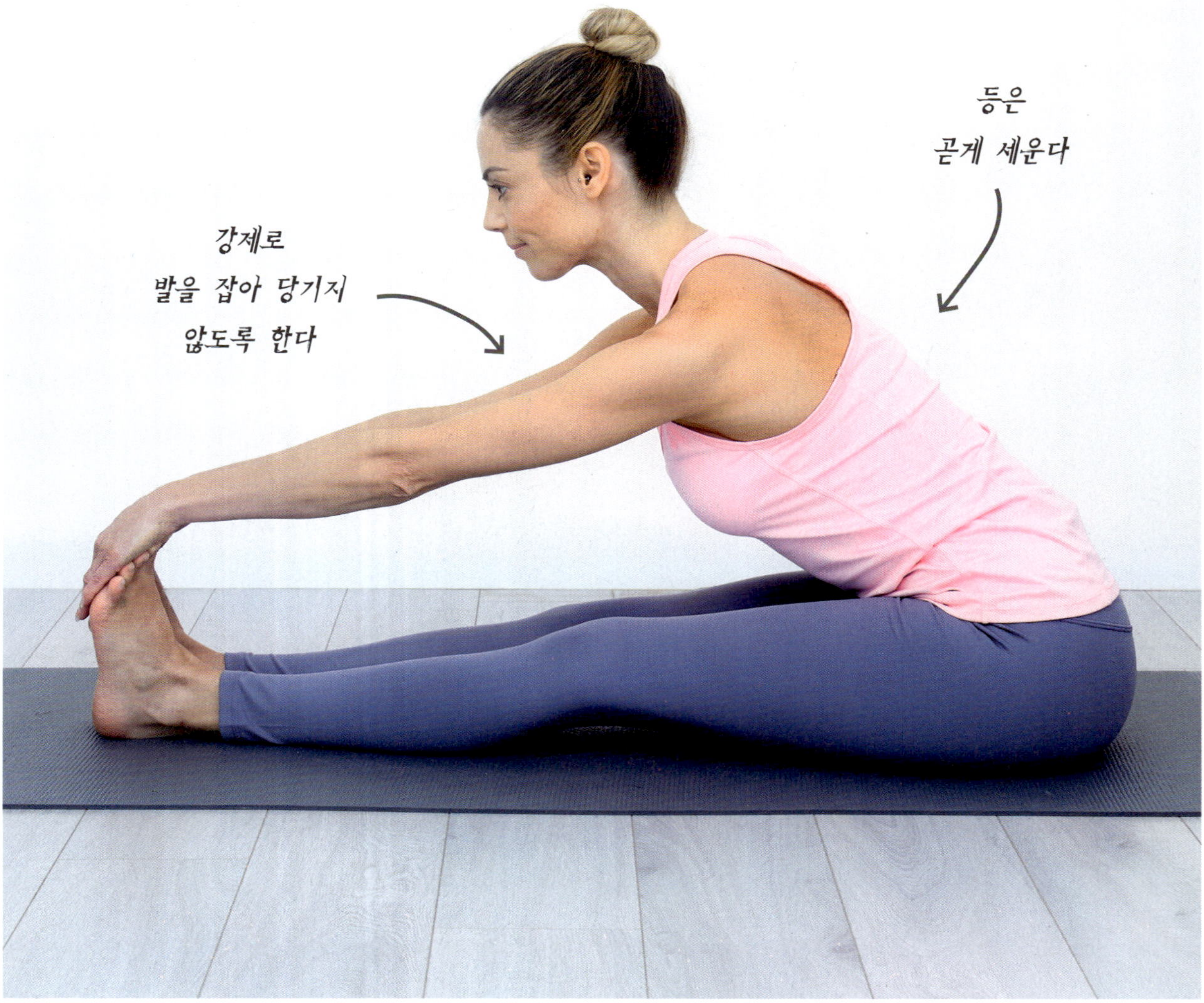

등은 곧게 세운다
강제로 발을 잡아 당기지 않도록 한다

4 숙련자

1 전 단계와 같은 자세로 시작한다.
2 발가락을 잡았다면, 배를 허벅지 쪽으로 가지고 온다.
3 슬개골을 고관절 쪽으로 당겨 무릎을 보호한다.
4 좀 더 깊은 동작을 원하면, 코는 발가락, 턱은 정강이 쪽으로 가져간다.
5 하복부가 허벅지에 먼저 닿아야 하고, 다음으로 상복부와 갈비뼈 마지막으로 머리가 닿는다.
6 팔을 굽혀 다리 바깥쪽 바닥에 팔꿈치를 댄다. 가능하면 발 앞쪽 바닥으로 팔을 뻗는다.
7 마시는 호흡에 척추를 길게 늘리고 내쉬는 호흡에 더 깊게 접어서 내려간다.

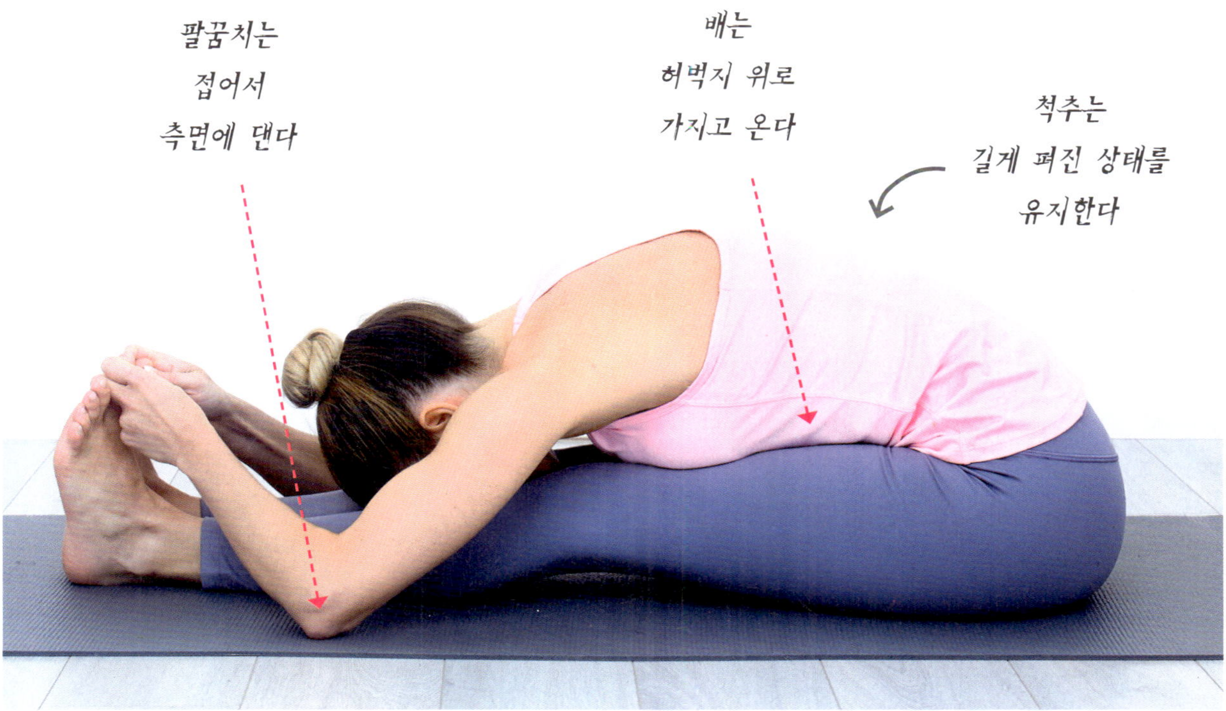
팔꿈치는 접어서 측면에 댄다
배는 허벅지 위로 가지고 온다
척추는 길게 펴진 상태를 유지한다

다음 단계

완전하게 앞으로 접으면, 양손으로 발을 감싸고, 한 손으로 다른 손목을 잡는다.

한쪽 다리를 접은 전굴 자세 (HEAD-TO-KNEE FORWARD FOLD)

이 자세는 한쪽 다리에 집중해서 비틀기를 하는데, 척추와 어깨, 햄스트링 그리고 서혜부가 스트레칭이 된다. 또한 소화에 도움을 주고, 간과 신장을 자극하며 생리 시 불편함을 완화시킨다.

1 초보자

1 다리를 앞으로 쭉 펴고 바닥에 앉는다.
2 왼쪽 무릎을 접어 오른쪽 허벅지 안쪽, 회음부 가까이에 뒤꿈치를 댄다.
3 상체를 오른쪽으로 조금 돌려서 상체와 오른쪽 다리의 정렬을 맞춰 배꼽이 오른쪽 허벅지 중앙에 일직선이 되게 한다.
4 스트랩을 오른쪽 발에 건다.
5 양손으로 스트랩 끝을 잡고 등을 곧게 하여 앞으로 숙인다.
6 마시는 호흡에 척추를 길게 늘리고 내쉬며 조금 더 깊게 숙인다.
7 동작을 끝낼 때는, 호흡을 마시고, 상체를 일으키며 시작상태로 돌아간다. 다리를 바꾸어 다시 한다.

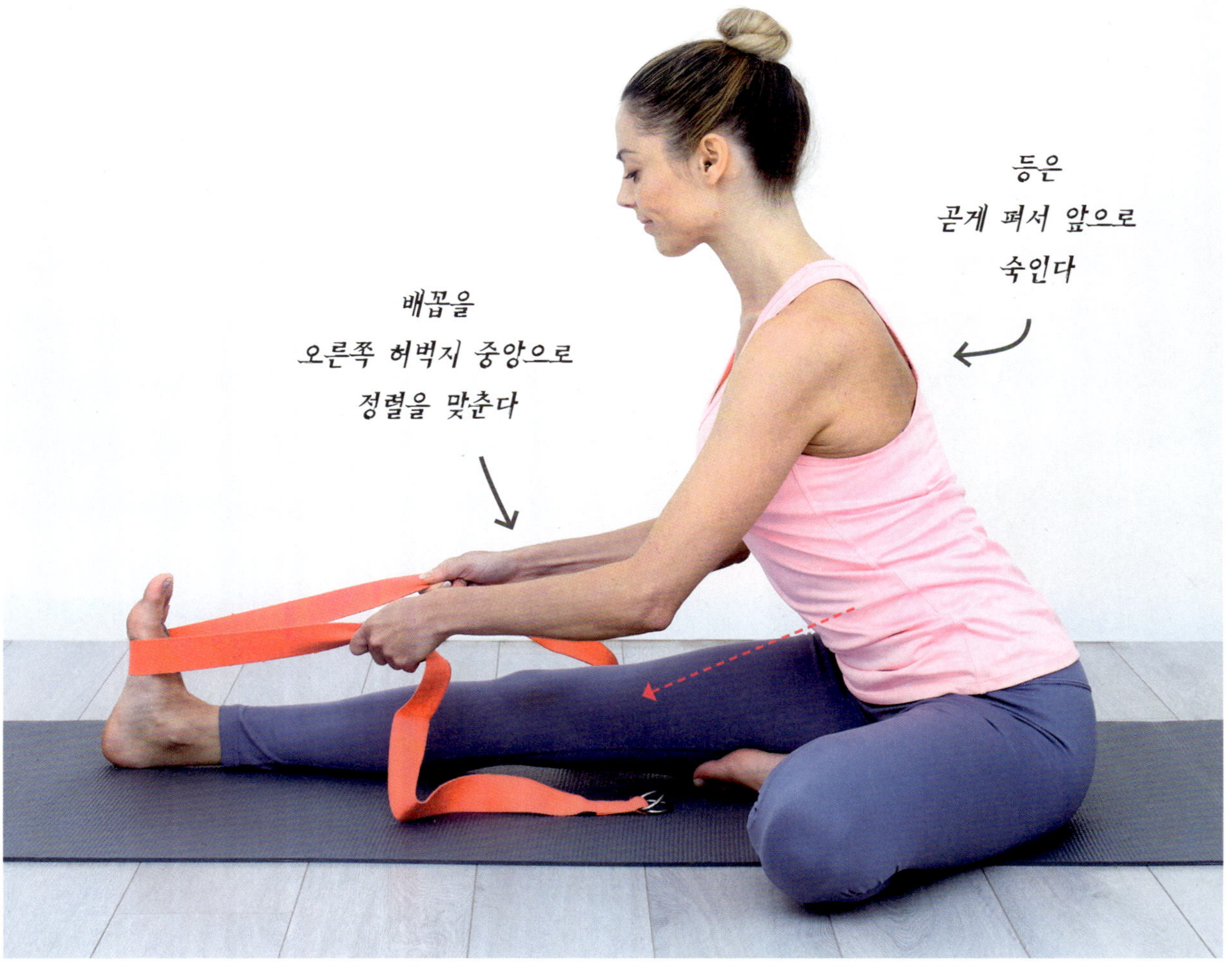
배꼽을
오른쪽 허벅지 중앙으로
정렬을 맞춘다
등은
곧게 펴서 앞으로
숙인다

2 중급자

1 전 단계와 같은 자세로 시작한다.
2 스트랩은 사용하지 않는다. 준비가 되면, 호흡을 마시고 양손을 발쪽으로 쭉 뻗는다.
3 호흡을 내쉬고 고관절에서 앞으로 더 뻗어낸다. 이때 등을 곧게 펴준다.
4 상체를 숙였을 때, 팔을 접어 팔꿈치를 양옆으로 벌리며 바닥에서 들어올린다. 이때 어깨와 귀는 서로 멀어지게 한다. 다리를 바꾸어 반복한다.

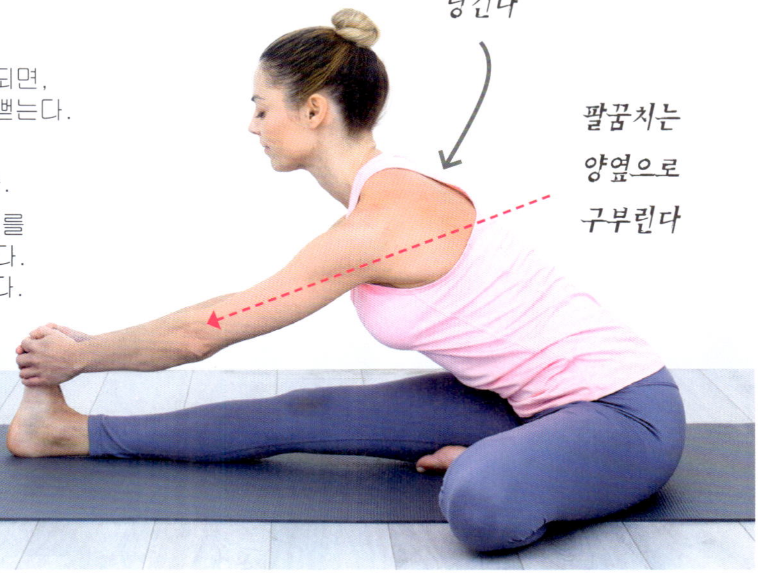
어깨는 아래로 계속 당긴다
팔꿈치는 양옆으로 구부린다

3 숙련자

1 전 단계와 같은 자세로 시작한다.
2 호흡을 마시며 척추를 길게 늘리고, 내쉬며 오른쪽 허벅지 위로 숙이며 내려간다.
3 먼저 하복부가 허벅지에 닿고 다음에 머리가 닿는다. 이 동작은 강제로 하지 않도록 주의한다. 다리를 바꾸어 다시 한다.

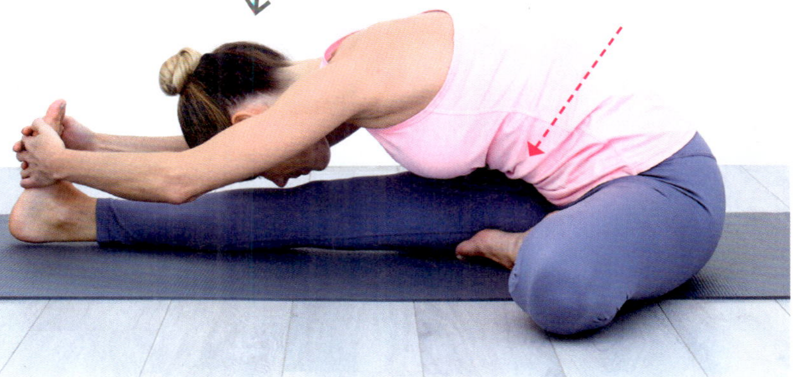
머리를 무릎으로 가져온다
복부를 오른쪽 허벅지 쪽으로 내려준다

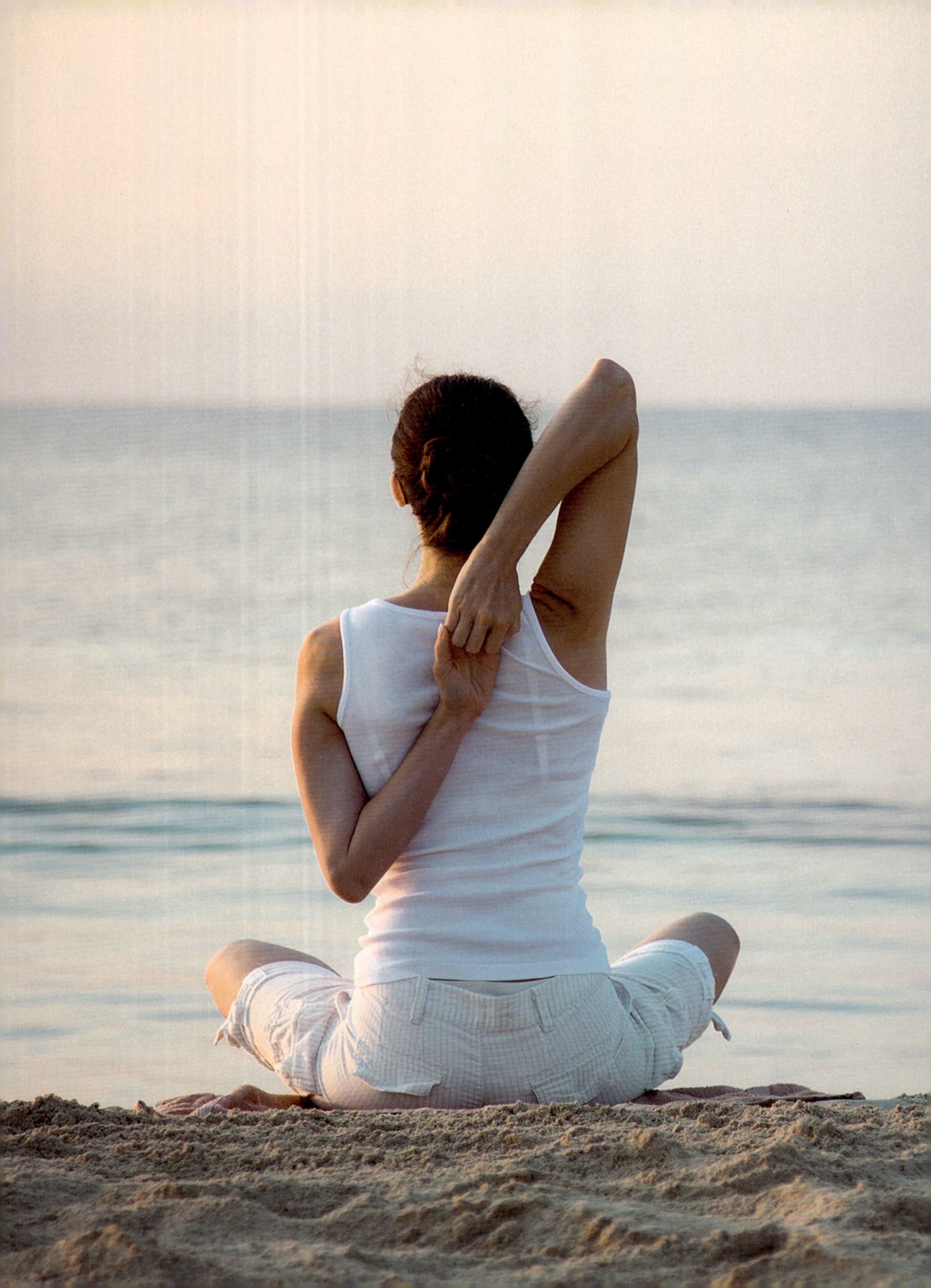

3

어깨를 여는 동작 SHOULDER OPENERS

나쁜 자세로 인해 어깨와 목 그리고 윗등 근육들이 단축될 수 있다. 일반적으로 요가 동작 특히, 어깨를 여는 동작은 근육을 확장하고 풀어주어 만성근육통증과 관절의 불편함을 감소시키며, 자세를 교정하고 움직임의 범위를 증가시키며 머리와 목, 어깨 긴장을 풀어준다. 요가동작은 어깨를 여는 동작들과 마찬가지로 심장 차크라를 활성화시키는데, 이 차크라는 사랑과 연민, 안정과 관련된다. 우리는 이 활력센터에 다양한 감정들을 가둬넣는 경향이 있어서 가끔 이러한 자세들을 취할 때 가벼운 공포감이 생길 수가 있다. 그러나 만약 규칙적으로 수행을 한다면, 진정으로 가슴이 열릴 수 있다.

아기 자세 (CHILD'S POSE)

이 자세는 요가 수련 시작이나 중간 그리고 끝날 때, 일반적으로 휴식할 때 취하는 동작이다. 그리고 이 자세는 어깨와 척추를 여는데 탁월한 동작이다. 몸의 앞부분에 있는 근육은 이완되고 고관절과 등, 허벅지, 발목은 수동적인 스트레칭을 한다.

1 초보자

1 양손과 무릎을 바닥에 대고 기어가는 자세로 시작한다.

2 무릎은 넓게 벌리고 엄지발가락끼리 붙이며 엉덩이와 뒤꿈치는 서로 붙인다. 고관절이 타이트하면, 무릎과 허벅지는 붙인다.

3 마시는 호흡에, 등을 쭉 펴고 앉아 척추를 길게 늘린다.

4 호흡을 내쉬며, 앞으로 숙여 상체를 이완시킨다. 가슴전체를 허벅지 사이나 허벅지 위에 놓는다.

5 팔은 손바닥이 하늘을 보게 하여 다리 옆에 내려놓고 이마를 바닥에 댄다.

6 동작을 끝낼 때는, 몸통 쪽으로 손이 걸어가 상체를 세우고 발꿈치 위에 앉는다.

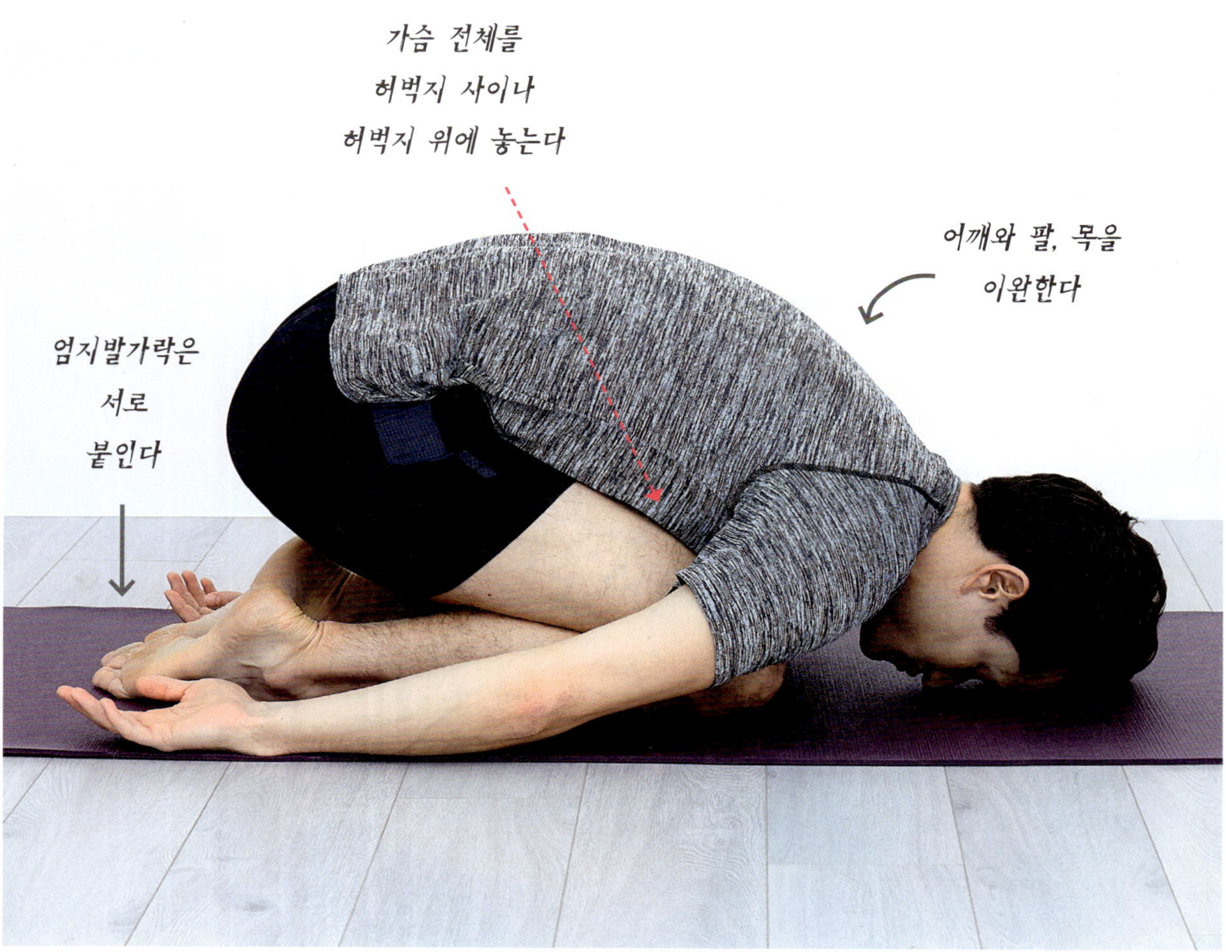

가슴 전체를
허벅지 사이나
허벅지 위에 놓는다
어깨와 팔, 목을
이완한다
엄지발가락은
서로
붙인다

2 중급자

1 전 단계와 같은 자세로 시작한다.

2 호흡을 마시며, 등을 쭉 펴고 앉아 척추를 늘게 늘린다. 호흡을 내쉬면서 상체를 앞으로 숙이고 팔을 뻗어서 어깨와 가슴을 열어준다. 그러면 더 효과적인 자세가 된다.

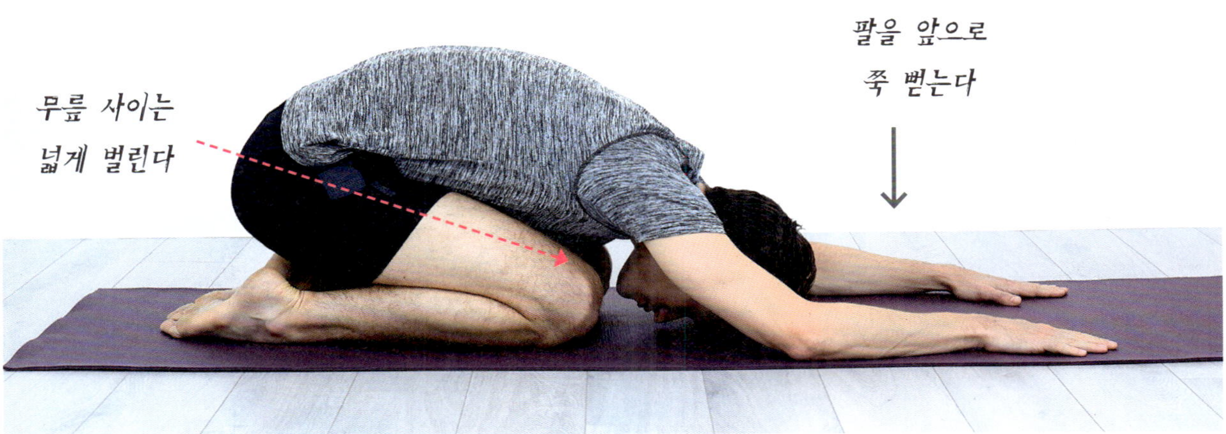

무릎 사이는
넓게 벌린다
팔을 앞으로
쭉 뻗는다

3 숙련자

1 전 단계와 같은 자세로 시작한다.

2 아기 자세에서 어깨와 윗등을 스트레칭하려면 호흡을 내쉬며 팔꿈치를 구부리고 목덜미에서 양손을 합장한다. 팔꿈치로 머리를 조이고, 이두(biceps)를 하늘을 바라보게 외회전하면 더 강한 자극이 생긴다.

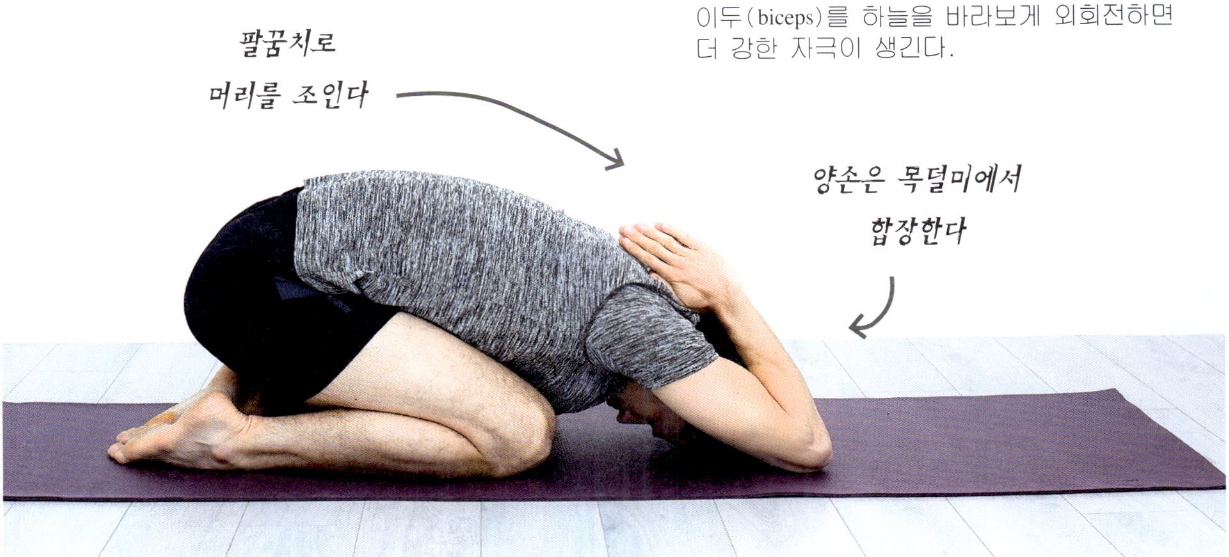

팔꿈치로
머리를 조인다
양손은 목덜미에서
합장한다

강아지 자세 (PUPPY DOG POSE)

이 자세는 가슴과 어깨를 열어주며 하루 일과 후 재충전에 효과가 좋다. 모든 상체부위를 스트레칭할 뿐만 아니라, 아래를 향하는 동안 척추를 늘려주고 스트레스와 긴장을 풀어주는데 도움을 준다.

1 초보자

1 테이블 탑 자세(p.27)에서 시작한다.

2 손이 앞으로 걸어가서 무릎과 고관절이 일직선에 있도록 한다.

3 팔꿈치 앞에 블록 2개를 준비하고 블록의 높이를 높거나 낮게 조절하여 팔꿈치를 블록 위에 놓는다.

4 머리 위에서 양손을 합장한다. 팔은 강하게 유지하고 머리와 목은 이완시킨다. 어깨가 타이트하다면, 머리를 바닥에 닿게 할 필요는 없다. 어깨로 호흡을 마시고 내쉰다.

5 마시는 호흡에 척추를 길게 늘리고 내쉬는 호흡에 더 깊게 내려간다.

6 동작을 끝낼 때는, 팔을 내리고 손이 뒤쪽으로 걸어가 다시 테이블 탑 자세를 만든다.

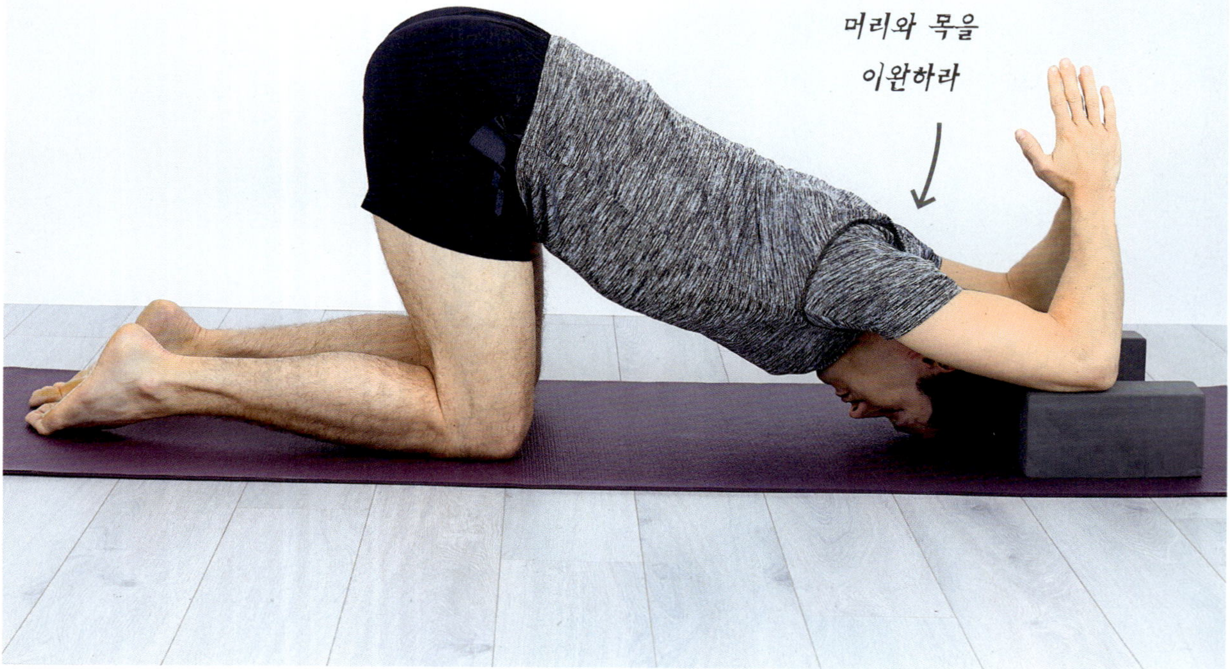

2 중급자

1 전 단계와 같은 자세로 시작하는데 블록은 사용하지 않는다.
2 무릎과 고관절이 일직선 상에 있고 턱이 바닥에 닿을 때까지 손은 앞으로 걸어간다.
3 마시는 호흡에 척추를 길게 늘리고 내쉬며 점점 깊게 내려간다.
4 동작을 끝낼 때는, 손이 뒤쪽으로 걸어와 테이블 탑 자세를 만든다.

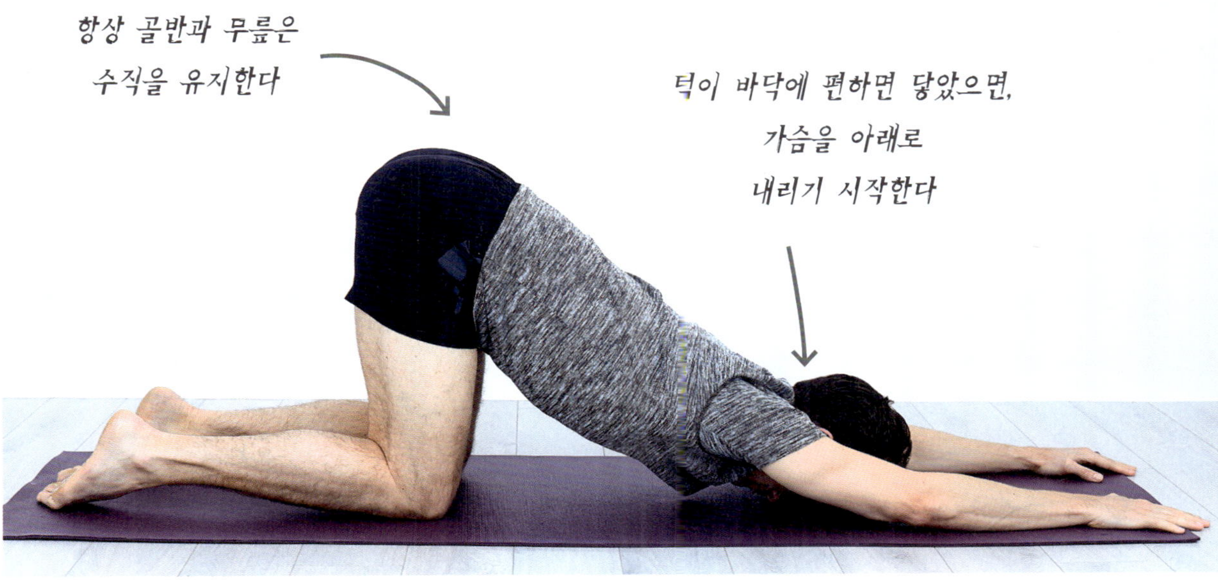
항상 골반과 무릎은
수직을 유지한다
턱이 바닥에 편하면 닿았으면,
가슴을 아래로
내리기 시작한다

다음 단계 천천히 턱과 가슴을 더 내려 바닥에 닿으면, 어깨가 더 많이 열린다.

등 뒤 합장 자세 (REVERSE PRAYER POSE)

이 자세는 가슴을 열어주고 어깨와 윗등에 있는 근육을 풀어줄 뿐 아니라, 손목을 강화하고 어깨관절의 가동성을 향상시킨다. 특히 컴퓨터 앞에서 대부분의 시간을 보내는 사람들에게 도움이 된다.

1 초보자

1. 편하게 선 자세로 시작한다.
2. 어깨는 이완하고 손은 몸 옆에 가볍게 늘어뜨린다.
3. 등 뒤에서 주먹을 쥐어 서로 맞닿게 한다. 이때 어깨는 내회전을 한다.
4. 마시는 호흡에 정수리를 위로 끌어 당기며 척추를 길게 늘린다; 내쉬고 손가락 관절들을 서로 밀어낸다.

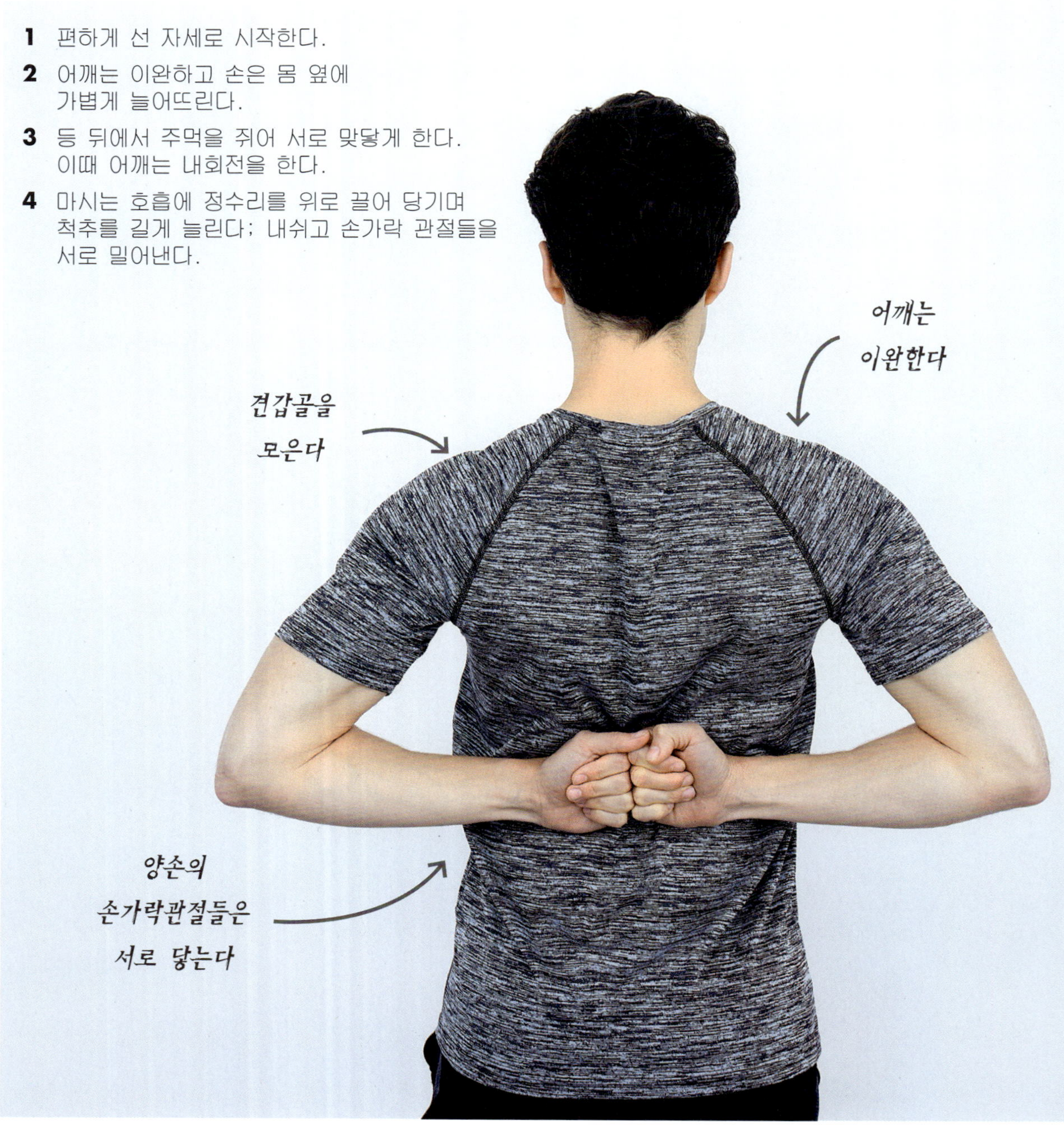

어깨는 이완한다
견갑골을 모은다
양손의 손가락관절들은 서로 닿는다

2 중급자

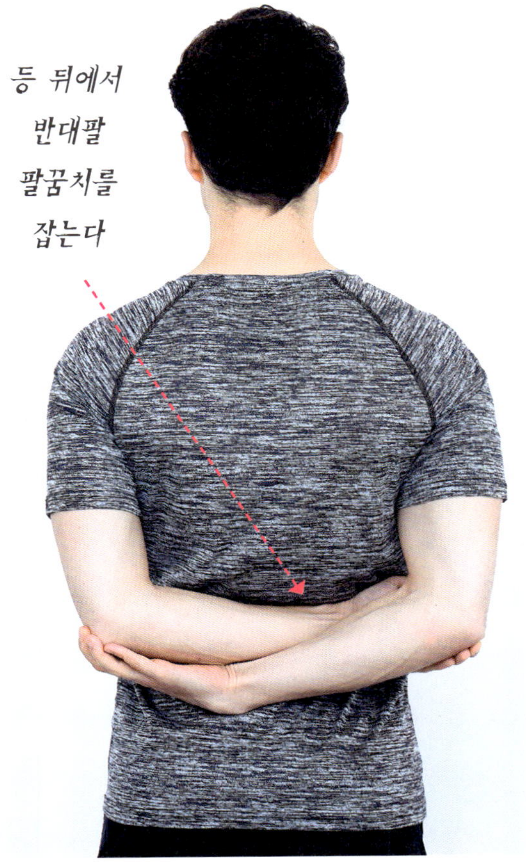

1 전 단계와 같은 자세로 시작한다.
2 등 뒤에서 반대팔 팔꿈치를 잡는다.
3 호흡을 마시고 정수리를 위로 끌어올리고 척추를 길게 늘린다; 호흡을 내쉬며 양쪽 팔꿈치를 당겨 더 가깝게 만든다.
4 이번에는 팔을 바꿔 다시 한다.

3 숙련자

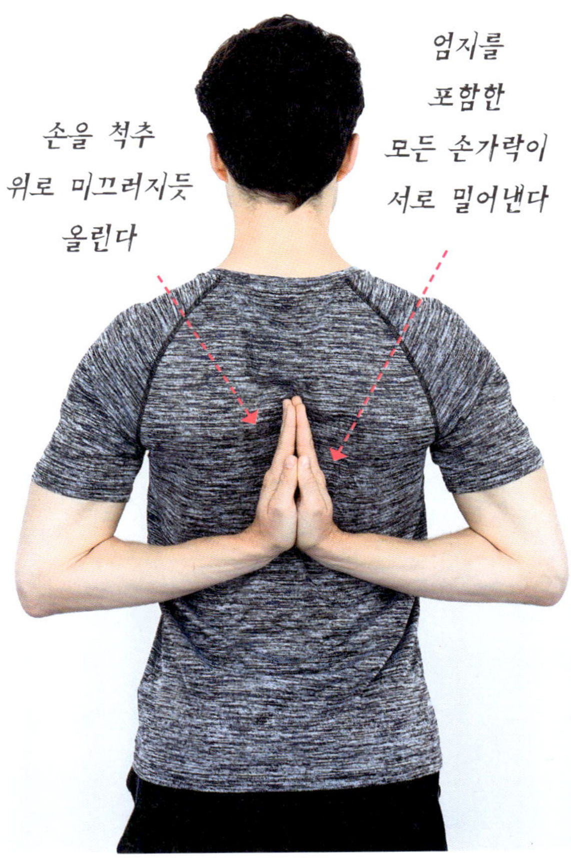
손을 척추
위로 미끄러지듯
올린다
엄지를
포함한
모든 손가락이
서로 밀어낸다

1 전 단계와 같은 자세로 시작한다.
2 등위에 있는 손의 손가락들을 서로 붙인다.
3 손바닥과 손가락을 모두 붙이면서 부드럽게 척추위로 올린다.
4 호흡을 마시고, 정수리를 위로 끌어 당기며 척추는 길게 늘린다; 내쉬고 손을 더 붙인다.

소머리 자세 (COW FACE ARMS POSE)

이 자세는 어깨와 겨드랑이, 삼두 그리고 가슴의 유연성에 집중하는 동작이다. 가슴을 열면 호흡과 순환 그리고 대사작용 촉진에 도움이 되며 스트레스와 불안감도 완화된다.

1 초보자

1 편안하게 앉거나 서서 시작한다.
2 왼팔을 위로 올려 팔꿈치를 구부리며 머리 뒤로 넘긴다. 오른손으로 삼두를 잡고 조심스럽게 아래로 내린다.
3 호흡을 마시고, 척추를 길게 늘린다; 내쉬며 삼두를 아래로 내려주며 강하게 스트레칭을 한다.

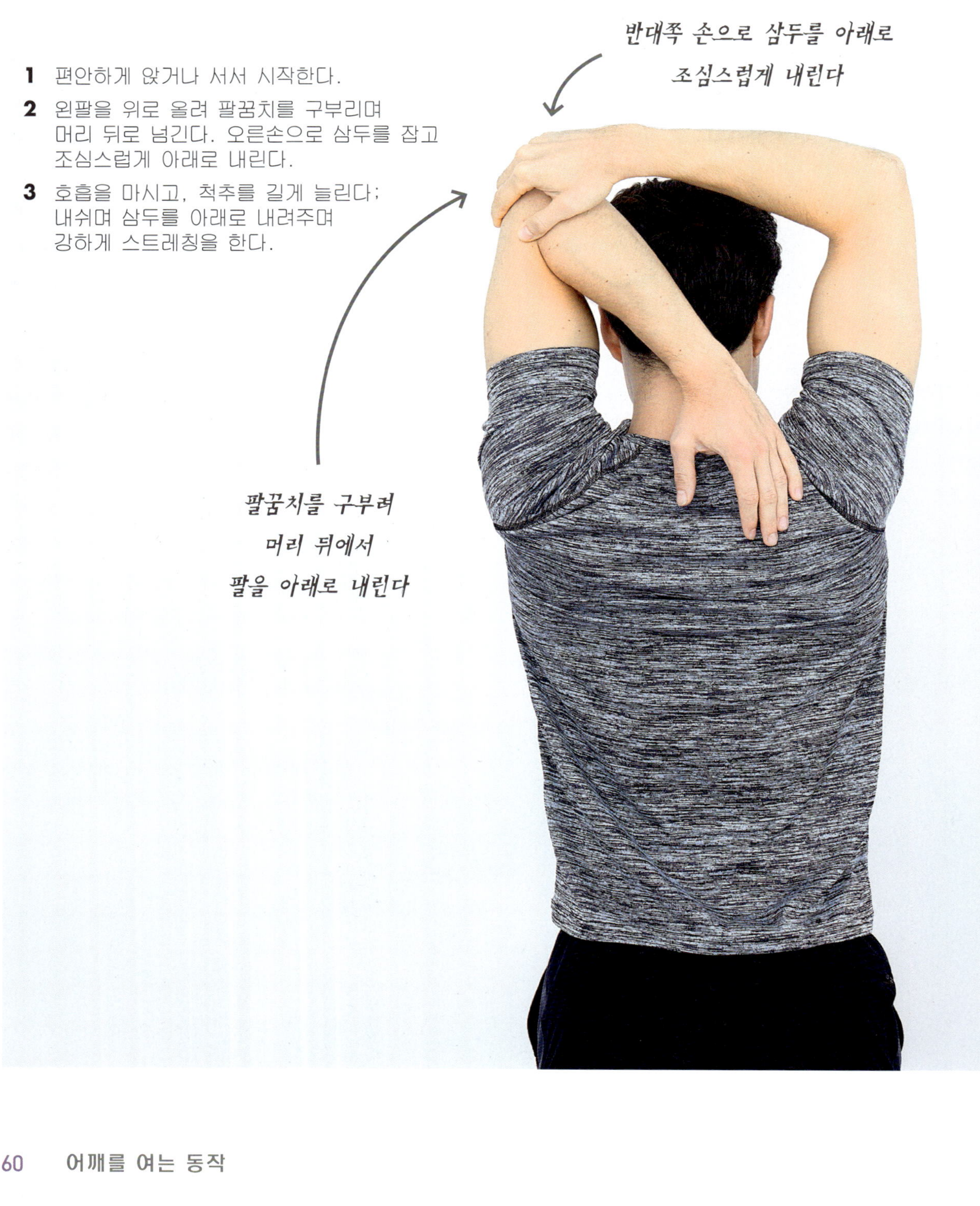

반대쪽 손으로 삼두를 아래로 조심스럽게 내린다
팔꿈치를 구부려 머리 뒤에서 팔을 아래로 내린다

2 중급자

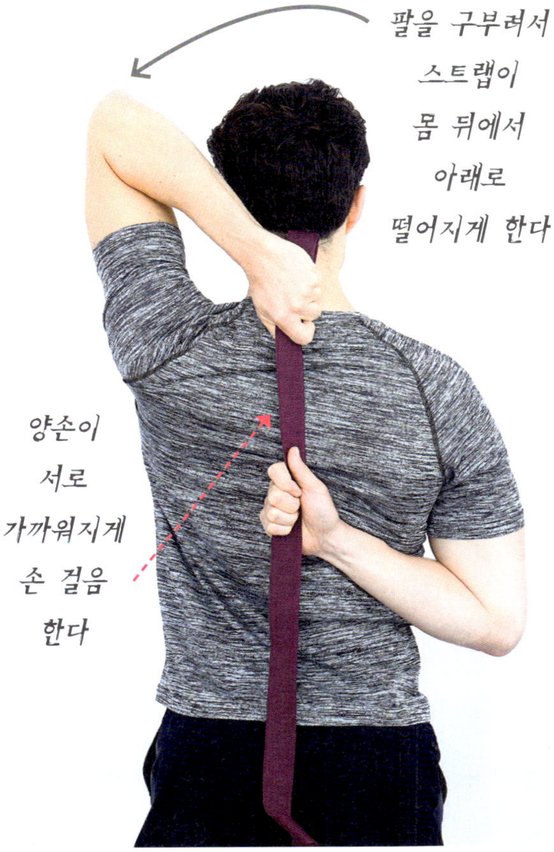

1 전 단계와 같은 자세로 시작한다.
2 왼손에 스트랩을 잡고, 팔을 구부려 스트랩이 등 뒤에서 아래로 떨어지게 한다.
3 오른팔을 구부려 스트랩을 잡는다. 양손 사이 간격은 신경쓰지 않는다.
4 호흡을 마시면 척추를 길게 늘리고 호흡을 내쉬며 양손이 가까워지도록 손을 움직인다.
5 스트랩을 풀어주고, 팔을 바꾸어 반복한다.

3 숙련자

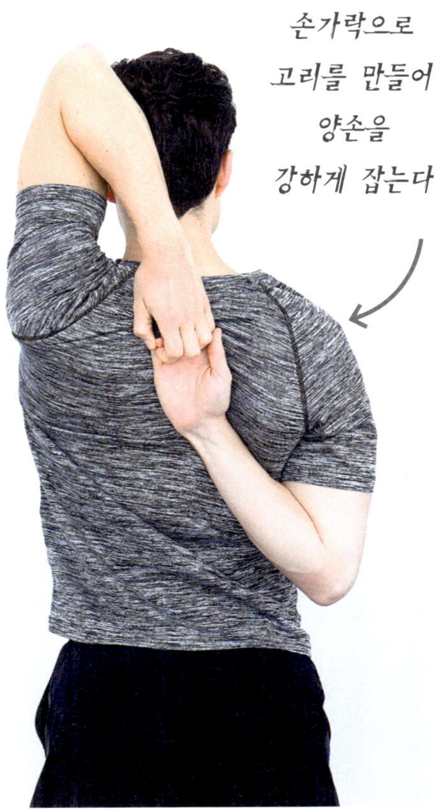

1 전 단계와 같은 자세로 시작한다.
2 편하게 손이 등 뒤로 가면 스트랩을 사용하지 않는다.
3 손가락으로 고리를 만들어 양손을 강하게 잡는다.
4 호흡을 마시며 척추를 길게 늘리고 호흡을 내쉬며 손을 더 가깝게 잡는다. 팔을 바꿔 다시 한다.

널판지 자세 (REVERSE PLANK)

이 자세는 역테이블 탑(reverse table top) 자세에서 시작하여 한 쪽 다리를 들어 올린 널판지 자세로 진행한다. 이 동작은 어깨와 몸의 앞쪽을 스트레칭하며 팔과 손목, 다리를 강화하고, 복근을 강하게 만든다.

1 초보자

1. 앉아서 다리를 앞으로 쭉 뻗어 시작한다.
2. 무릎을 구부려서 발을 바닥에 놓는다. 골반과 발 사이는 30cm 간격이다.
3. 손가락이 발을 향하며, 골반을 약 30cm 정도 뒤에 놓고 정렬을 맞춘다.
4. 마시는 호흡에 엉덩이를 들어 올리며 동시에 손과 발은 강하게 바닥을 밀어낸다.
5. 견갑골 사이를 더 가까게 모아 가슴을 연다.
6. 호흡을 마시며 준비하고; 내쉬며 엉덩이를 더 높게 들어 올리고 어깨를 좀 더 열어준다.
7. 목은 중립상태를 유지한다. 하지만 머리를 뒤로 젖히는게 편하면, 천천히 젖혀준다.
8. 동작을 끝낼 때는 엉덩이를 바닥에 내려놓는다.

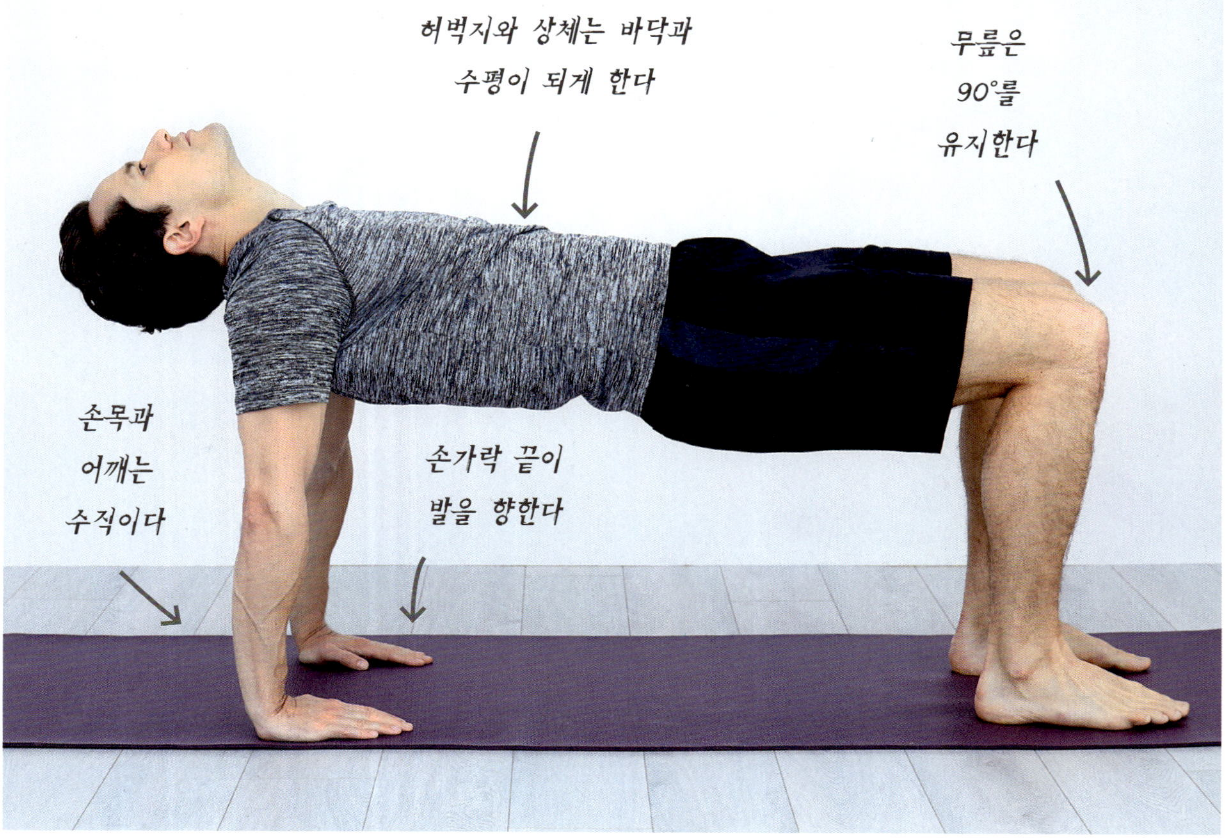

허벅지와 상체는 바닥과 수평이 되게 한다
무릎은 90°를 유지한다
손목과 어깨는 수직이다
손가락 끝이 발을 향한다

2 중급자

1 다리를 쭉 펴고 전 단계와 같은 자세로 시작한다.
2 골반을 들어 올리고 팔은 쭉 펴며 발가락을 아래로 밀어낸다.
3 견갑골을 서로 모아 가슴을 연다.
4 마시는 호흡에 준비한다; 내쉬는 호흡에 엉덩이를 밀어 올리고 어깨를 연다.

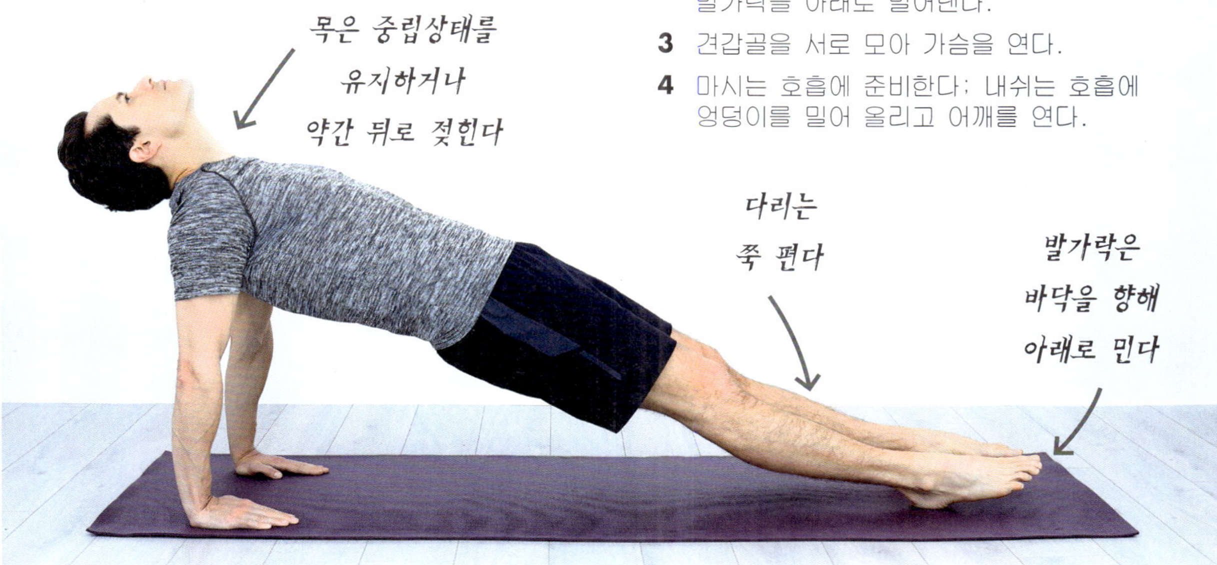
목은 중립상태를 유지하거나 약간 뒤로 젖힌다
다리는 쭉 편다
발가락은 바닥을 향해 아래로 민다

3 숙련자

1 전 단계와 같은 자세로 시작한다.
2 손과 발은 강하게 아래로 민다.
3 골반을 높게 유지하며 다리를 든다.
4 호흡을 마시며 준비한다; 내쉬는 호흡에 골반을 더 높게 올리고 어깨를 연다. 다리를 바꿔 다시 한다.

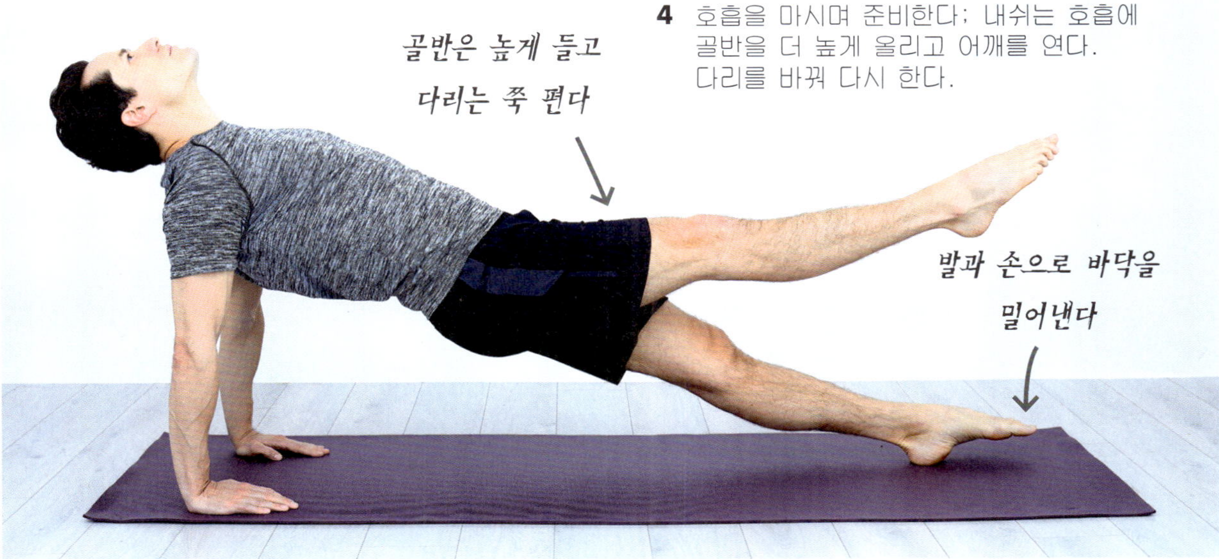
골반은 높게 들고 다리는 쭉 편다
발과 손으로 바닥을 밀어낸다

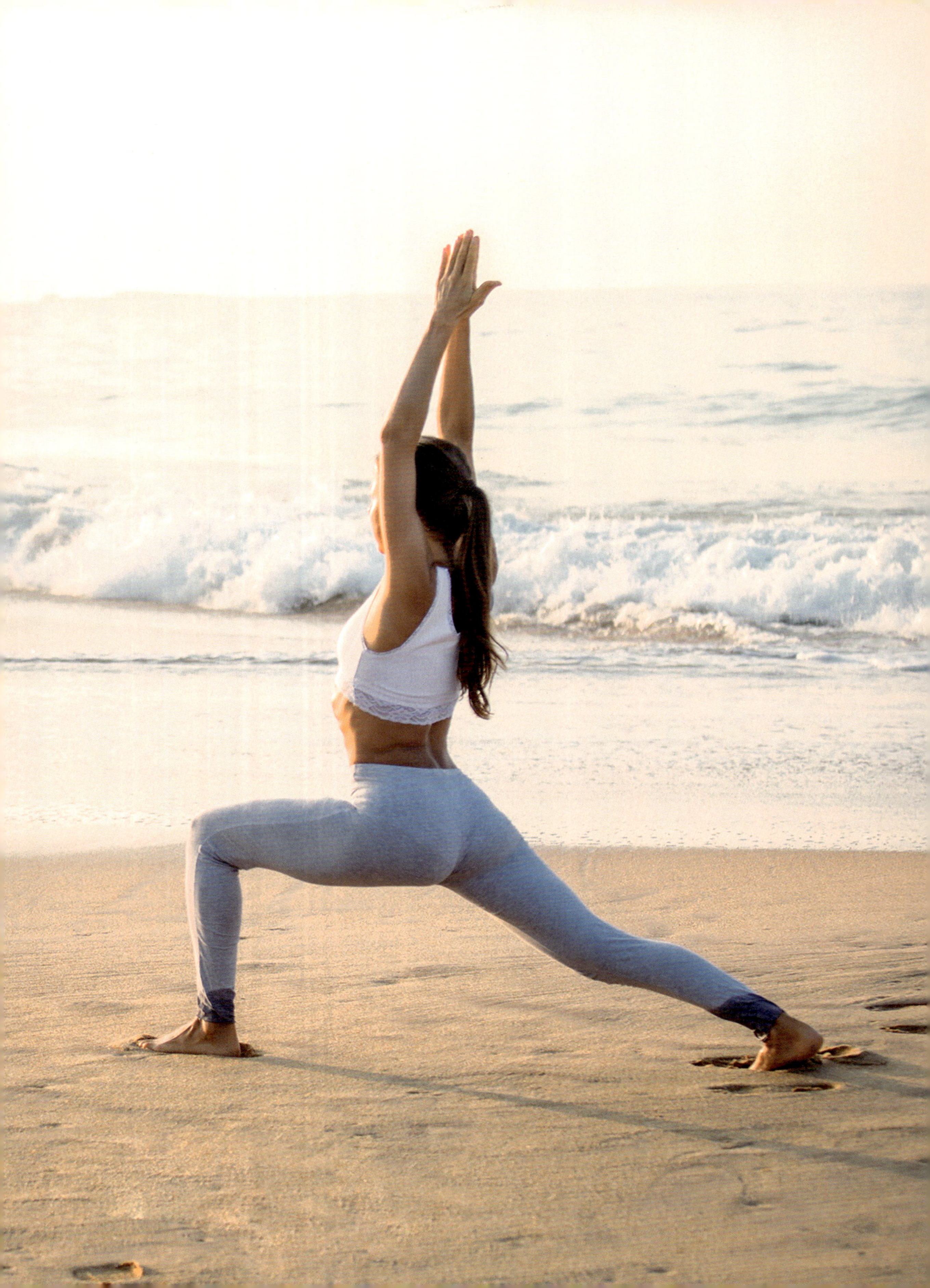

4

고관절과 다리 굴곡근
HIP AND LEG FLEXORS

좌식생활방식과 마찬가지로 달리기도 다리와 고관절에 긴장을 유발한다. 고관절의 움직임이 제한되면, 요추와 무릎에 통증이 생긴다. 척추 맨 아래쪽에 있는 뿌리챠크라 (root chakra)는 우리를 지구 안에 단단히 뿌리박게 하며 우리의 에너지와 세상을 연결한다. 주요 특징은 안전과 안정, 생존 그리고 지지이며 생명체가 살기 위한 기본이다. 그러므로 좋은 고관절의 움직임은 육체적, 감정적 유연성을 촉진한다. 이 장에서 대퇴사두, 고관절 굴곡근, 햄스트링 그리고 엉덩이의 스트레칭을 연습할 것이다. 고관절과 다리를 먼저 다루는 것이 후굴에 중요하므로 이 세션에 중점을 둘 것이다.

영웅 자세 (HERO POSE)

이 자세는 고전적인 앉은 자세로 허벅지와 발목을 스트레칭하며 자세를 교정한다. 또한 무릎과 발목 그리고 허벅지의 움직임과 건강에 유익하며 내전근의 회전에 도움을 준다. 무릎이 스트레칭 되는 정도에 따라, 천천히 자세를 만든다. 그리고 안전하게 자세를 만들고 끝낼 때, 필요하면 프롭을 사용한다.

1 초보자

1 바닥에 무릎을 꿇고 가장 낮은 높이로 하여 블록 위에 앉는다.

2 바닥에 발등을 대고, 똑바로 앉아서 허벅지 위에 손을 놓는다.

3 마시는 호흡에 척추를 길게 늘리고; 내쉬며 골반을 바닥으로 깊게 내린다.

4 동작을 끝낼 때는, 몸을 앞으로 기울이고 손으로 몸을 받쳐 들은 후 부드럽게 뒤꿈치에 놓는다.

5 집히거나 통증이 느껴지면, 위의 방법으로 동작을 하지 말고 블록을 높게 하여 다시 한다.

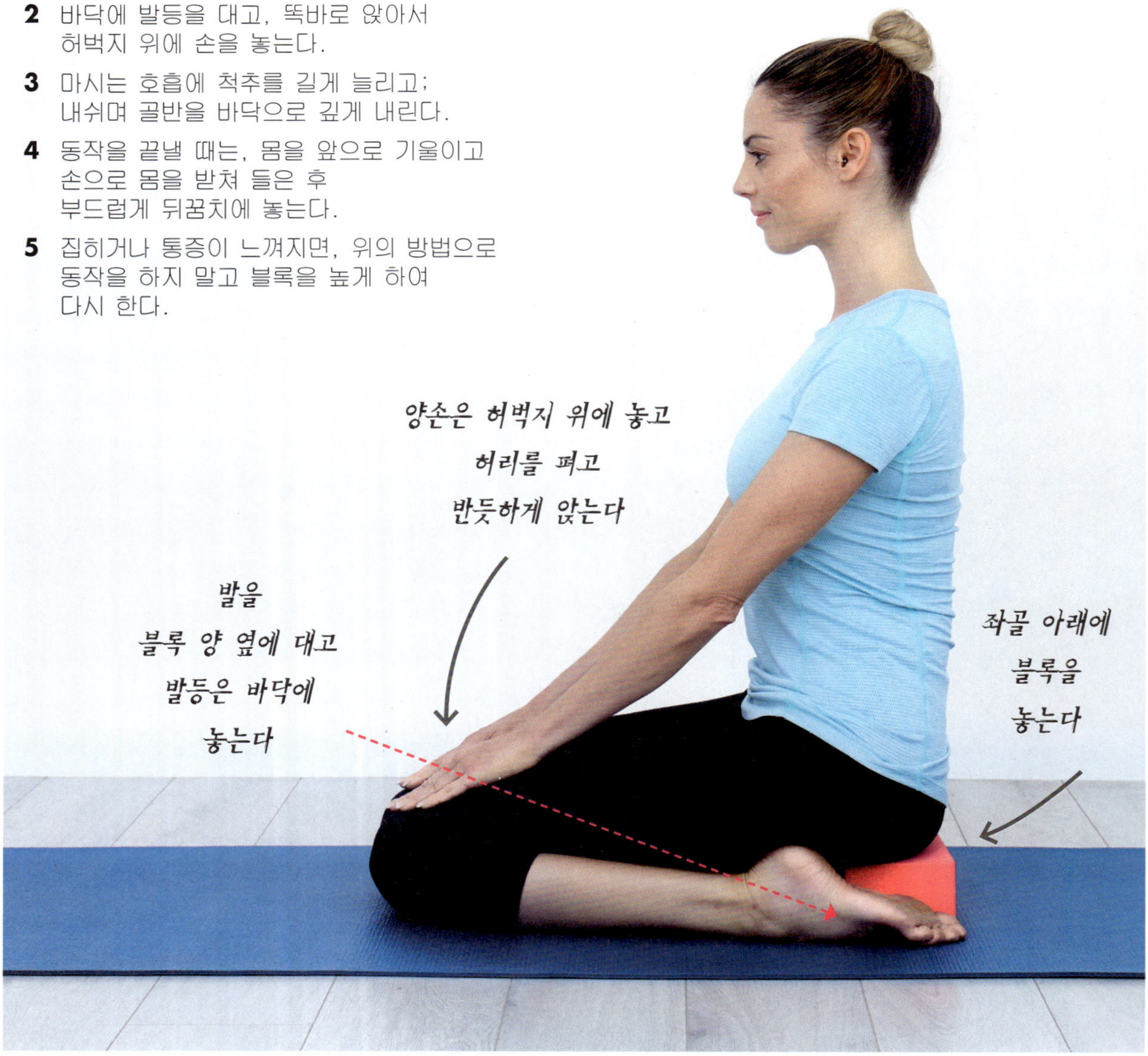
양손은 허벅지 위에 놓고
허리를 펴고
반듯하게 앉는다
발을
블록 양 옆에 대고
발등은 바닥에
놓는다
좌골 아래에
블록을
놓는다

2 중급자

1 바닥에 무릎을 꿇고 앉아서 시작한다. (필요하면 담요를 접어서 깔고 앉아도 된다.)

2 발을 골반 보다 약간 넓게 벌린다. 발등은 바닥에 편평하게 펴고 엄지발가락끼리 마주본다.

3 상체를 앞으로 숙이며, 손을 뒤로 보내 종아리를 바깥쪽으로 당겨주어 허벅지와 엉덩이가 다리 사이에 들어가게 한다.

4 발과 정강이 사이에 앉는다. 이때 발과 정강이가 일직선에, 골반과 허벅지에 나란히 정강이가 있다. 손은 허벅지 위에 놓는다.

5 어깨는 아래로 내려서 귀와 멀어지고 꼬리뼈를 길게 늘려 바닥에 놓는다.

6 마시는 호흡에 척추를 길게 늘리고; 호흡을 내쉬며 바닥으로 더 깊게 내려간다.

7 전 단계와 같이 자세로 동작을 끝낸다.

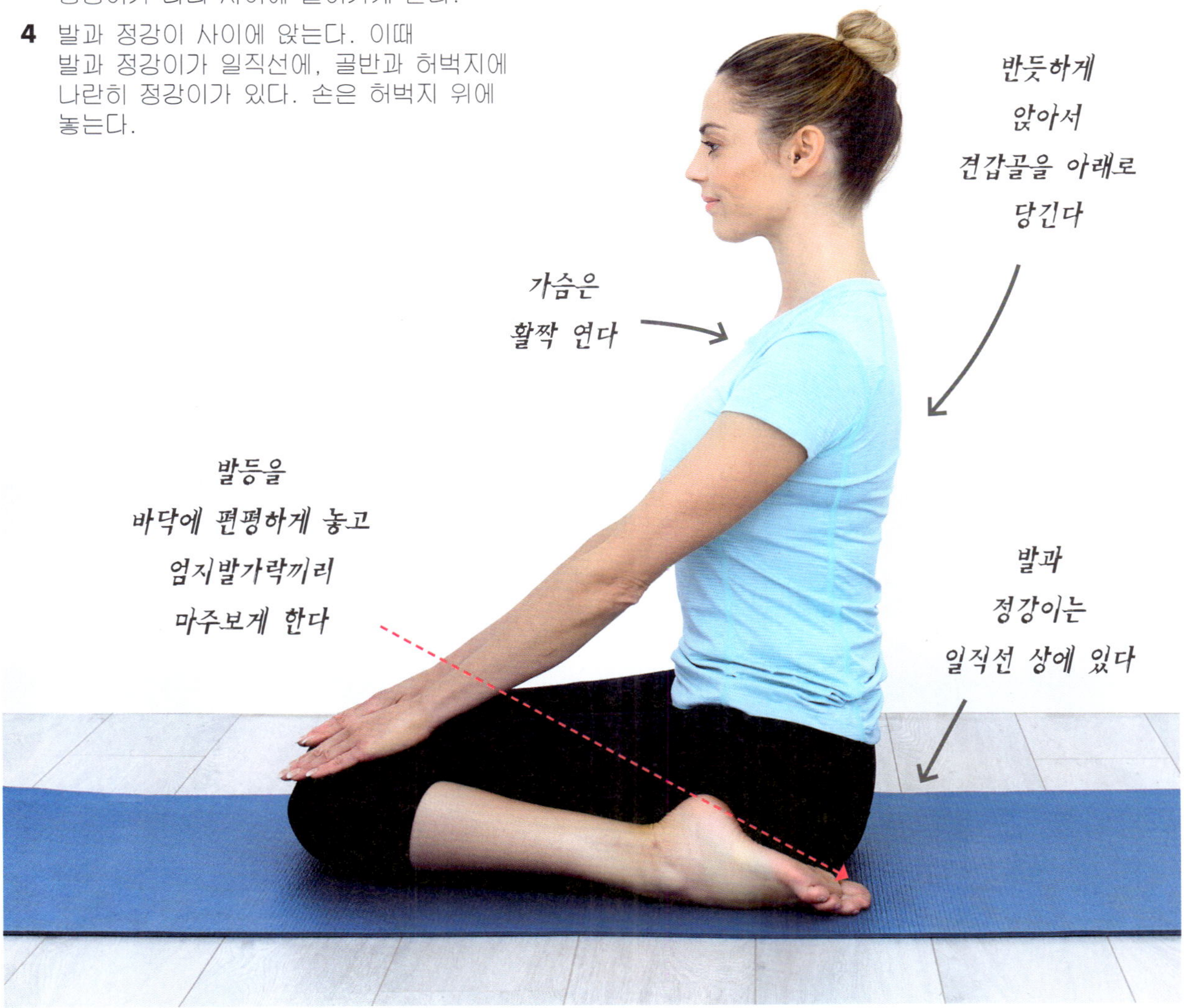
반듯하게 앉아서 견갑골을 아래로 당긴다
가슴은 활짝 연다
발등을 바닥에 편평하게 놓고 엄지발가락끼리 마주보게 한다
발과 정강이는 일직선 상에 있다

3 숙련자

1 중급 단계가 편하다면, 팔꿈치를 바닥에 대고 몸을 뒤로 젖힌 상태에서 시작한다.

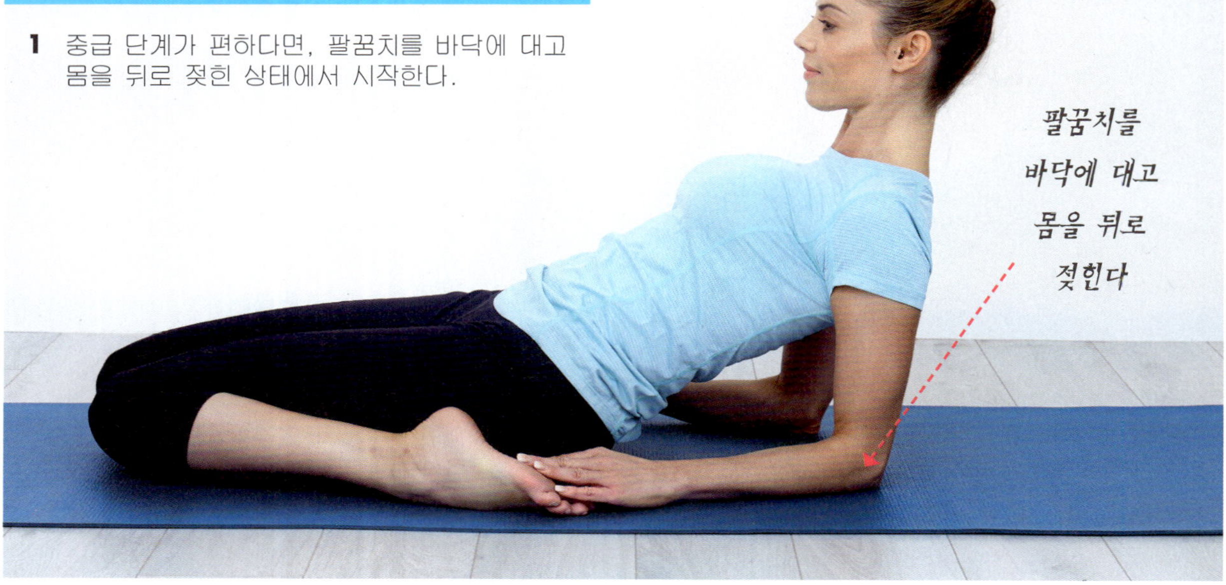

2 윗등과 머리가 바닥에 닿을 때까지 몸을 더 뒤로 젖힌다. 가능하면 손을 들어 머리 위로 넘겨 반대쪽 팔꿈치를 잡는다.

3 마시는 호흡에 척추가 길게 늘린다; 호흡을 내쉬며 엉덩이가 바닥쪽으로 더 깊게 내려간다.

4 동작을 끝낼 때는, 팔꿈치로 바닥을 밀어 몸을 받치고, 코어와 손을 사용하여 상체를 세운다.

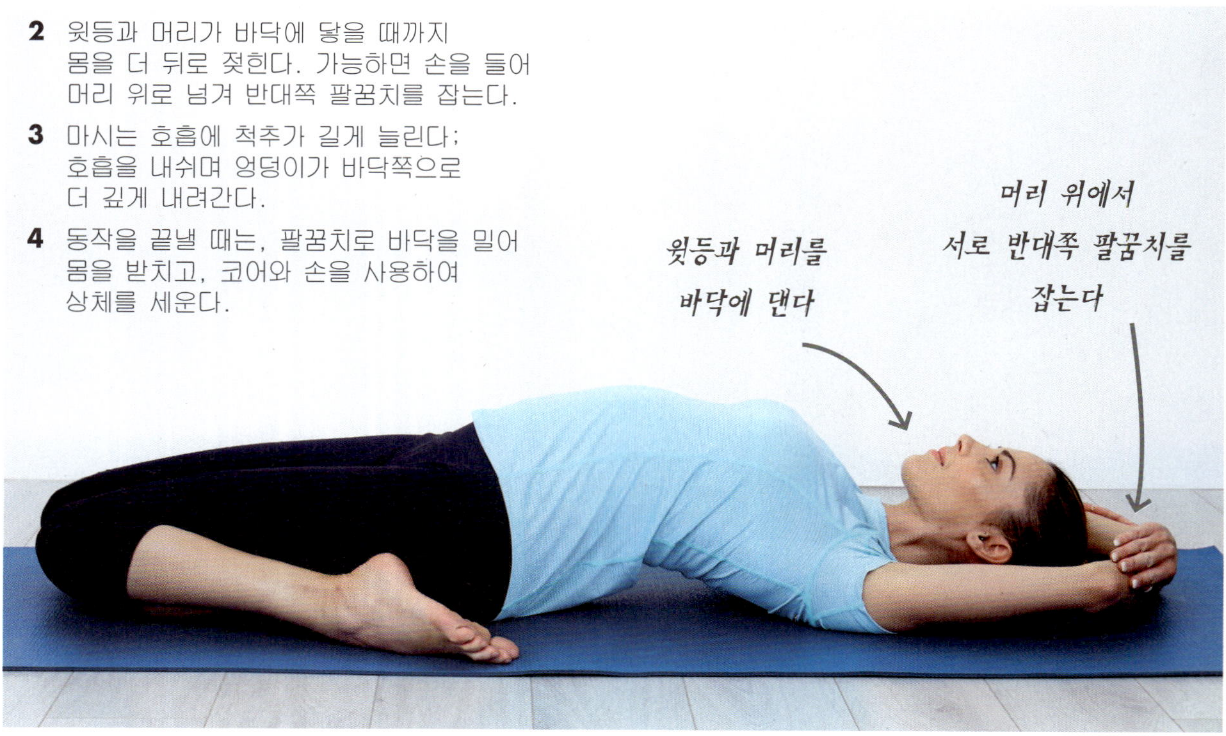

런지 자세 (CRESCENT LUNGE)

이 자세는 서 있는 자세로 역동적이며 고관절 굴곡근(hip flexors)과 대퇴사두, 종아리 그리고 발목을 스트레칭 하고 다리를 강화하며 안정성을 향상시킨다. 또한 가슴과 어깨, 등이 스트레칭되며 에너지를 증가시키고 피로를 감소시킨다.

1 초보자

1 테이블 탑 자세에서 시작한다. (p. 27)

2 오른쪽 발을 양손사이에 놓고 뒤에 있는 왼쪽 다리를 구부려 무릎을 바닥에 댄다.

3 앞에 있는 다리는 90° 각도로 굽힌다. 무릎은 발목위에 놓이고 발은 앞쪽을 향한다.

4 골반은 정렬을 맞추어 앞쪽을 향하게 하며 엉덩이는 조여 준다. 손은 골반 위에 놓는다.

5 마시는 호흡에 척추를 길게 늘린다; 내쉬는 호흡에 런지 자세로 더 깊게 앉는다.

6 갈비뼈를 안쪽으로 당기며 코어에 힘을 준다.

7 동작을 끝낼 때는, 손으로 바닥을 짚고 앞에 있는 발을 뒤로 이동하여 테이블 탑 자세로 돌아온다. 다리를 바꿔 다시 한다.

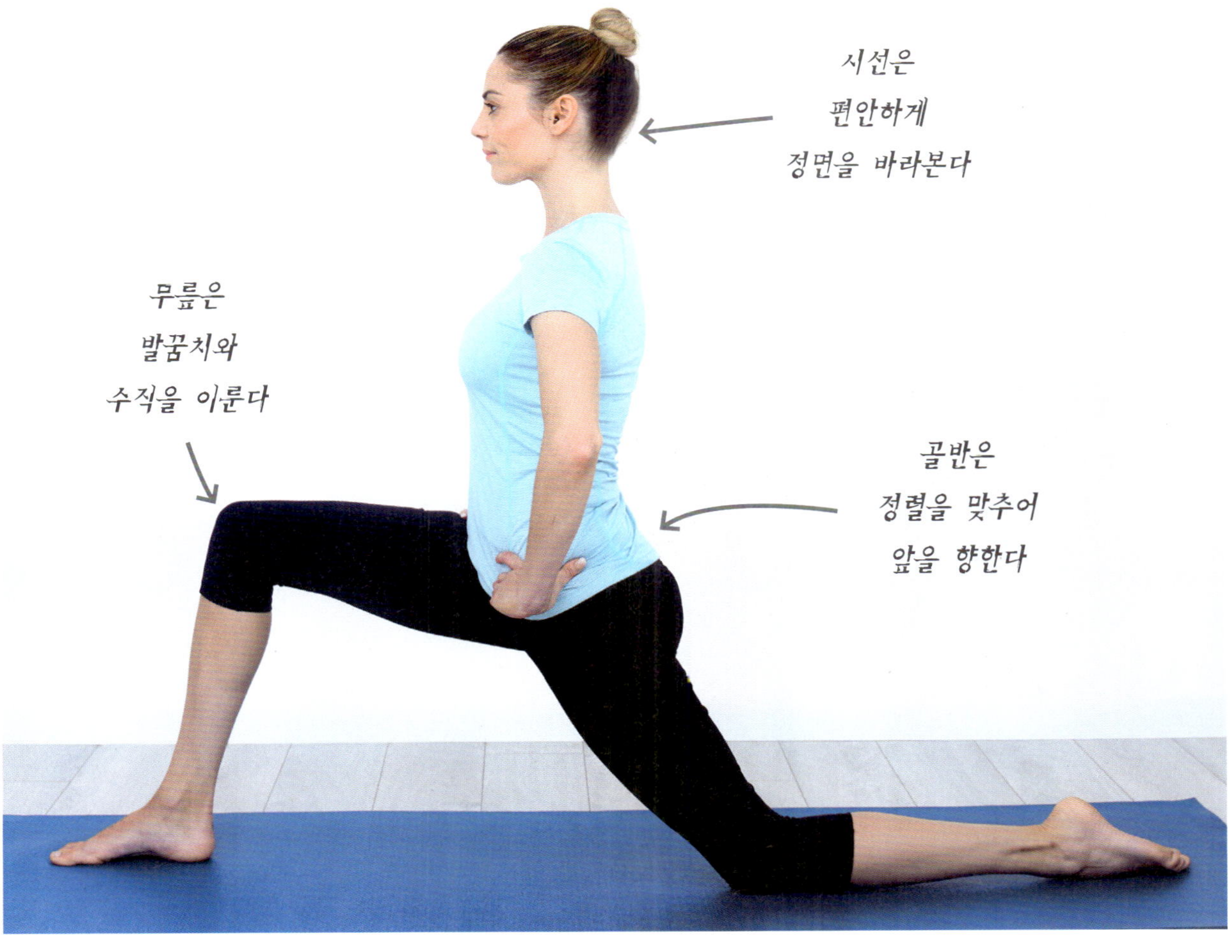
시선은
편안하게
정면을 바라본다
무릎은
발꿈치와
수직을 이룬다
골반은
정렬을 맞추어
앞을 향한다

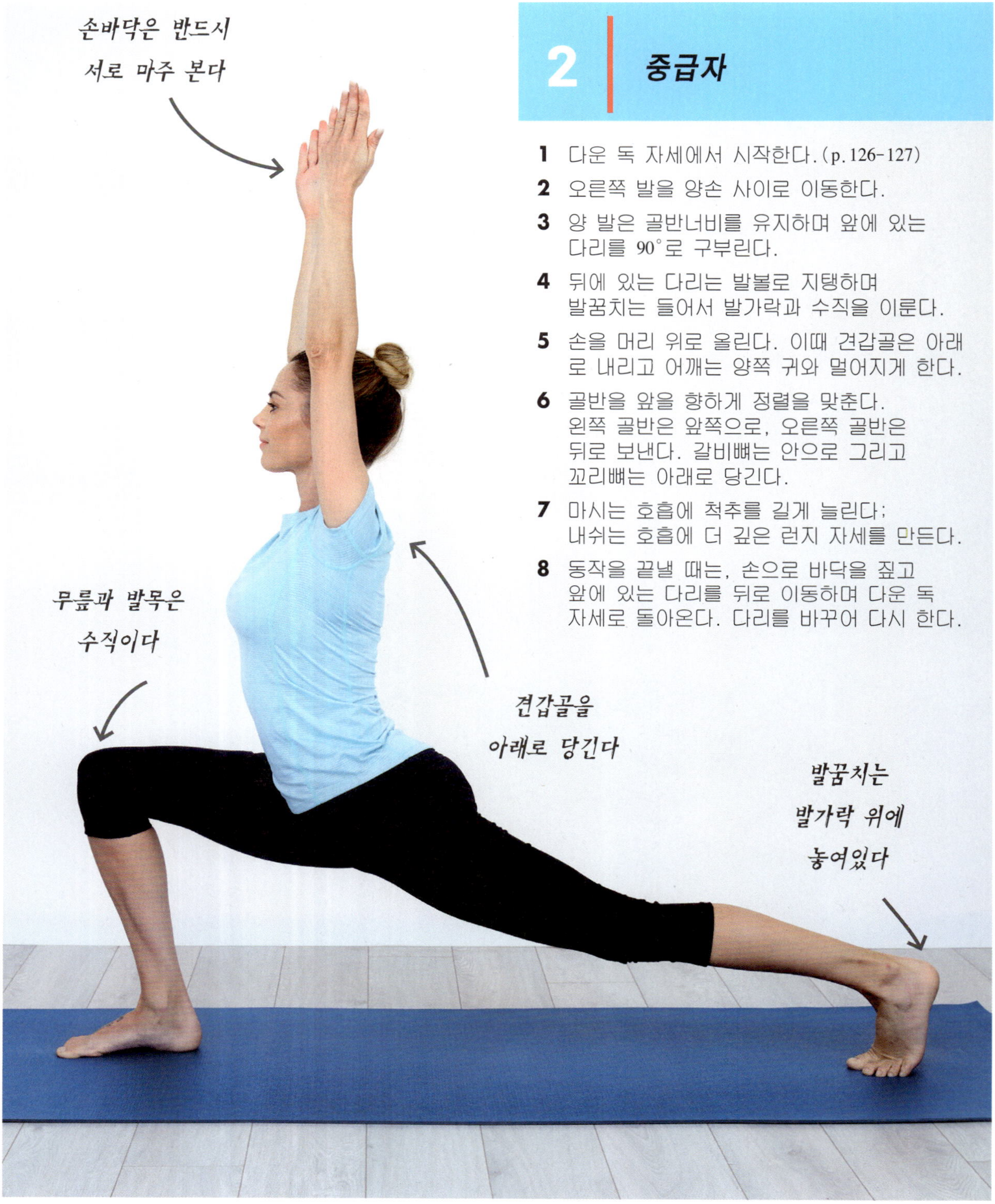
손바닥은 반드시
서로 마주 본다
무릎과 발목은
수직이다
견갑골을
아래로 당긴다
발꿈치는
발가락 위에
놓여있다

2 중급자

1 다운 독 자세에서 시작한다. (p. 126-127)

2 오른쪽 발을 양손 사이로 이동한다.

3 양 발은 골반너비를 유지하며 앞에 있는 다리를 90°로 구부린다.

4 뒤에 있는 다리는 발볼로 지탱하며 발꿈치는 들어서 발가락과 수직을 이룬다.

5 손을 머리 위로 올린다. 이때 견갑골은 아래로 내리고 어깨는 양쪽 귀와 멀어지게 한다.

6 골반을 앞을 향하게 정렬을 맞춘다. 왼쪽 골반은 앞쪽으로, 오른쪽 골반은 뒤로 보낸다. 갈비뼈는 안으로 그리고 꼬리뼈는 아래로 당긴다.

7 마시는 호흡에 척추를 길게 늘린다; 내쉬는 호흡에 더 깊은 런지 자세를 만든다.

8 동작을 끝낼 때는, 손으로 바닥을 짚고 앞에 있는 다리를 뒤로 이동하며 다운 독 자세로 돌아온다. 다리를 바꾸어 다시 한다.

1 전 단계와 같은 자세로 시작한다.
2 이 런지 자세는 팔을 머리 위로 올리고, 머리를 뒤로 젖혀 방 뒤쪽을 바라보는 후굴을 시작한다.
3 코어에 힘을 주고 꼬리뼈는 끌어내리며 갈비뼈를 안으로 넣어서 척추를 보호한다.
4 마시는 호흡에 척추를 길게 늘리고, 팔을 위로 뻗는다; 호흡을 내쉬며 후굴을 하고 척추를 더 신장시킨다.
5 동작을 끝낼 때는, 손으로 바닥을 짚고 앞에 있는 발을 뒤로 이동하여 엉덩이를 하늘 향해 높이 올려 다운 독 자세로 돌아온다.

3 숙련자

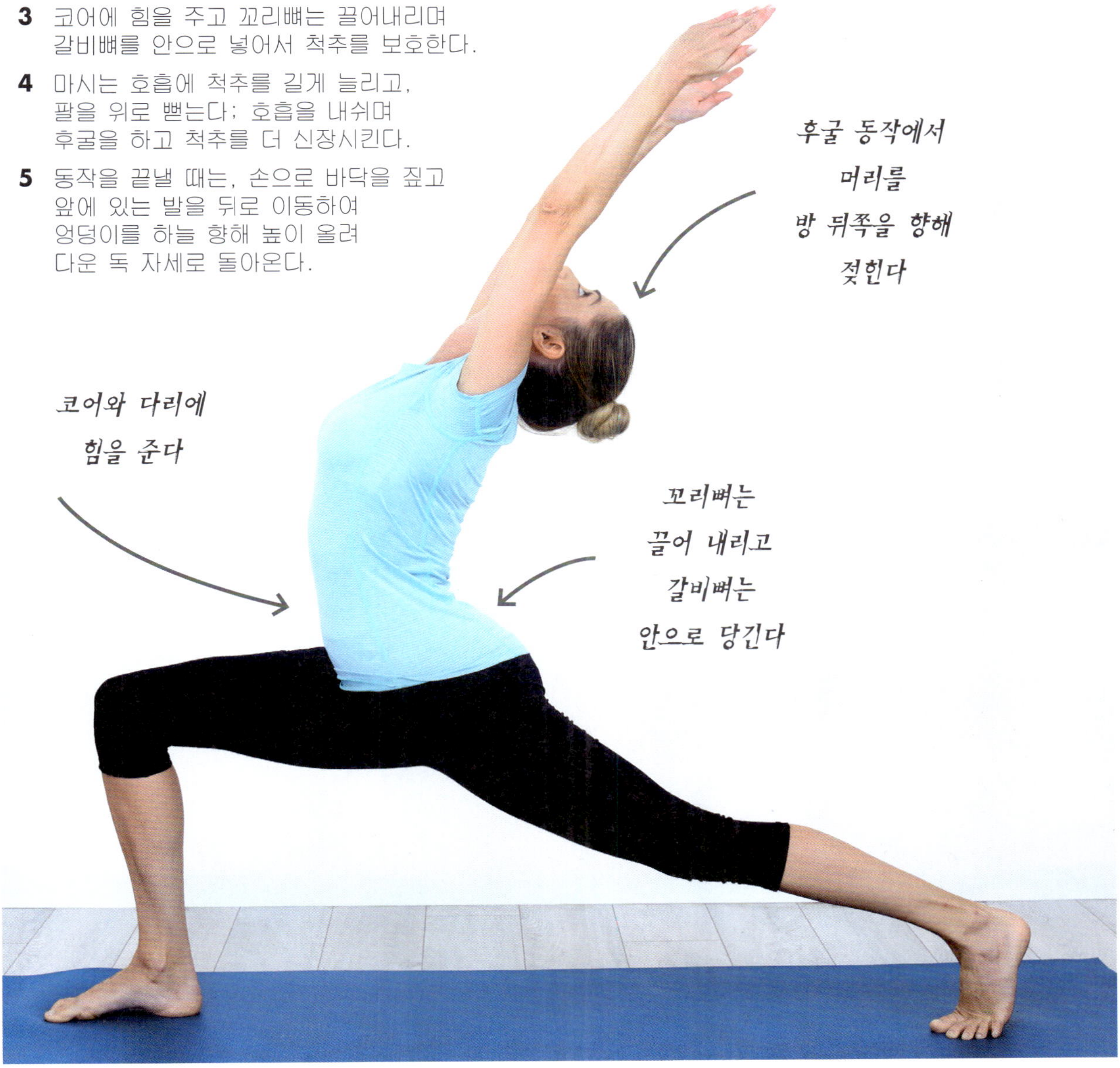

후굴 동작에서 머리를 방 뒤쪽을 향해 젖힌다
코어와 다리에 힘을 준다
꼬리뼈는 끌어 내리고 갈비뼈는 안으로 당긴다

다음 단계 발과 발가락을 더 깊게 스트레칭을 하려면, 뒤에 있는 발꿈치를 앞쪽으로 움직여서 발꿈치가 발가락보다 더 앞쪽에 있게 한다.

발을 잡은 각도 자세 (BOUND ANGLE POSE)

발을 잡은 각도 자세 또는 구두수선공 자세(cobbler's pose)는 골반을 여는데 가장 좋은 자세이다. 이 동작은 장기를 자극하고 내전근과 서혜부 그리고 무릎을 스트레칭하며, 생리 시 불편감과 좌골신경통을 경감시킨다.

1 초보자

1. 다리는 앞으로 뻗고 허리는 세워서 앉는다.
2. 양쪽 무릎을 접어 양쪽 발바닥을 서로 맞댄다.
3. 블록 두 개를 양 무릎아래 놓으면 편하다. (블록은 높거나 낮게 선택한다.)
4. 발꿈치를 서혜부 쪽으로 당긴다.
5. 책을 펼친 것처럼, 손으로 발을 잡고 바깥쪽으로 돌린다.
6. 반듯하게 앉아 척추를 정수리로 최대한 쭉 펴준다.
7. 마시는 호흡에 척추를 길게 늘린다; 내쉬며 무릎을 바닥 쪽으로 누른다.
8. 동작을 끝낼 때는, 무릎을 위로 올려 다리를 앞으로 펴준다.

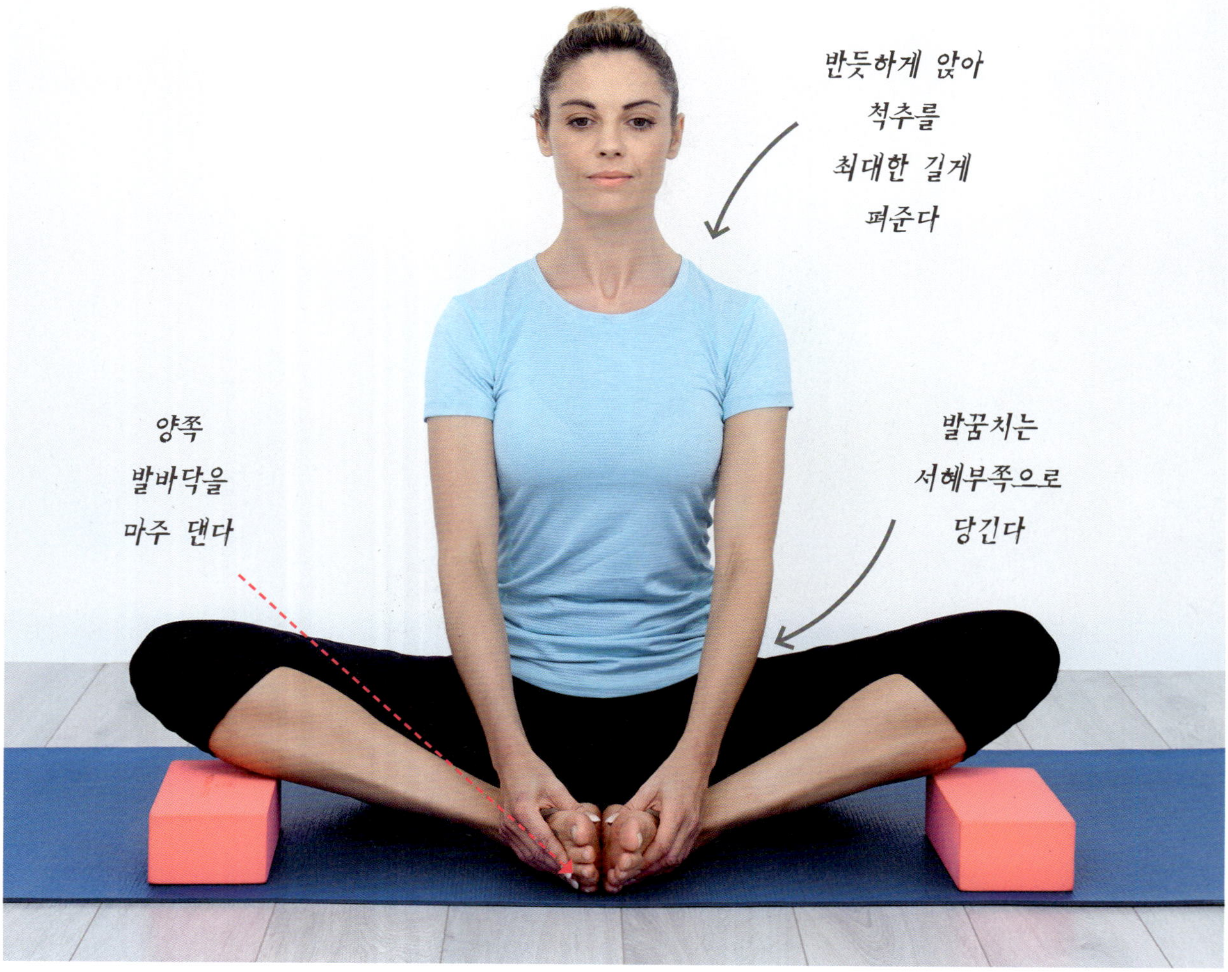
반듯하게 앉아 척추를 최대한 길게 펴준다
양쪽 발바닥을 마주 댄다
발꿈치는 서혜부쪽으로 당긴다

2 중급자

1 전 단계와 같은 자세로 시작한다. 이번에는 블록을 사용하지 않는다.

2 호흡을 마시고 척추를 길게 늘린다; 내쉬며 무릎을 바닥으로 누른다.

3 앞 단계와 마찬가지로 풀어준다.

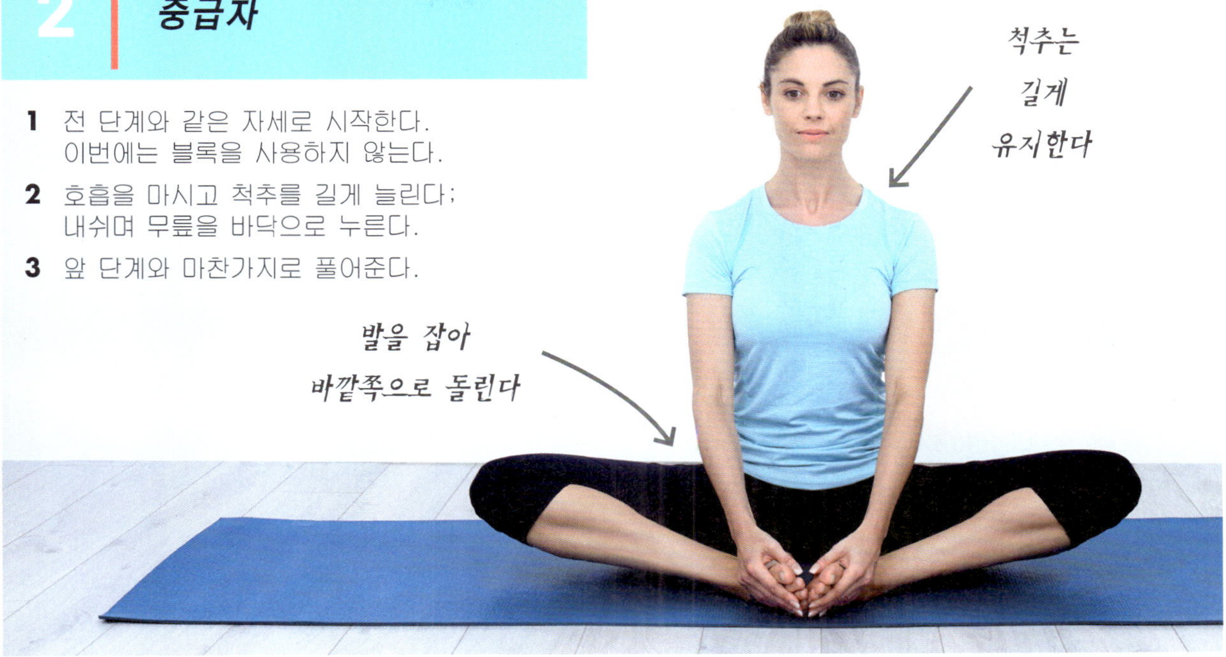
척추는
길게
유지한다
발을 잡아
바깥쪽으로 돌린다

3 숙련자

1 등이나 어깨가 둥글게 되지 않도록 쭉 펴주며 고관절에서 앞으로 숙인다.

2 상체와 등을 쭉 편 상태로 가슴을 발가락가까이 가져온다.

3 마시는 호흡에 척추를 길게 늘린다; 내쉬며 바닥으로 더 깊게 숙인다.

4 동작을 풀 때는, 마시는 호흡에 가슴을 들어 올리고 무릎을 하늘 쪽으로 올린다.

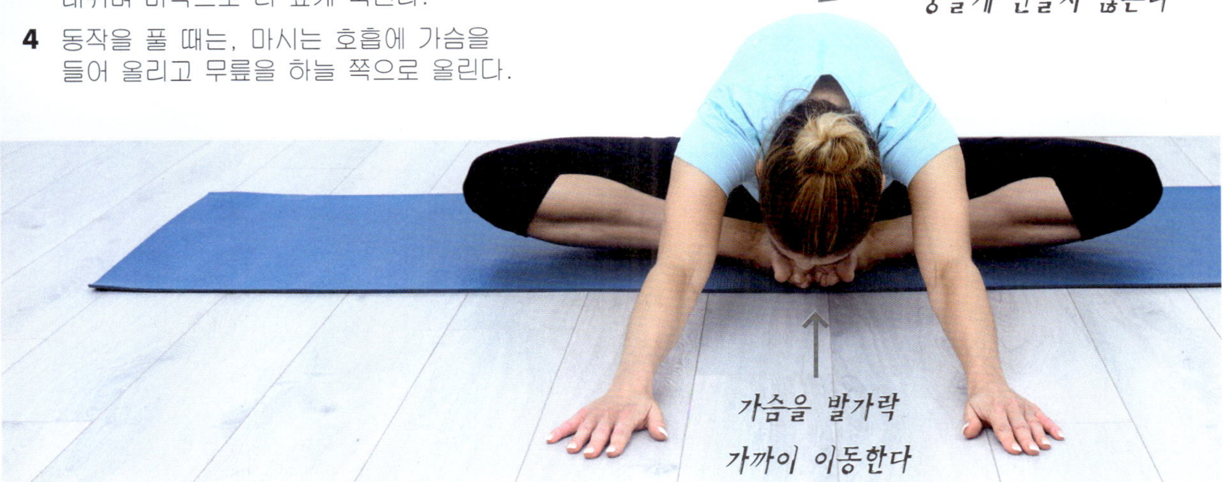
척추나 어깨를
둥글게 만들지 않는다
가슴을 발가락
가까이 이동한다

다리를 넓게 벌려 앉은 자세 (SEATED WIDE-LEGGED STRADDLE POSE)

이 자세는 내전근과 햄스트링을 스트래칭 하고 좌골신경통과 관절염을 완화시키는데 도움이 된다. 또한 등과 척추를 강화하고, 복부장기를 자극하며 코어 근육를 활성화한다. 그리고 뇌를 편하게 한다.

1 초보자

1 앉아서 다리를 앞으로 뻗는다.
2 다리는 90° 각도로 벌리고, 손은 등 뒤에 놓아서 몸을 지지하거나 골반 앞에 둔다. 그리고 발을 플렉스하여 발가락이 하늘을 향하도록 포인(point)한다 (그리고 허벅지는 외회전시킨다.)
3 슬개골을 골반쪽으로 당겨서 무릎을 보호한다.
4 상체는 길게 늘린다.
5 호흡을 마시고 깊게 내쉬며 척추를 길게 뻗고 중립을 유지한다.

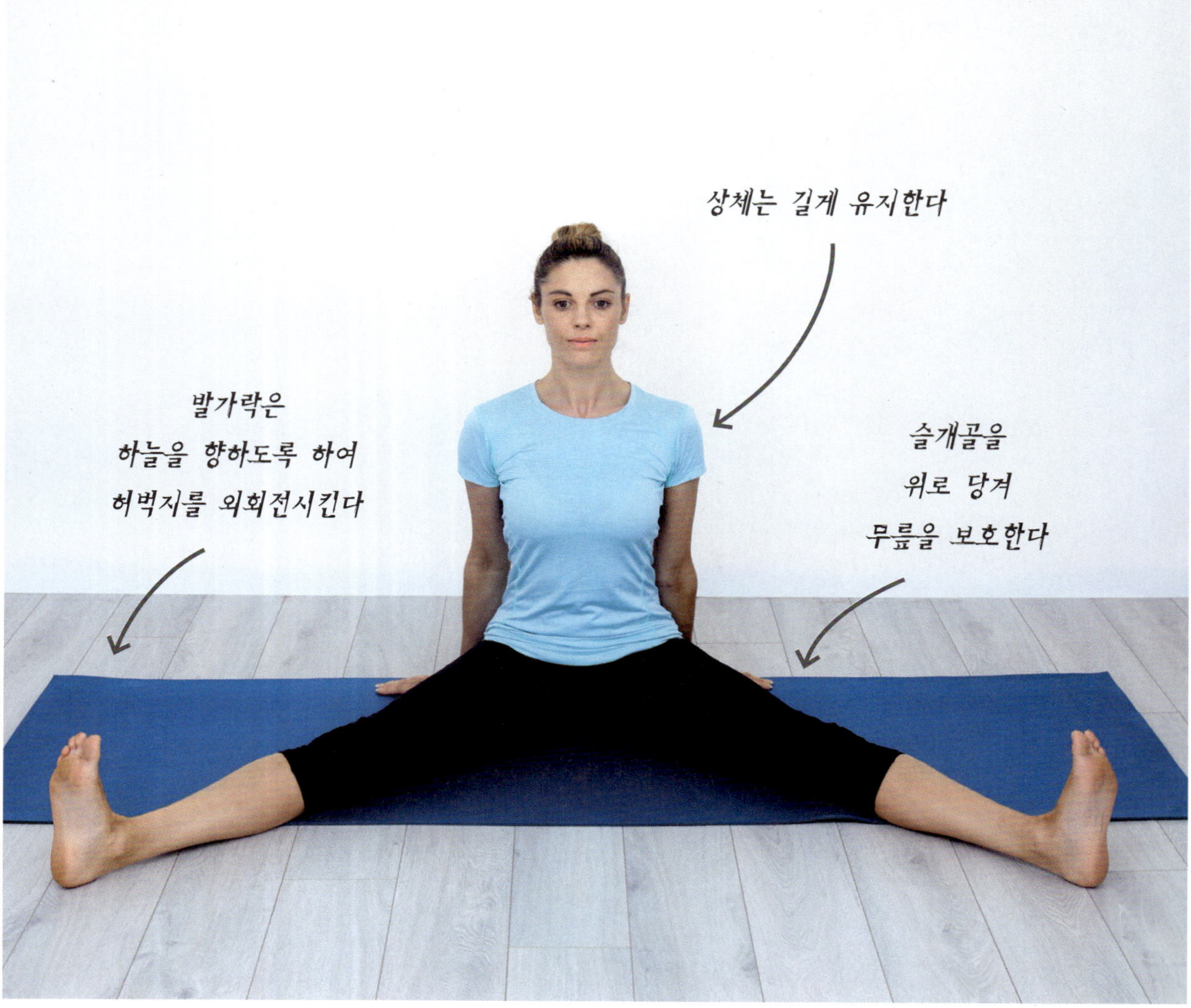
상체는 길게 유지한다
발가락은
하늘을 향하도록 하여
허벅지를 외회전시킨다
슬개골을
위로 당겨
무릎을 보호한다

2 중급자

1 전 단계와 같은 자세에서,
고관절에서 접어 앞으로 숙이기 시작하며
손은 앞으로 걸어간다.

2 발가락은 하늘을 향하도록 하여
허벅지는 외회전을 유지한다.

3 고관절의 움직임에 집중하고
상체의 길이는 유지한다: 만약 필요하면,
팔을 굽혀 상완에 의지해도 된다.

4 마시는 호흡에 척추를 길게 늘린다;
호흡을 내쉬며 바닥으로 몸을 숙인다.
이때 척추는 길고 곧게 유지한다.

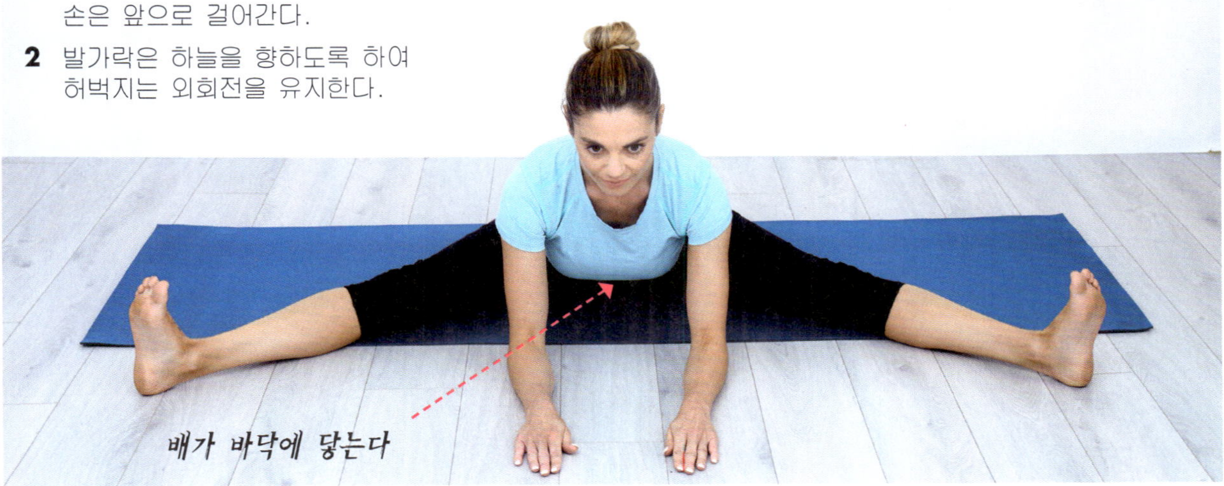
배가 바닥에 닿는다

3 숙련자

1 전 단계와 같은 자세에서 시작한다.

2 배가 바닥에 닿았으면,
무릎을 약간 구부리고, 팔을 허벅지 아래로
미끄러지듯 넣는다. 바닥을 향해 내려가고
다시 다리를 곧게 펴준다.

3 마시는 호흡에 척추를 길게 늘린다;
호흡을 내쉬며 바닥으로 상체를 내린다.
이때 척추는 길고 곧게 유지한다.

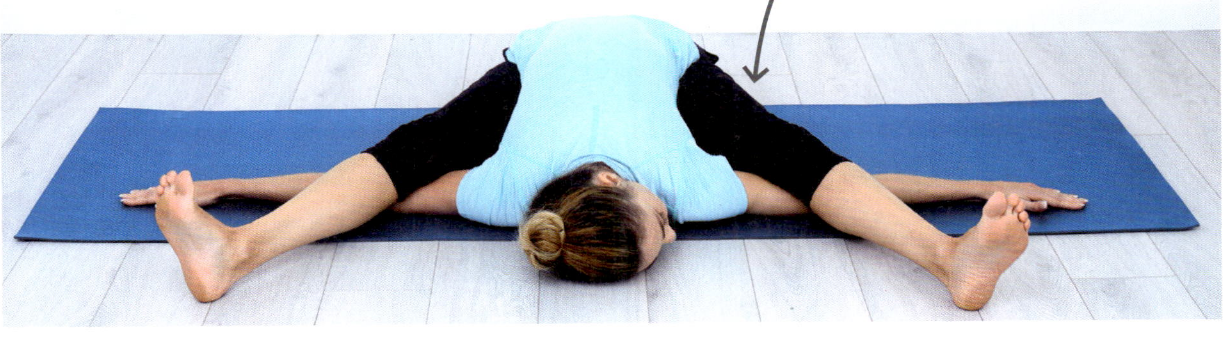
배가 바닥에 닿았다면,
두 팔을 옆으로 벌려
허벅지 아래로 넣고
앞으로 숙인다

한 다리를 접는 자세 (FIGURE FOUR POSE)

이 자세는 대퇴사두와 발목, 발에 있는 근육을 강화한다. 또한 고관절과 엉덩이 근육을 스트레칭하며 허리 긴장을 풀어준다. 서 있는 자세는 코어를 안정화하고 균형감각과 정신집중 훈련에 좋다.

1 초보자

1 등을 대고 눕는다. 양쪽 무릎 접어 가슴 쪽으로 당긴다.
2 왼쪽 발목을 오른쪽 무릎 위쪽에 댄다.
3 양손을 오른쪽 허벅지 뒤에서 잡고 천천히 다리를 가슴가까이 당겨서 오른쪽 고관절이 스트레칭 되는 것을 느껴본다.
4 양 발 특히 왼발을 플렉스 하여 무릎을 보호한다.
5 호흡을 마시며 준비한다; 내쉬는 호흡에 무릎을 가슴 쪽을 당긴다. 발을 바꿔 다시 한다.

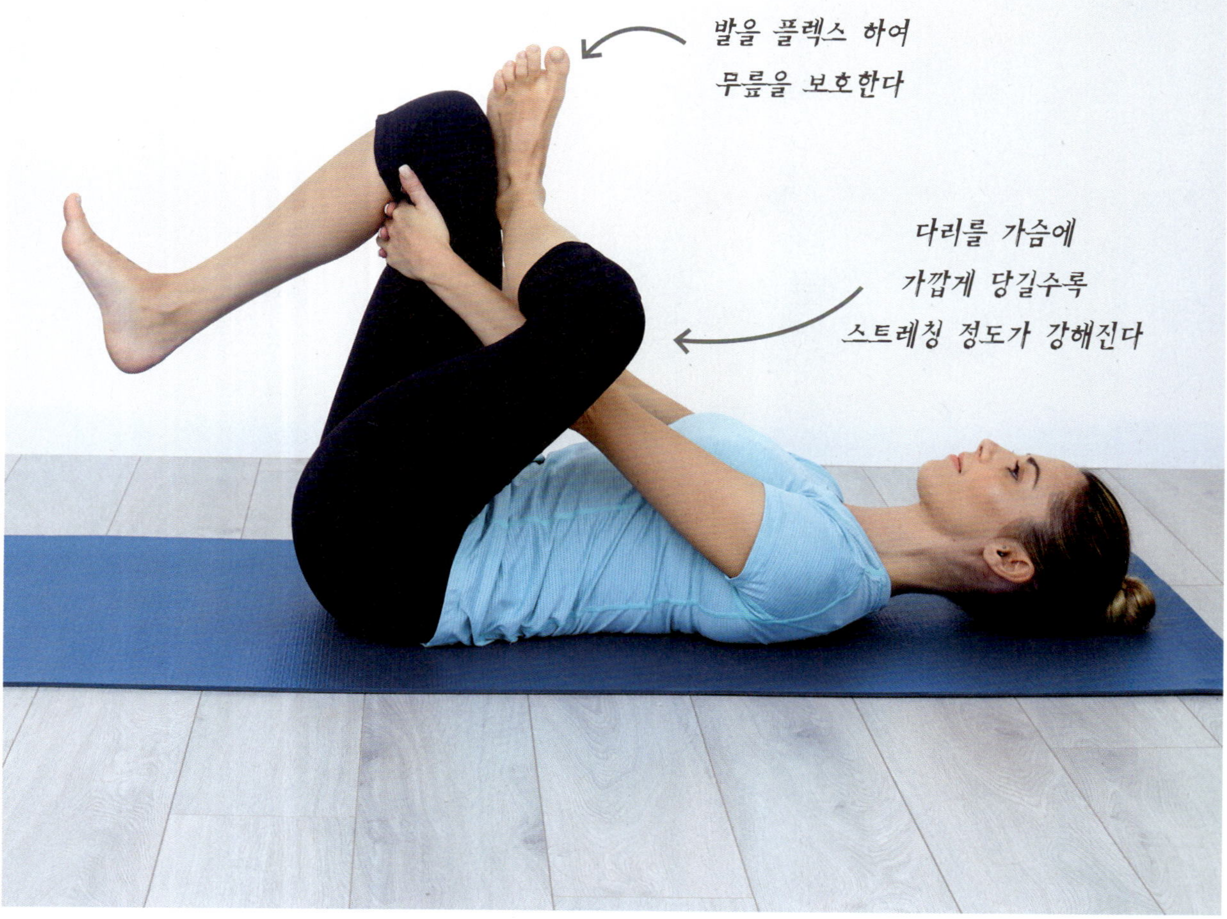
발을 플렉스 하여
무릎을 보호한다
다리를 가슴에
가깝게 당길수록
스트레칭 정도가 강해진다

2 중급자

1 발을 바닥에 두고 앉아
무릎을 가슴 쪽으로 구부린다.

2 왼쪽 발목을 오른쪽 허벅지 위에서
무릎가까이 놓는다.

3 손을 엉덩이 뒤에 짚어 상체를 유지한다.

4 왼발을 플렉스하여 무릎을 보호한다.

5 호흡을 마시며 준비한다; 호흡을 내쉬며
가슴을 발목 가까이 보내며 더 깊게 접는다.
다른 쪽으로 바꾸어 다시 한다.

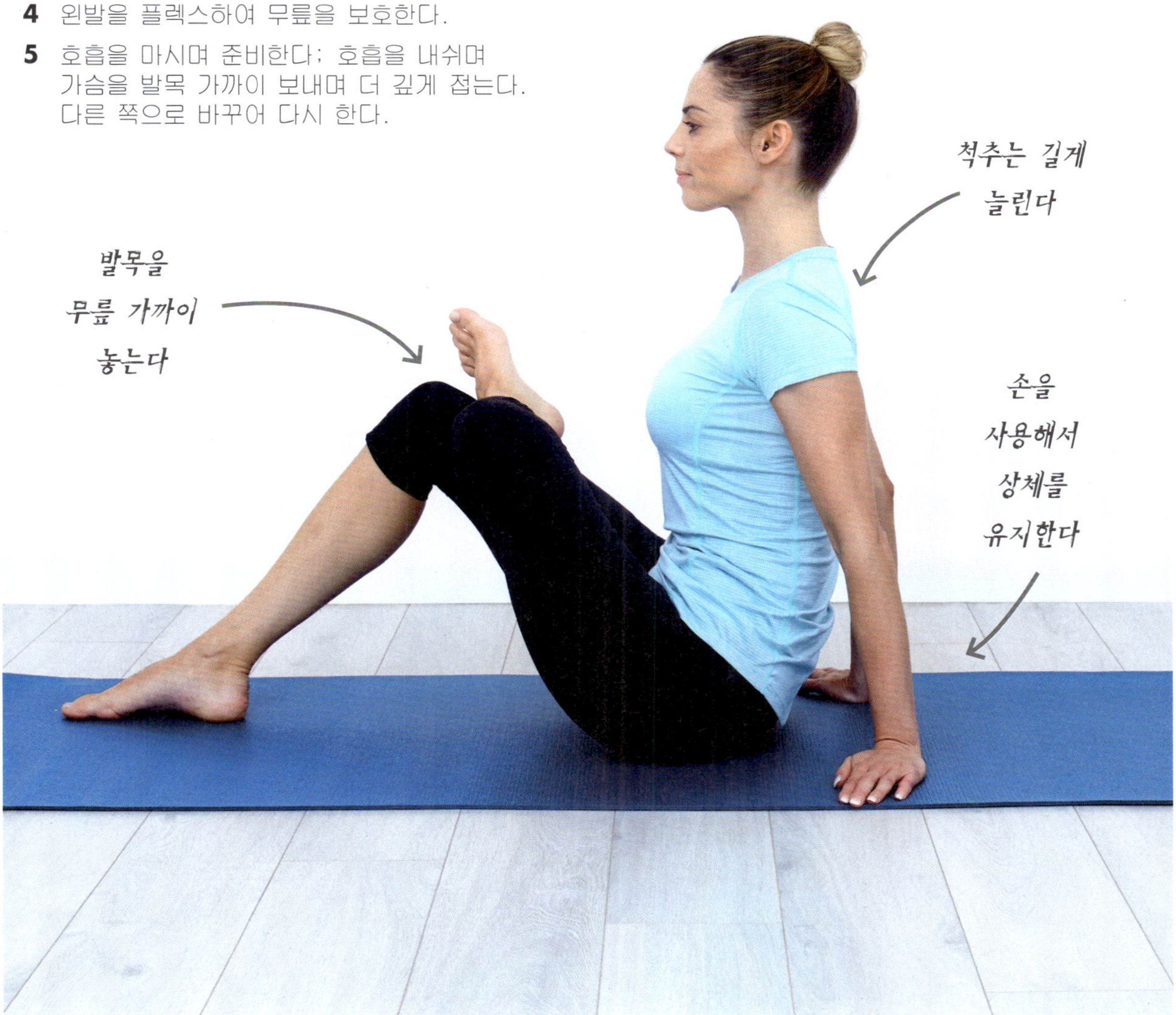
척추는 길게
늘린다
발목을
무릎 가까이
놓는다
손을
사용해서
상체를
유지한다

3 숙련자 A

1 서 있는 자세에서 무릎을 살짝 구부린다.
2 집중하고, 체중을 오른쪽 다리로 옮기고 왼발을 들어 올린다.
3 오른쪽 다리를 구부린 채, 왼쪽 발목을 오른쪽 무릎 바로 위쪽 허벅지에 놓는다.
4 양손을 가슴 앞으로 가져간다.
5 마시는 호흡에 척추를 길게 늘린다; 내쉬며 골반을 조금씩 깊게 내린다. 이때 위에 있는 무릎을 바닥을 향해 아래로 내린다. 다리를 바꾸어 다시 한다.

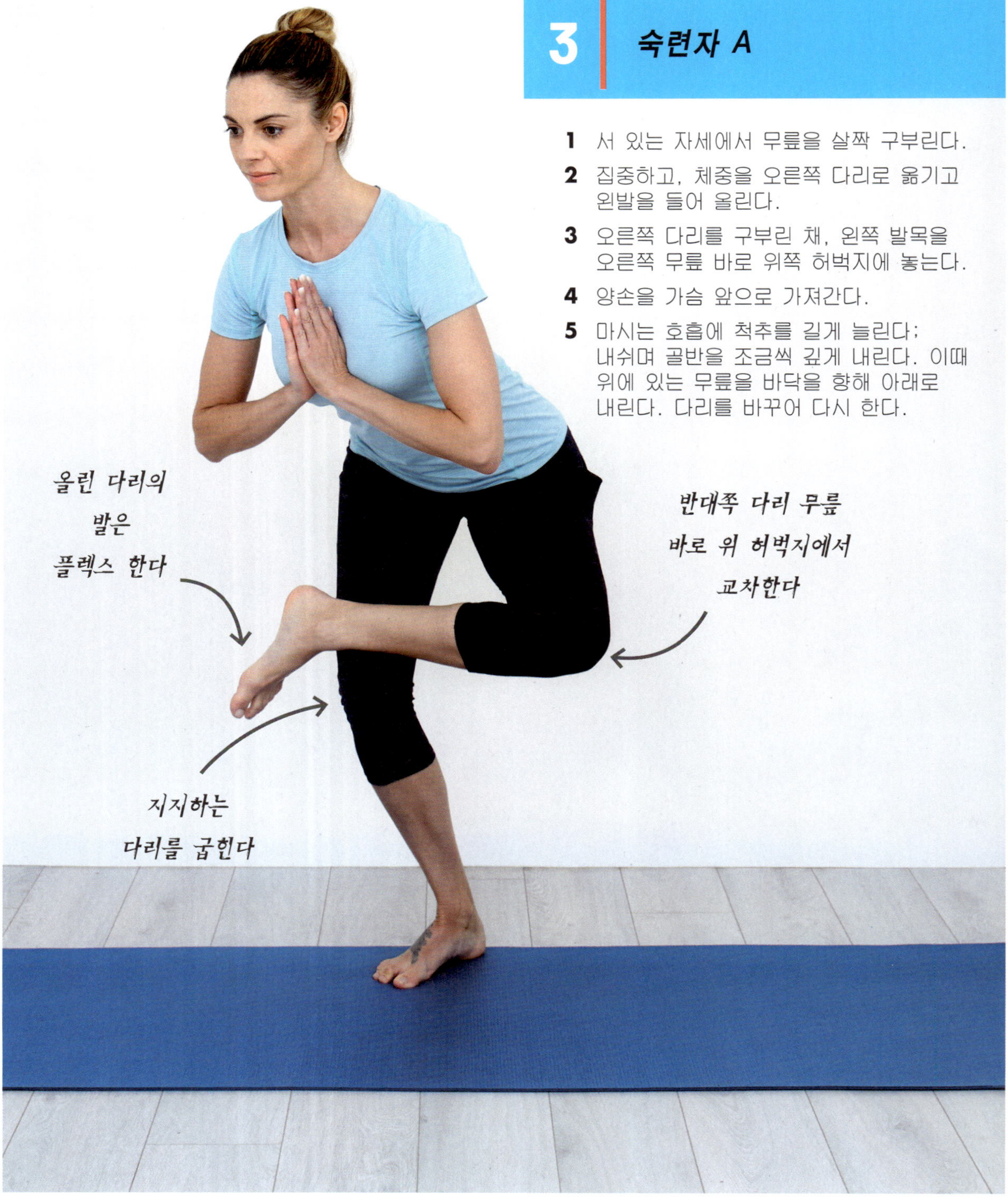
올린 다리의
발은
플렉스 한다
반대쪽 다리 무릎
바로 위 허벅지에서
교차한다
지지하는
다리를 굽힌다

4 숙련자 B

1 전 단계와 같은 자세로 시작한다.

2 더 깊은 동작을 하려면, 허벅지 위를 넘어서 앞으로 숙여 손을 바닥에 놓는다.

3 마시는 호흡에 척추를 길게 늘린다; 내쉬며, 가슴을 발목과 정강이쪽으로 가져가며 조금 더 깊게 접어서 내려간다. 다리를 바꿔서 다시 한다.

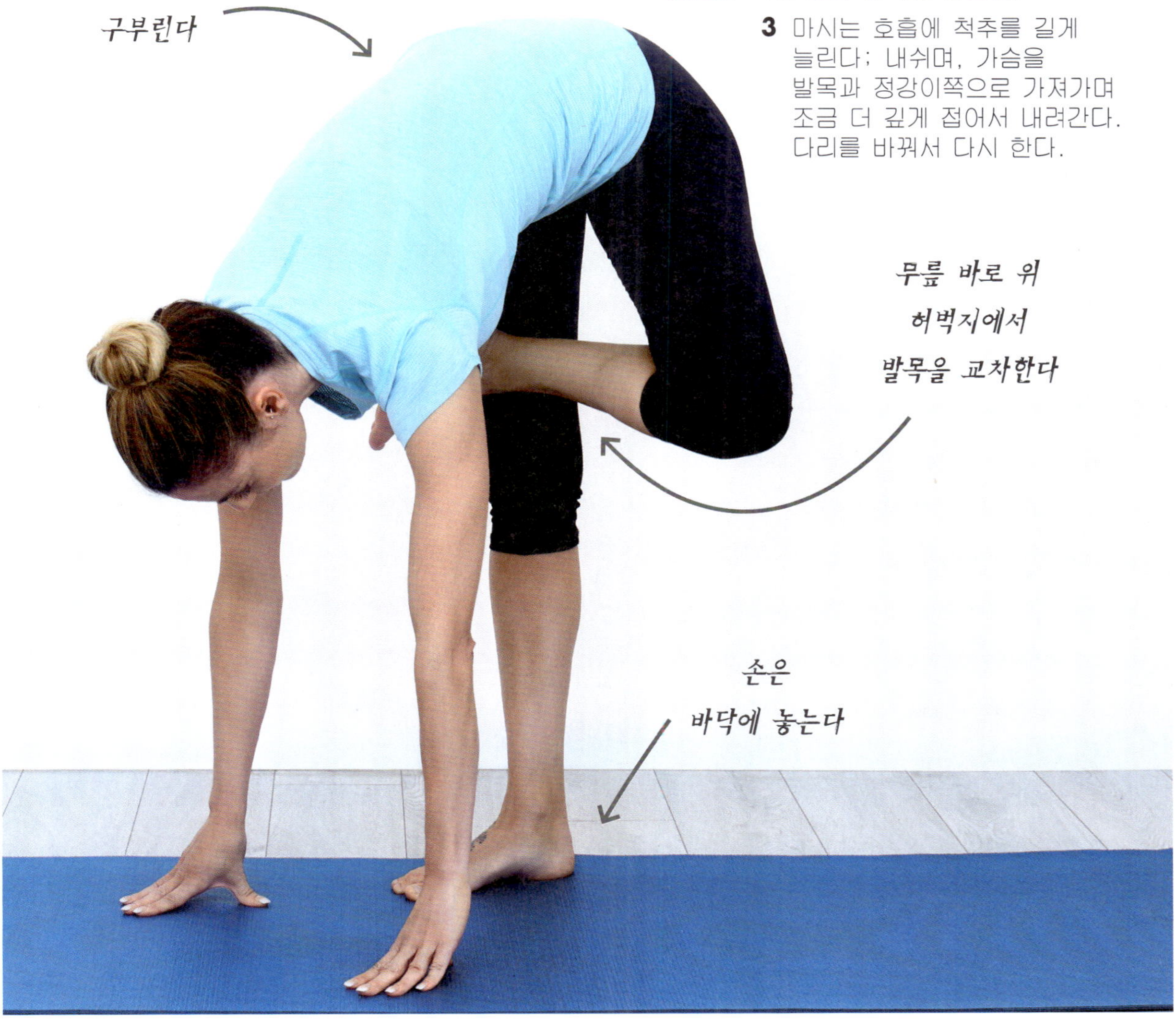
허벅지 위로
구부린다
무릎 바로 위
허벅지에서
발목을 교차한다
손은
바닥에 놓는다

다음 단계

아래 다리를 더 구부리고, 위의 다리를 가슴에 가깝게 가져가며 더 강하게 스트레칭 한다.

도마뱀 자세 (LIZARD LUNGE)

이 자세는 골반과 고관절 굴곡근, 대퇴사두, 햄스트링을 여는데 좋은 동작이다. 필요에 따라 능동적 또는 수동적 스트레칭(active or passive stretching)이 될 수 있다. 다리는 강화하고 탄탄하게 하는 반면, 고관절은 풀어주고 인대의 유연성을 개선한다.

1 초보자

1 자신에게 맞는 높이로 블록을 높거나 낮게 세운다. 손을 블록 위에 대고 테이블 탑 자세 (p.27)에서 시작한다. 어깨는 손목과 고관절은 무릎과 수직이다.

2 오른발을 들어서 오른 손 바깥쪽에 놓는다.

3 왼쪽 무릎을 뒤로 미끄러지듯 살짝 빼주며 체중을 골반으로 천천히 내린다.

4 마시는 호흡에 척추를 길게 늘린다; 내쉬며 골반균형을 맞추며 골반 쪽으로 더 깊게 내려간다.

5 동작을 끝낼 때는, 손을 눌러 체중을 뒤로 이동하며 오른쪽 다리를 뒤로 보내 왼쪽 다리 옆에 둔다. 다리를 바꾸어 다시 한다.

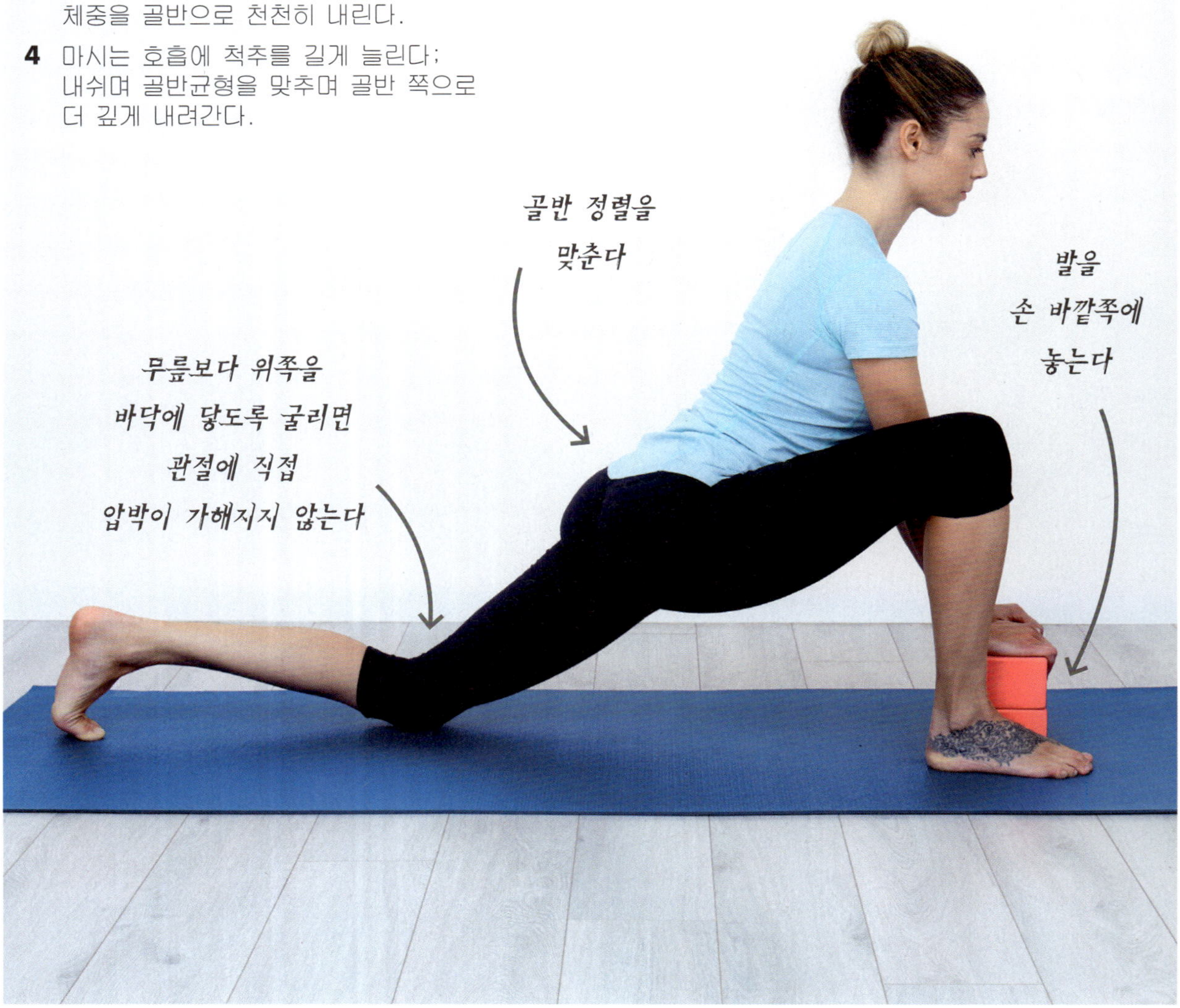

2 중급자

1 전 단계와 같은 자세로 시작한다.
2 발가락으로 바닥을 짚고 왼쪽 무릎을 들어 올리며 다리를 곧게 편다.
3 마시는 호흡에 척추를 길게 늘린다; 내쉬며 골반을 아래로 내린다. 다리를 바꾸어서 다시 시작한다.

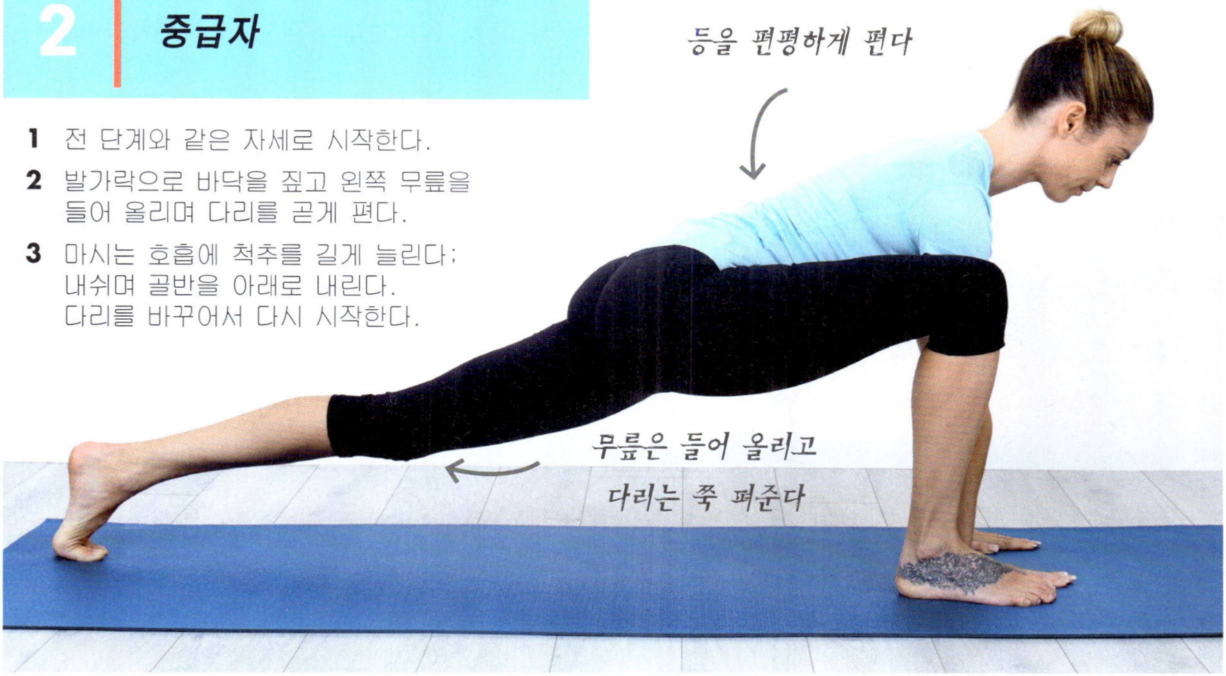
등을 편평하게 편다
무릎은 들어 올리고
다리는 쭉 펴준다

3 숙련자

1 전 단계와 같은 자세로 시작한다.
2 더 깊은 자세를 원하면, 한 팔씩 팔꿈치를 접어 상완을 바닥에 놓는다.
3 마시는 호흡에 척추를 길게 늘린다; 내쉬며 골반 정렬을 맞추어 아래로 더 깊게 내린다. 다리를 바꾸어 다시 한다.

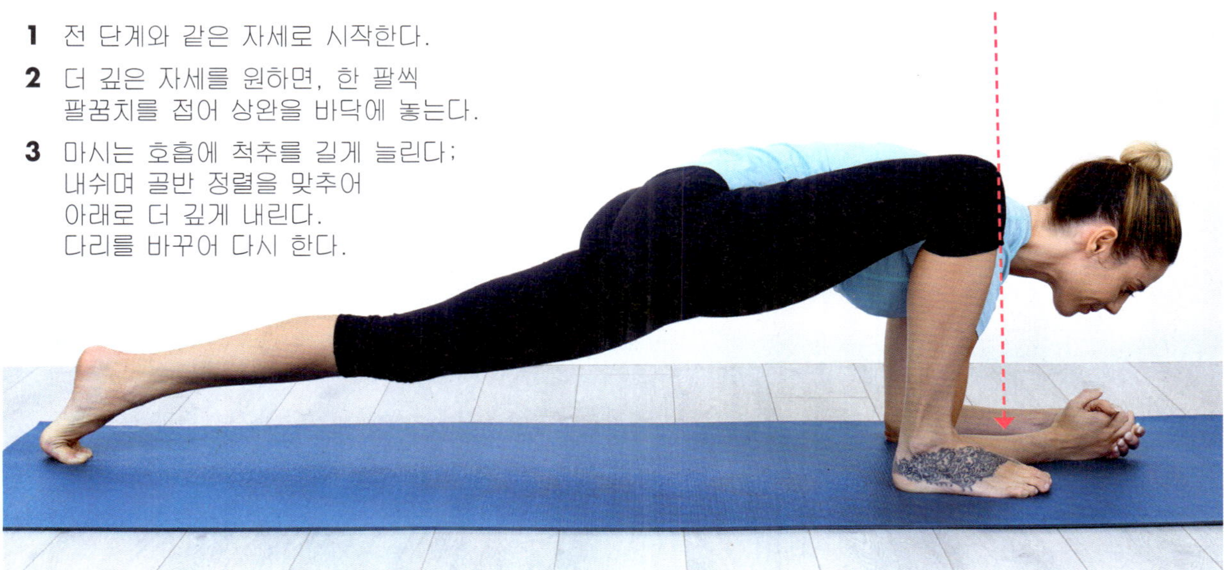
한 팔씩 팔꿈치를
바닥에 내려 놓는다

반 비둘기 자세 (HALF PIGEON POSE)

이 자세는 요가수련 마무리 동작 중 하나이다. 골반과 고관절 굴곡근 그리고 대퇴사두를 열면 좌골신경통과 등통증이 완화된다. 이 자세는 마음을 평온하게 하고 생각을 내면으로 돌려 스스로를 돌아보게 한다.

1 초보자

1 다운 독(p. 126-127) 자세에서, 오른발은 왼손 쪽에, 오른쪽 무릎은 오른손 쪽에 놓는다.

2 오른발은 플렉스하고 정강이는 매트 앞과 수평으로 정렬한다.

3 오른쪽 엉덩이 아래에 블록을 놓고 왼쪽 다리는 뒤쪽으로 쭉 뻗는다.

4 이 자세는 고관절 스트레칭을 강하게 한다; 다리를 아래로 너무 강하게 누르지 말아야 한다 — 자세는 호흡과 함께 천천히 진행한다.

5 뒤를 돌아봐서 뒤에 있는 다리가 몸 가운데에서 쭉 뻗어있는지 확인한다.

6 마시는 호흡에 척추를 길게 늘린다; 내쉬며 골반 균형을 맞추며 아래로 내린다.

7 동작을 끝낼 때는, 양손으로 바닥을 짚으며 다운 독 자세로 돌아간다. 다리를 바꾸어 다시 한다.

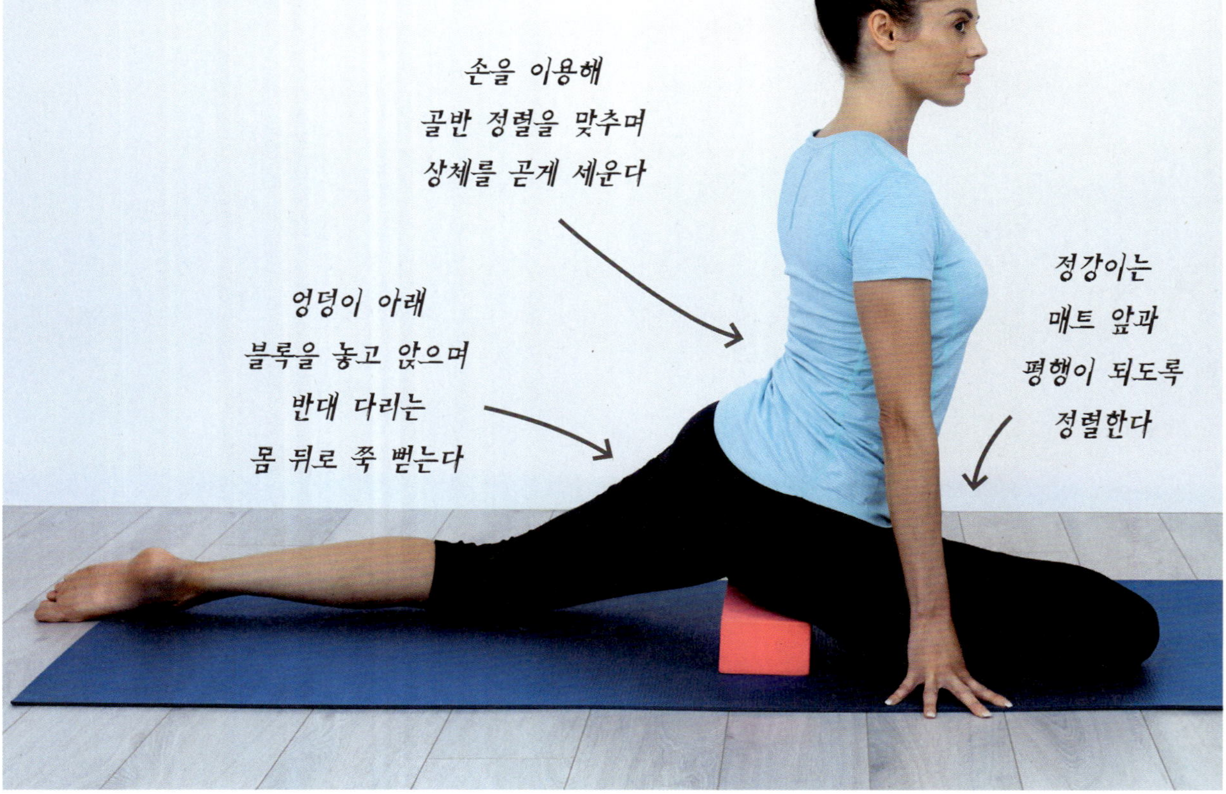
손을 이용해 골반 정렬을 맞추며 상체를 곧게 세운다
엉덩이 아래 블록을 놓고 앉으며 반대 다리는 몸 뒤로 쭉 뻗는다
정강이는 매트 앞과 평행이 되도록 정렬한다

2 중급자

1 전 단계와 같은 동작으로 블록 없이 시작한다.

2 골반 정렬을 맞춘 다음, 왼쪽 골반은 앞으로 밀고 오른쪽은 뒤로 민다.

3 마시는 호흡에 척추를 길게 늘린다; 내쉬며 골반은 정면을 향하게 정렬을 유지하며 더 깊게 내린다. 다리를 바꾸어서 다시 한다.

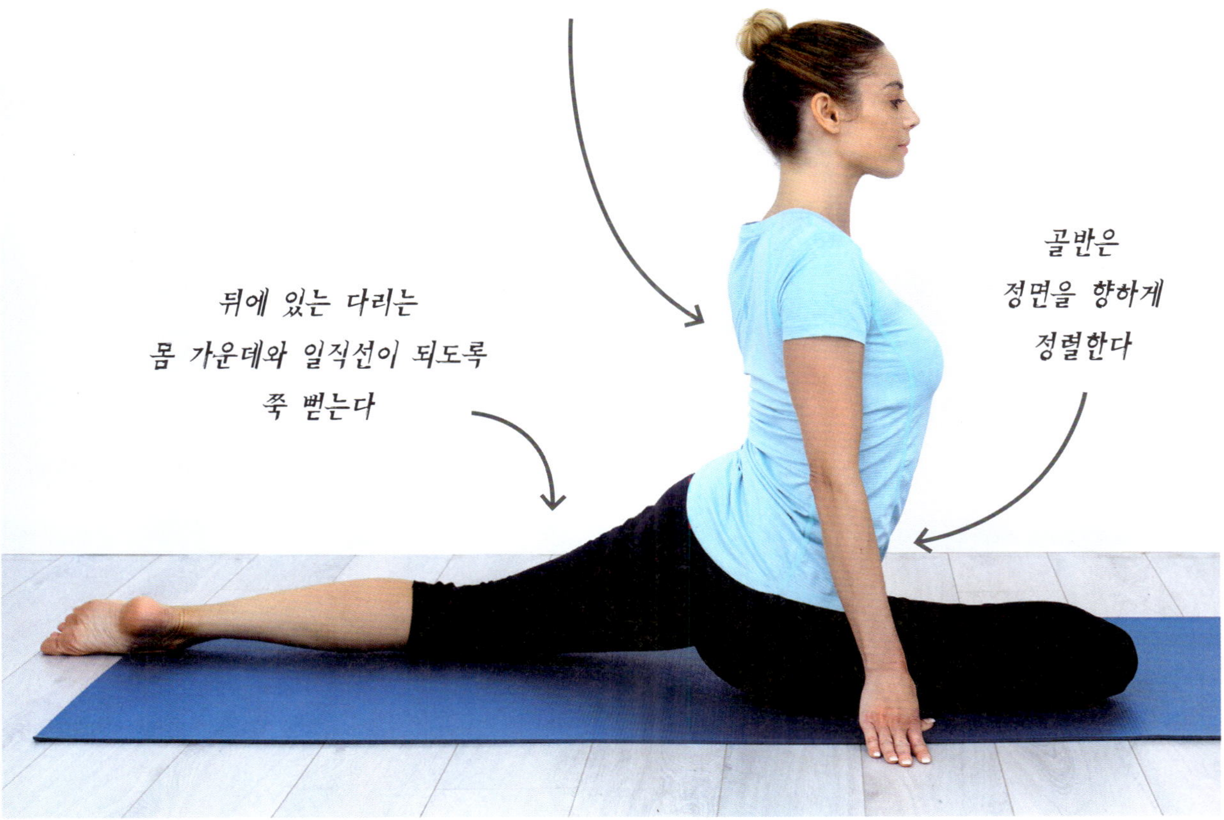
상체는 바르게 세운다
뒤에 있는 다리는
몸 가운데와 일직선이 되도록
쭉 뻗는다
골반은
정면을 향하게
정렬한다

3 숙련자

1 전 단계와 같은 동작으로 시작한다.

2 양손으로 매트 앞까지 걸어가 팔꿈치를 바닥에 놓는다. 상체는 오른쪽 다리 위로 숙인다.

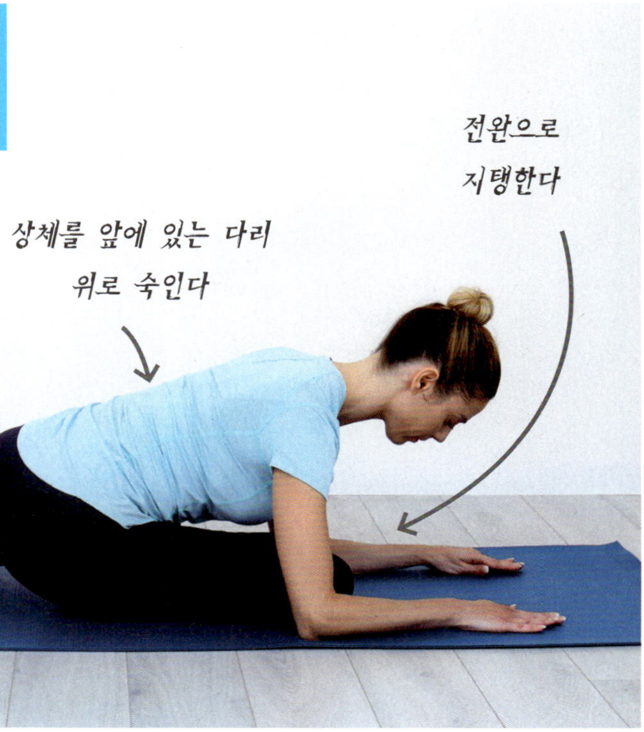
전완으로
지탱한다
상체를 앞에 있는 다리
위로 숙인다

3 상체를 이완한다; 머리를 상완 위에 두거나 팔을 앞으로 쭉 뻗어서 이마를 바닥에 댄다.

4 마시는 호흡에 척추를 길게 늘린다; 내쉬며 골반이 앞을 바라보게 정렬을 맞추며 아래로 깊게 내린다. 다리를 바꾸어 다시 한다.

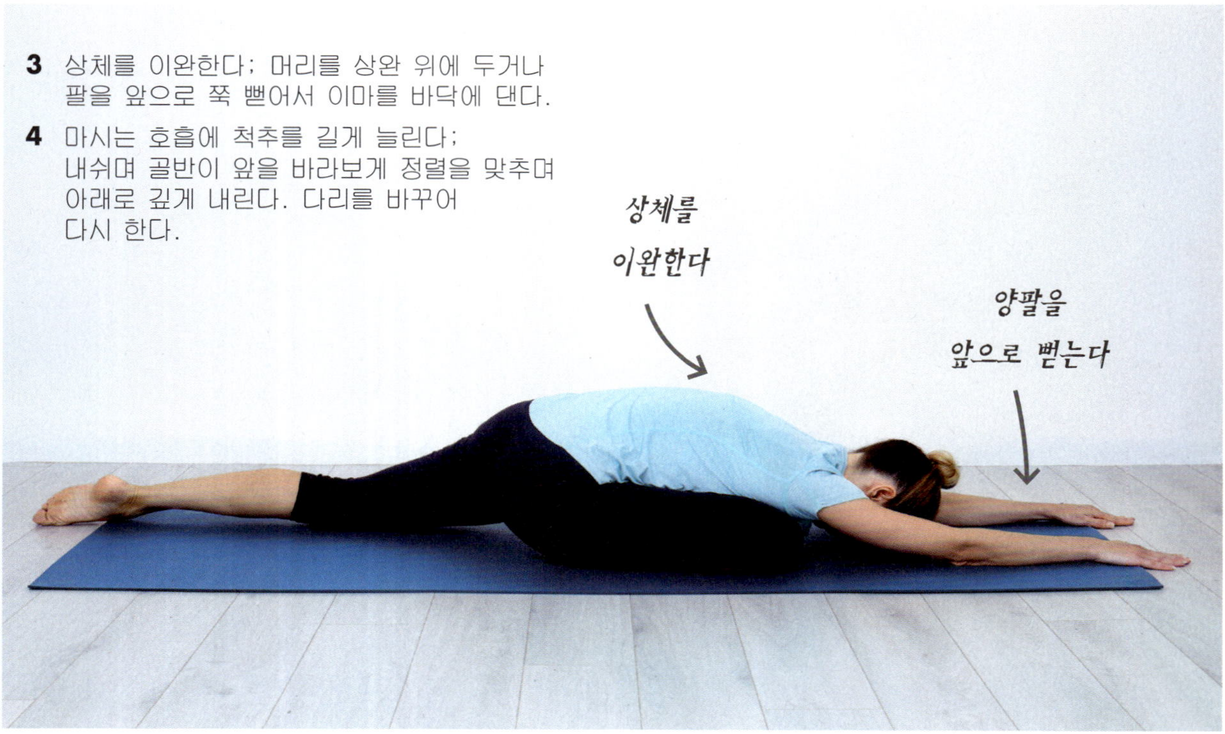
상체를
이완한다
양팔을
앞으로 뻗는다

연꽃 자세 (LOTUS POSE)

마음을 평온하게 하고 명상을 위한 고전적인 수련 자세이다. 연꽃 자세는 무릎과 발목 그리고 골반의 스트레칭과 유연성을 개선한다. 또한 척추와 윗등을 강화하며 등을 곧게 펴주어 좋은 자세를 만든다.

1 | **초보자**

1. 바닥에 앉아 다리를 앞으로 쭉 뻗는다.
2. 왼쪽 무릎을 접어 발꿈치를 오른쪽 서혜부로 당겨와서 오른쪽 다리 아래에 놓는다.
3. 오른쪽 다리는 접어서 가슴 쪽으로 끌어당긴다.
4. 오른쪽 발목을 왼쪽 서혜부로 가져가 발바닥이 위를 향하게 한다.
5. 양손은 손바닥이 바닥을 향하게(자기성찰/그라운딩) 또는 위를 향하게(받아들임)하여 무릎위에 가볍게 놓는다.
6. 어깨 긴장은 풀고 견갑골을 아래로 끌어 내리며 몸을 길게 만든다.
7. 원하는 만큼 명상이나 호흡을 유지한다.
8. 동작을 끝낼 때는, 오른쪽 발목을 풀어준다. 다리를 바꾸어서 반복한다.

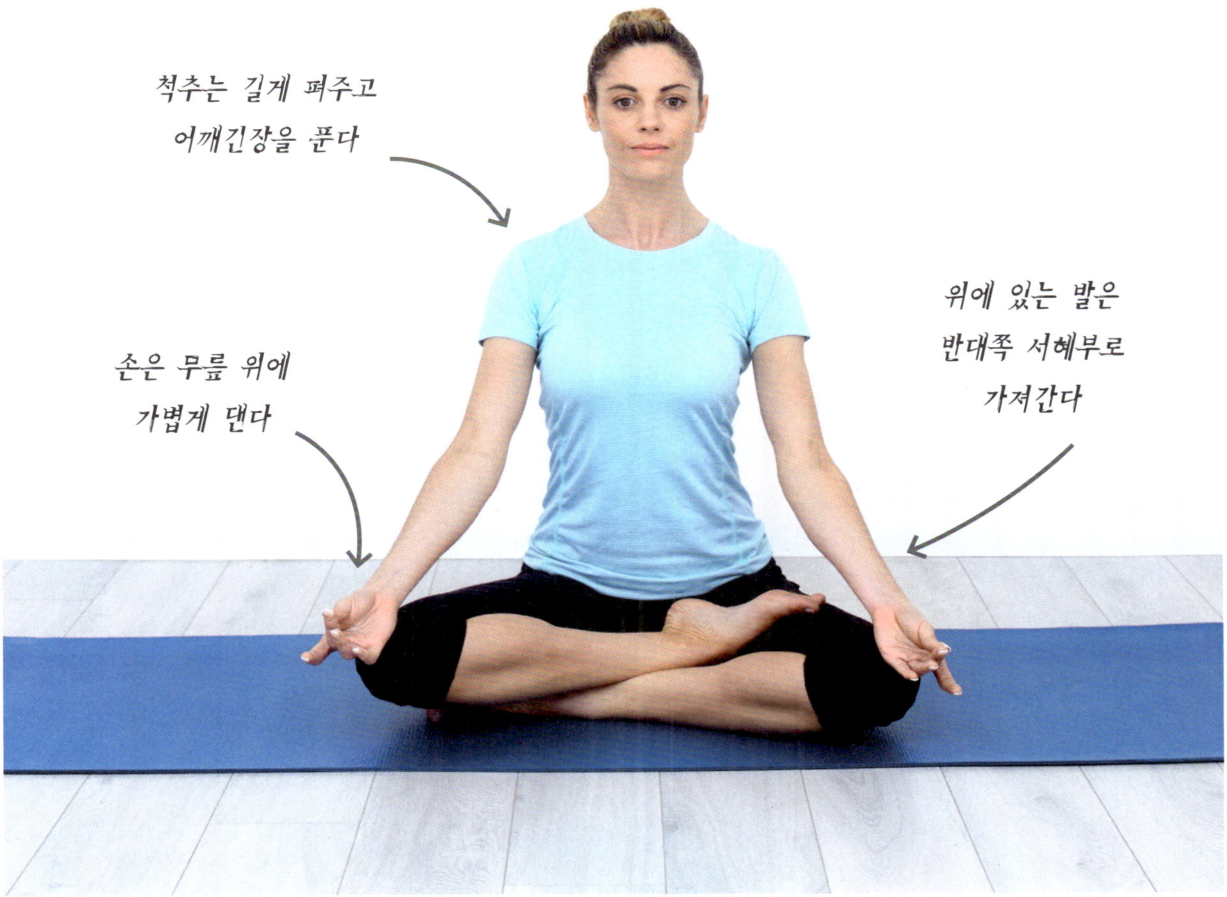

척추는 길게 펴주고
어깨긴장을 푼다
위에 있는 발은
반대쪽 서혜부로
가져간다
손은 무릎 위에
가볍게 댄다

2 중급자

1. 전 단계와 같은 자세로 시작한다.
2. 오른쪽 무릎을 접어서 가슴 가까이 당긴 후 발을 왼쪽 서혜부로 가져간다. 발바닥은 위를 향한다.
3. 왼쪽 무릎을 접어 발목과 오른쪽 정강이를 교차시켜 완전한 연꽃 자세를 만든다. 왼쪽 발바닥은 반드시 위쪽을 향하며 발등과 발목을 서혜부 위에 놓는다.
4. 손은 더 좋은 자세를 택하여 무릎 위에 가볍게 댄다. 어깨는 긴장을 풀고 견갑골을 아래로 끌어당기며, 몸을 길게 만든다.
5. 반대쪽으로 다리를 바꾼다.

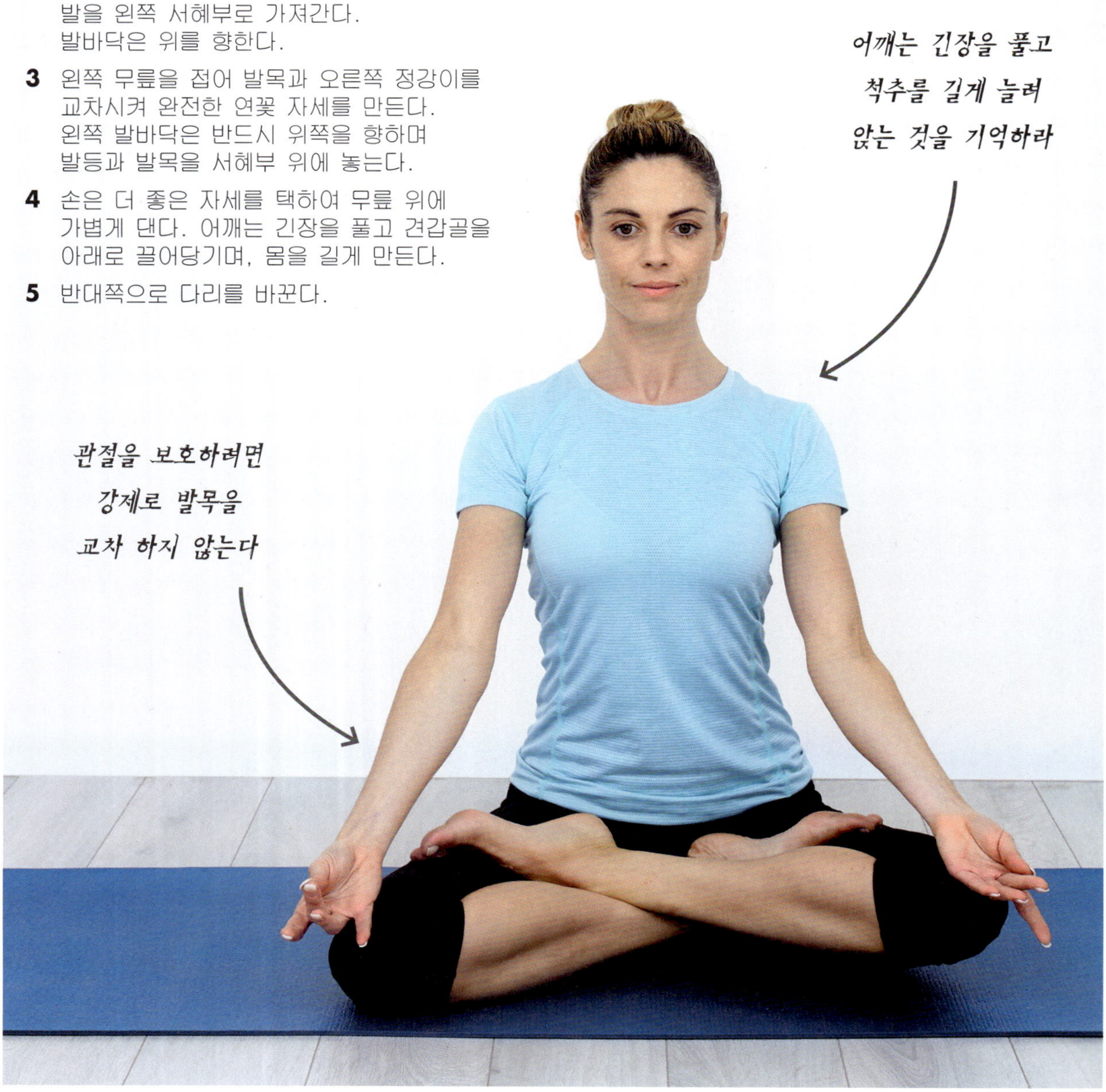
어깨는 긴장을 풀고
척추를 길게 늘려
앉는 것을 기억하라
관절을 보호하려면
강제로 발목을
교차 하지 않는다

3 숙련자

1. 전 단계와 같은 자세로 시작한다.
2. 완전한 연꽃 자세가 되었으면, 양쪽 팔을 등 뒤에서 교차한다. 가능하면, 두 번째와 세 번째 손가락으로 엄지발가락을 고리 만들어 잡는다 (오른손으로 오른 엄지발가락을 왼손으로는 왼쪽 엄지발가락 잡는다).
3. 원하는 만큼 명상이나 호흡을 유지한다.

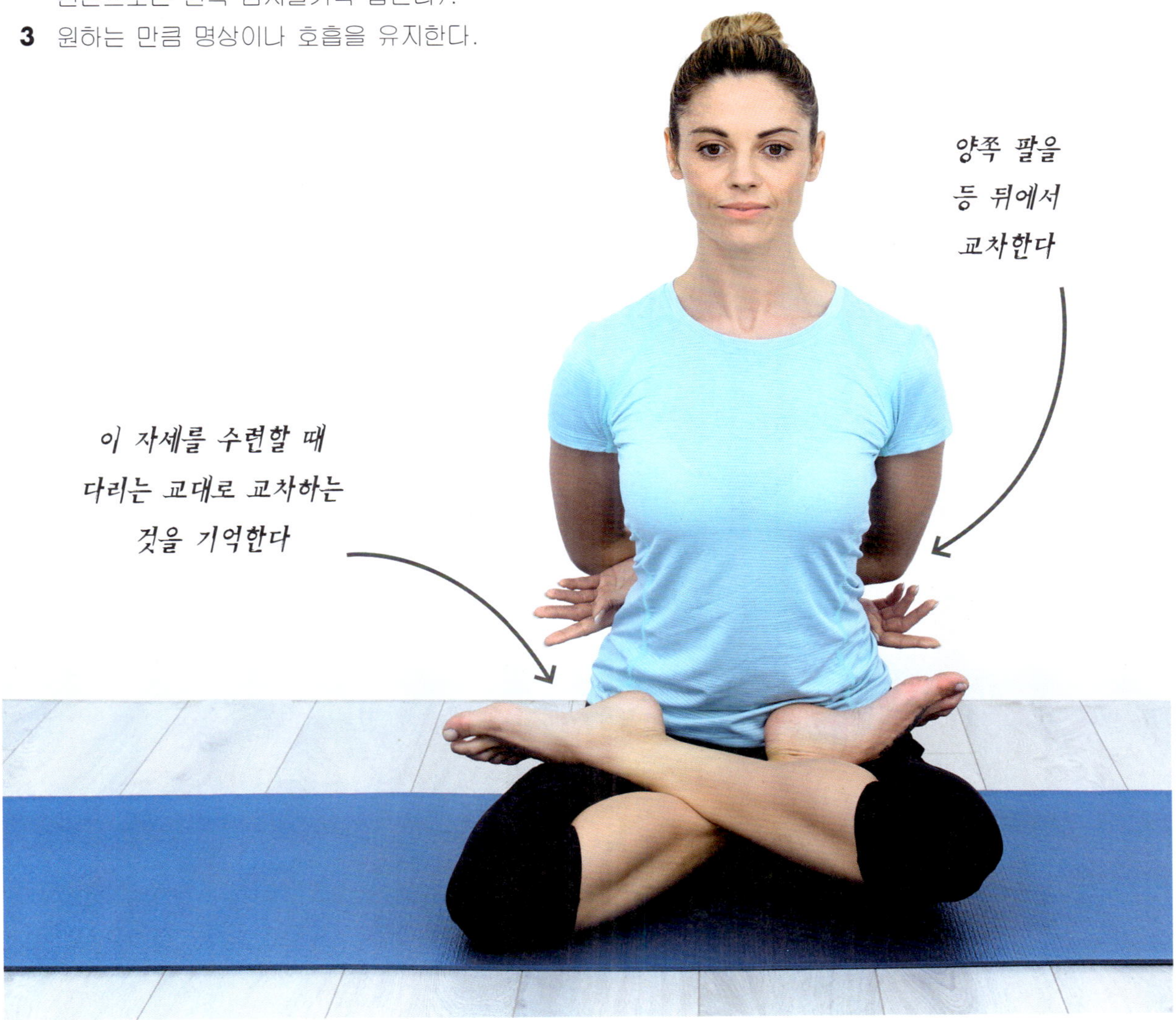
양쪽 팔을
등 뒤에서
교차한다
이 자세를 수련할 때
다리는 교대로 교차하는
것을 기억한다

앞으로 다리 찢기 자세 (SPLIT POSE)

반대 방향으로 다리를 스트레칭하는 이 자세는 하누만신이 이동한 먼 거리를 나타낸다. 인도 신화에서, 하누만은 동생을 구하기 위해 서쪽 인도에서 히말라야까지 한 번의 뛴걸음으로 전거리를 갔다 — 그러므로 이 동작은 헌신과 강함을 표현한다. 이 동작은 육체적인 도전이며 3가지 변형— 하프 하누만, 블록을 사용한 풀 하누만, 풀 스플릿/스탠딩 스플릿—자세를 점진적으로 수행한다.

1 초보자

1 테이블 탑 자세(p.27)에서 시작한다.
2 오른쪽 발을 앞으로 가져와서 손 사이에 둔다.
3 오른쪽 다리는 쭉 펴고 발은 플렉스 한다; 대퇴사두에 힘을 주어 무릎을 보호한다.
4 골반은 정렬하고 뒤에 있는 다리의 무릎과 일직선이다.
5 마시는 호흡에 척추가 길어지며 내쉬며 앞에 있는 허벅지 위로 구부려 내려간다.
6 동작을 끝낼 때는, 오른쪽 다리를 뒤로 가져가며 테이블 탑 자세로 돌아간다. 다리를 바꿔서 다시 한다.

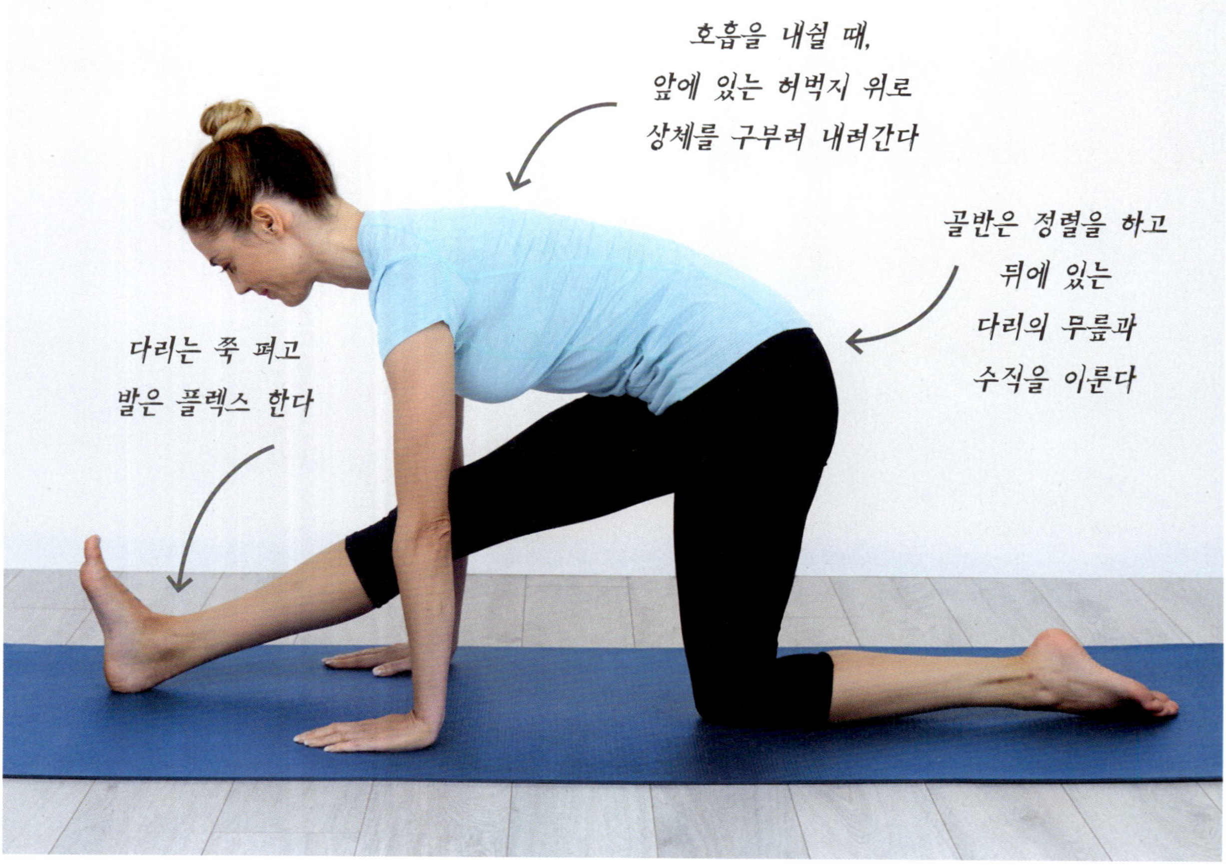
호흡을 내쉴 때,
앞에 있는 허벅지 위로
상체를 구부려 내려간다
골반은 정렬을 하고
뒤에 있는
다리의 무릎과
수직을 이룬다
다리는 쭉 펴고
발은 플렉스 한다

2 중급자

1 전 단계와 같은 자세로 시작하여 하프 스플릿을 한다.
2 블록을 양쪽 골반 옆에 높거나 낮게 세운다.
3 오른쪽 발꿈치를 앞으로 미끄러지듯 뻗어 골반이 바닥과 가까워지도록 한다.
4 골반은 평형을 맞추어 앞을 향하고 왼쪽 엉덩이에 힘을 준다. 오른쪽 발은 플렉스 한다.
5 마시는 호흡에 척추를 길게 늘리고 내쉬며 더 아래로 내려간다.
6 동작을 끝낼 때는, 손으로 블록을 아래로 누르면서 골반을 들어 올린다. 다리를 바꾸어 다시 한다.

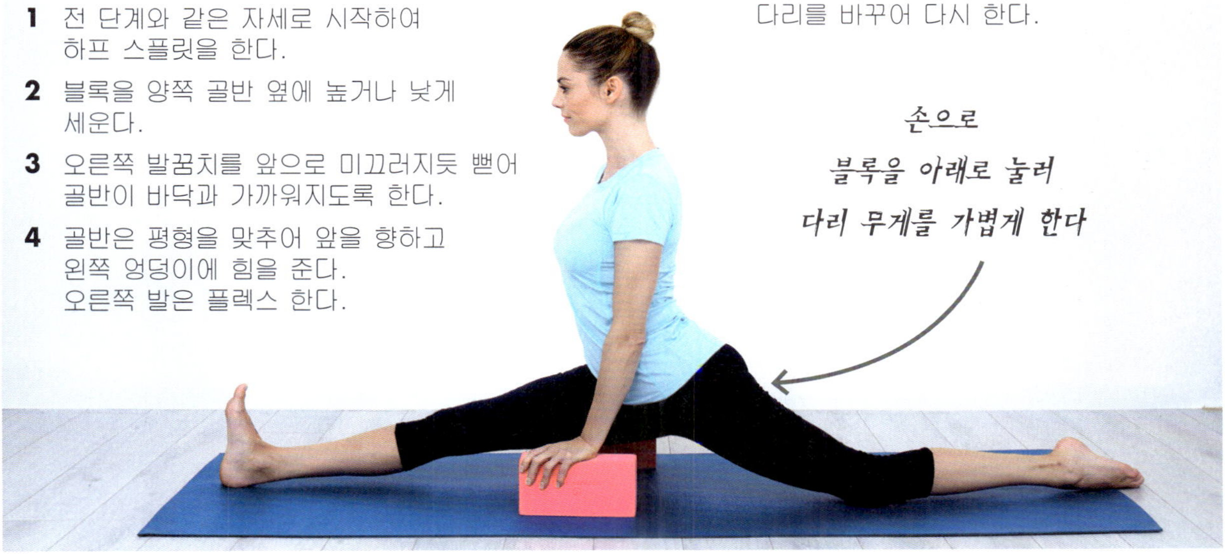
손으로
블록을 아래로 눌러
다리 무게를 가볍게 한다

3 숙련자

1 전 단계와 같은 자세로 시작하여 하프 스플릿을 하며 블록은 사용하지 않는다.
2 양손으로 지지하며 골반을 바닥을 향해 아래로 내린다.
3 앞에 있는 다리를 천천히 뻗는다.
4 호흡을 마시며 척추를 길게 늘려주고 내쉬며 좀 더 내려간다.
5 동작을 끝낼 때는, 손으로 바닥을 눌러 골반을 들어 올린다.

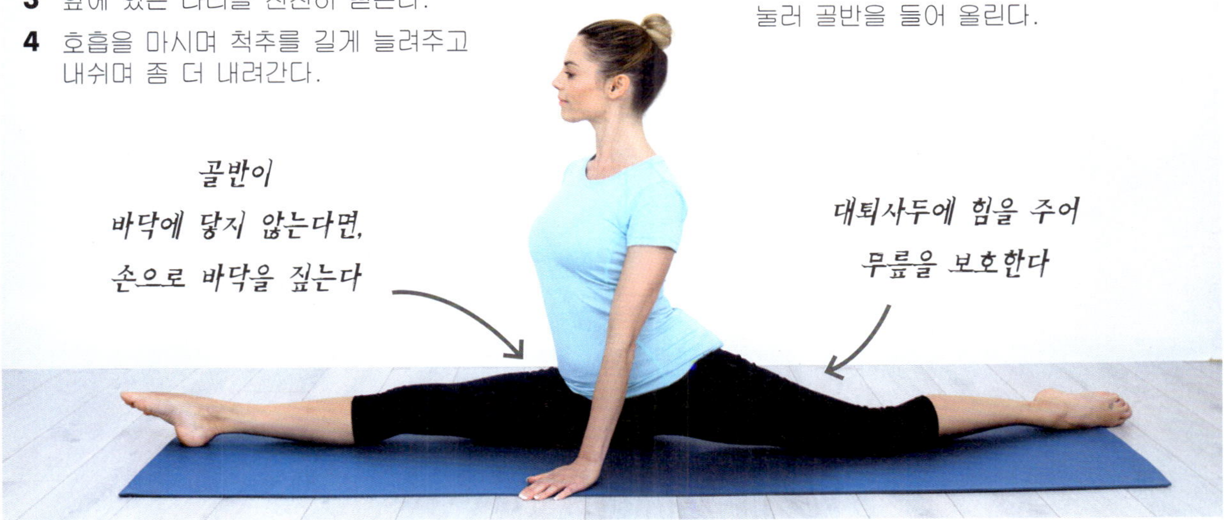
골반이
바닥에 닿지 않는다면,
손으로 바닥을 짚는다
대퇴사두에 힘을 주어
무릎을 보호한다

옆으로 다리 찢는 자세 (MIDDLE SPLITS)

이 자세는 또 다른 어려운 동작으로 자세를 완성하려면 유연성이 요구된다. 이러한 유연성을 기르기 위해서는 계속해서 연습을 해야 한다. 이 자세는 허벅지에 깊은 스트레칭을 주고 고관절 굴곡근이 열리는 장점이 있다. 그리고 3가지 단계로 진전이 되려면 연습에 시간을 가져야 해서 인내심이 길러진다.

1 초보자

1 테이블 탑 자세(p. 27)에서 시작한다. 무릎을 양옆으로 벌리며 발은 밖으로 플렉스한다.

2 전완을 내려놓고 양쪽 다리를 서서히 벌려 서로 멀어진다.

3 마시는 호흡에 척추를 길게 늘린다; 내쉬며 양쪽 무릎을 더 벌리고 엉덩이에 힘을 준다.

4 동작을 끝낼 때는, 전완을 앞으로 뻗고, 다리는 몸 뒤에서 모으며, 아기 자세를 취한다.

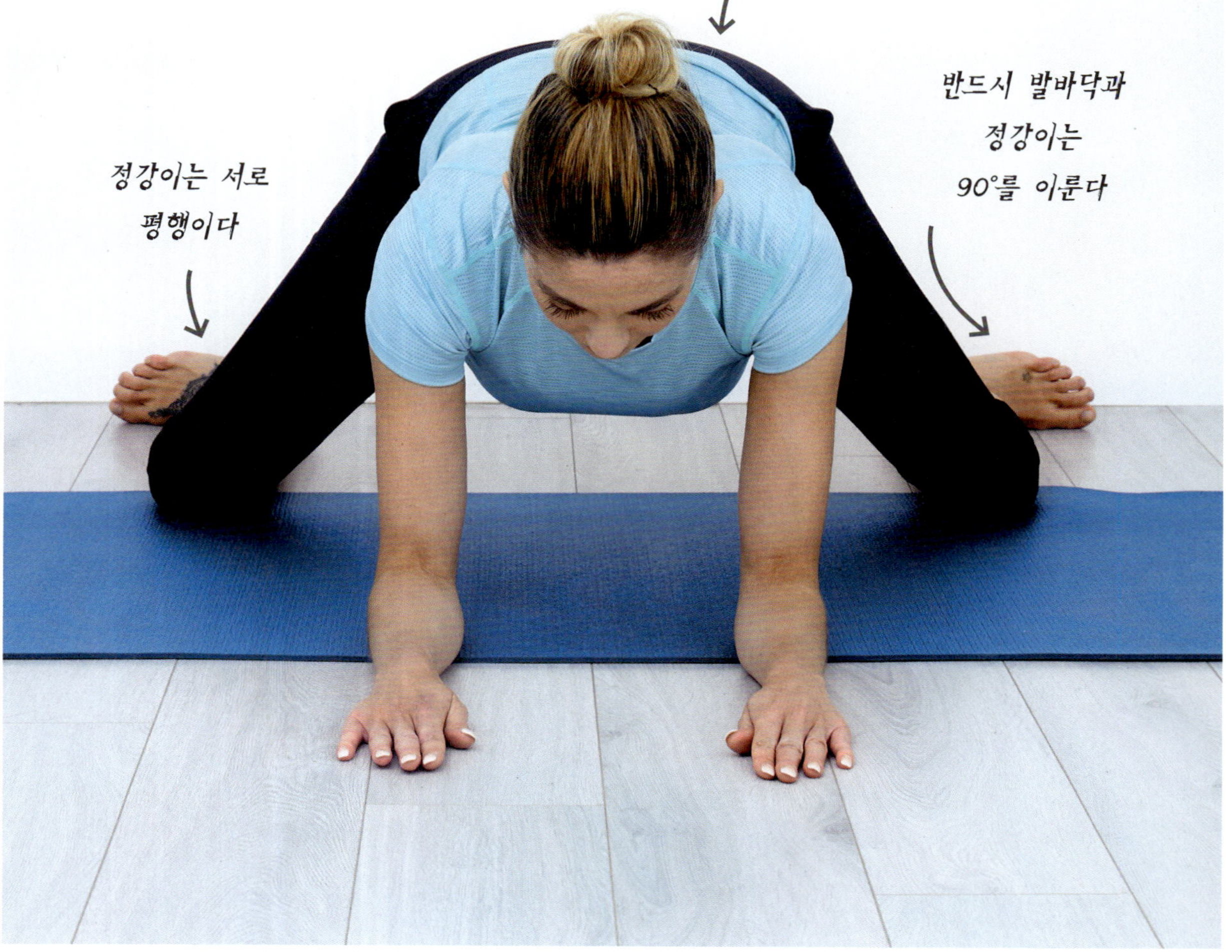
척추는 중립 자세를 유지한다
반드시 발바닥과 정강이는 90°를 이룬다
정강이는 서로 평행이다

2 중급자

1 다리를 벌린 자세로 앉는다.(p.74-75)

2 왼쪽 무릎을 구부려 서혜부로 가져간다. 이때 오른쪽 다리는 곧게 편다. 오른쪽 발은 플렉스하여 발가락이 위쪽을 향한다.

3 오른쪽 다리를 밖으로 스트레칭하면 왼쪽 고관절 굴곡근이 강하게 스트레칭된다.

4 마시는 호흡에 척추를 길게 늘린다; 내쉬며 상체를 숙여 복부를 바닥쪽으로 내린다.

5 동작을 끝낼 때는, 호흡을 마시며 척추를 세우고 왼쪽 다리를 뻗어 시작 자세로 돌아온다. 다리를 바꾸어 다시 한다.

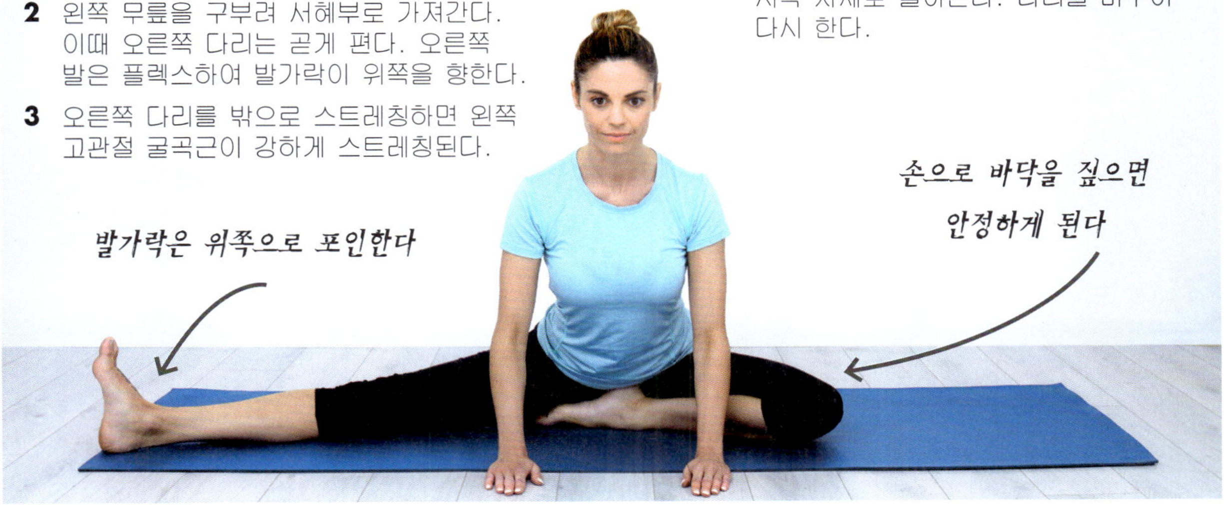
발가락은 위쪽으로 포인한다
손으로 바닥을 짚으면 안정하게 된다

3 숙련자

1 다리를 벌린 전굴 자세로 선다.(p.44-45)

2 손으로 바닥을 밀어주면서, 서서히 양발을 벌려 서로 멀어지게 한다. 점차 허벅지를 바닥으로 내린다.

3 전완을 바닥에 댄다.

4 호흡을 마시면 준비한다; 내쉬며 골반을 바닥가까이 내린다.

5 동작을 끝낼 때는, 상체를 앞쪽으로 이동하고 다리를 몸 뒤쪽에서 모아 복부를 바닥에 댄다.

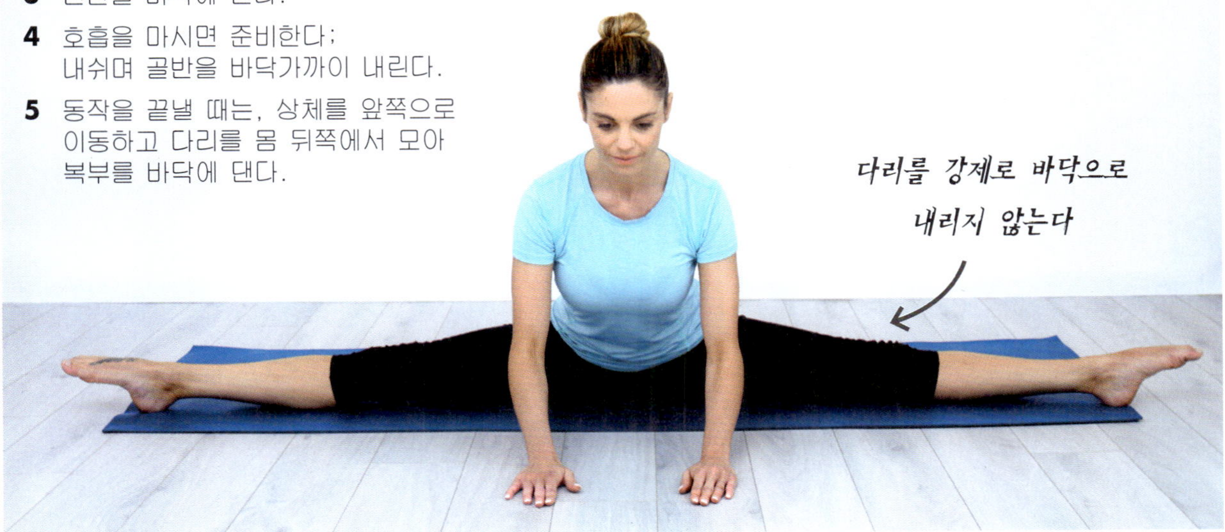
다리를 강제로 바닥으로 내리지 않는다

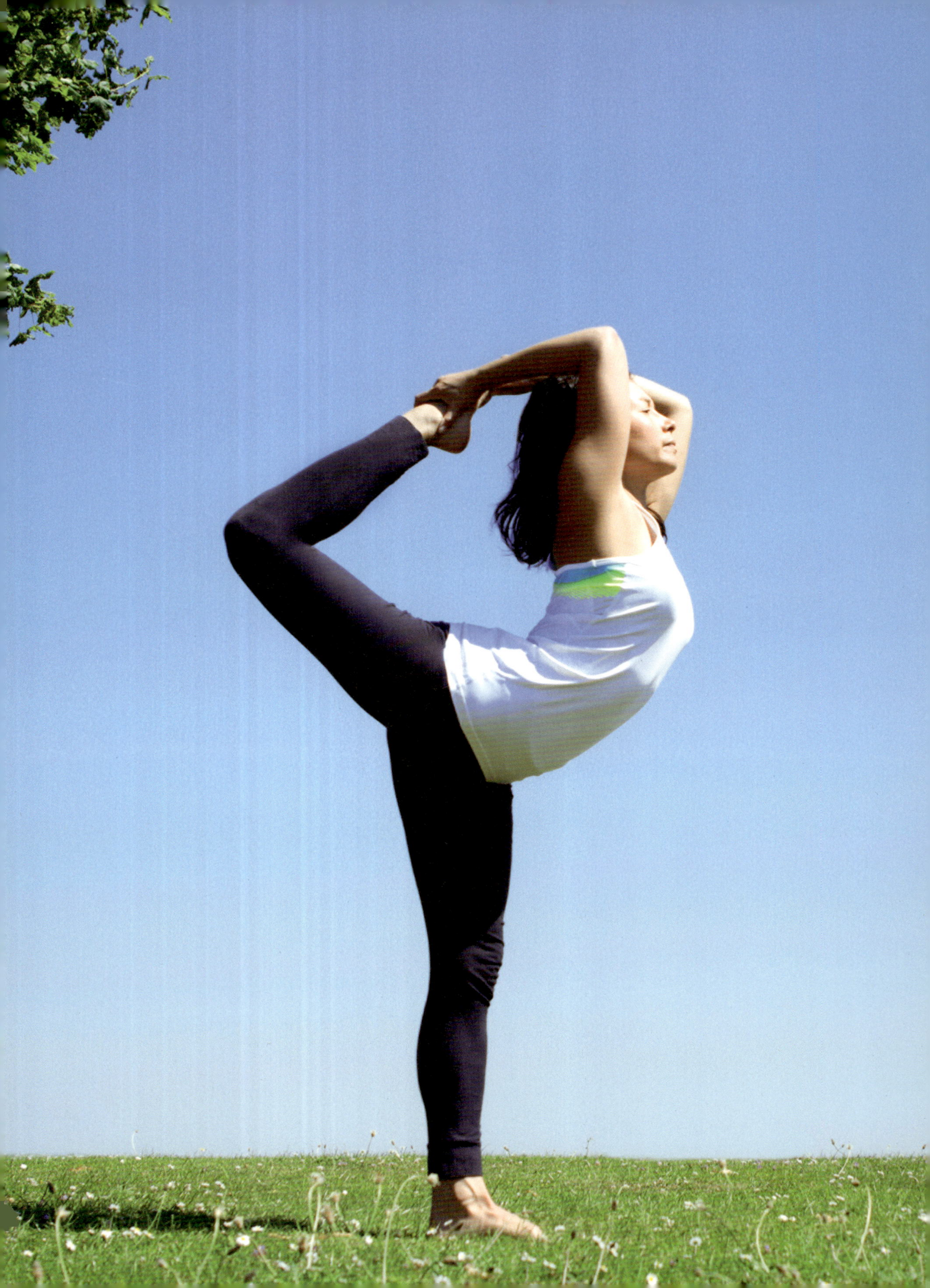

5

후굴 동작 BACKBENDS

일상생활에서 우리는 앉아서 앞으로 숙인 자세로 많은 시간을 보낸다. 이러한 자세로 인해 척추의 자연스러운 굴곡을 잃어버리기 시작한다. 후굴을 규칙적으로 수련하면 이 현상을 되돌릴 수 있고, 다리와 엉덩이 그리고 갈비뼈와 상체를 둘러싸고 있는 근육을 포함하여 몸의 뒷부분이 강화되며 유연성도 증가한다. 이러한 동작들이 신장을 압박하고 풀어줄 때 혈류를 통해 체내에서 독소를 빼준다. 후굴 동작은 스트레스와 불안감을 완화시키고 자세를 좋게 교정한다. 몸의 앞면을 열어주면 복근은 스트레칭 되고 폐가 열려 호흡이 편하게 되며 피로감이 줄어든다. 또 다른 장점은 등과 목의 통증이 완화되며, 수면의 질이 향상된다. 그리고 각각의 동작들이 다음 단계로 진전될 때 자신감이 상승된다.

코브라 자세 (COBRA POSE)

이 자세는 심장과 가슴을 열고 등 근육은 강화한다. 또한 후굴을 더 깊게 할 수 있도록 몸을 준비시키며 컴퓨터 앞에서 보내며 구부러진 몸을 원래로 회복시킨다. 그리고 둔근에 탄력을 주고 팔을 강화한다.

1 초보자

1 바닥에 배를 대고 엎드린다.
2 손바닥은 갈비뼈 옆에서 바닥에 내려놓고 손가락과 어깨는 일직선상에 있다.
3 팔꿈치를 몸 옆에 붙인다.
4 손바닥으로 바닥을 단단히 누르며 가슴을 들기 시작한다.
5 목은 길게 늘리며 중립 자세를 유지한다; 머리는 억지로 뒤로 돌리지 않는다.
6 어깨는 귀와 멀어진다.
7 다리는 뒤로 길게 뻗고 힘을 준다.
8 등 근육에 힘을 주어 가슴을 바닥에서 들어 올린다; 손가락에 체중을 싣지 않는다.
9 호흡을 마시며 척추를 길게 늘린다; 내쉬며 가슴을 바닥에서 더 높게 들어 올린다.
10 풀어주려면, 상체를 길게 유지하며 바닥으로 내린다.

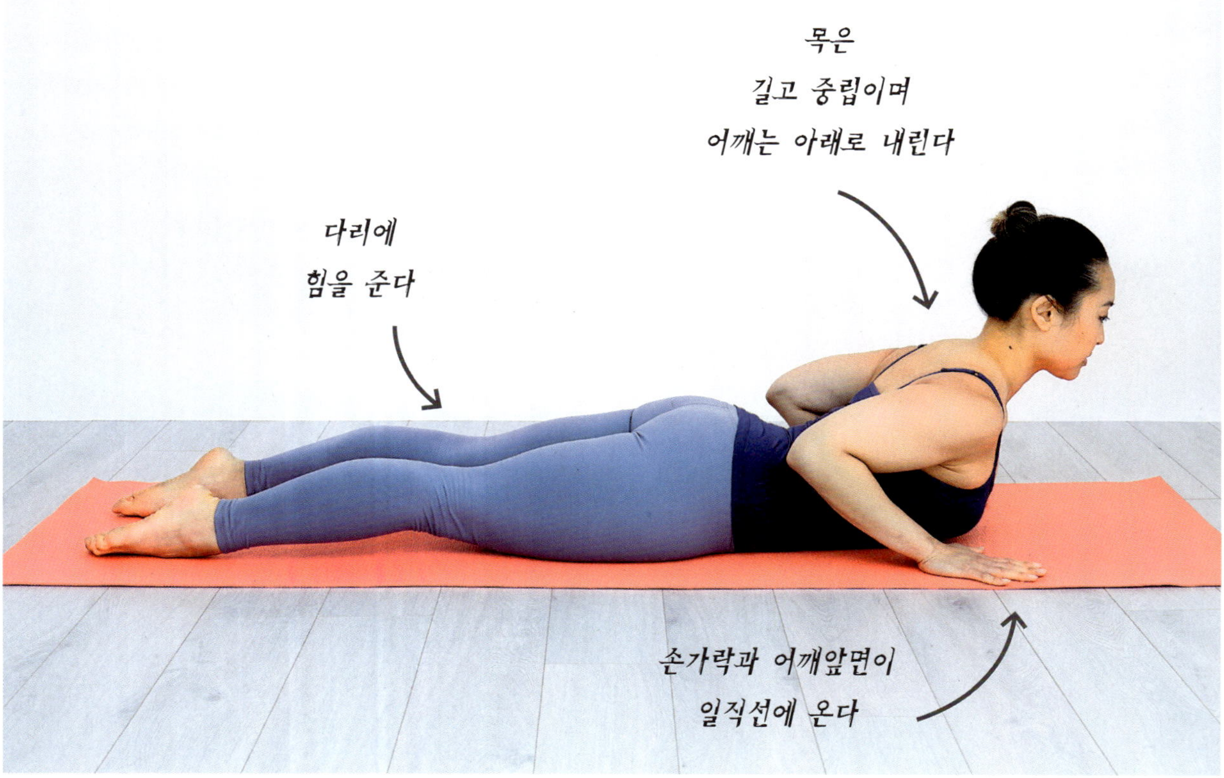
목은
길고 중립이며
어깨는 아래로 내린다
다리에
힘을 준다
손가락과 어깨앞면이
일직선에 온다

2 중급자

1 전 단계와 같은 자세로 시작한다.
2 손바닥으로 바닥을 누르며 가슴을 들어 올린다; 팔을 천천히 편다.
3 다리는 힘을 주고, 어깨는 귀와 멀어진다.
4 호흡을 마시고 척추를 길게 늘린다; 내쉬며 손으로 누르고 가슴을 더 많이 연다.
5 전 단계와 같이 풀어준다.

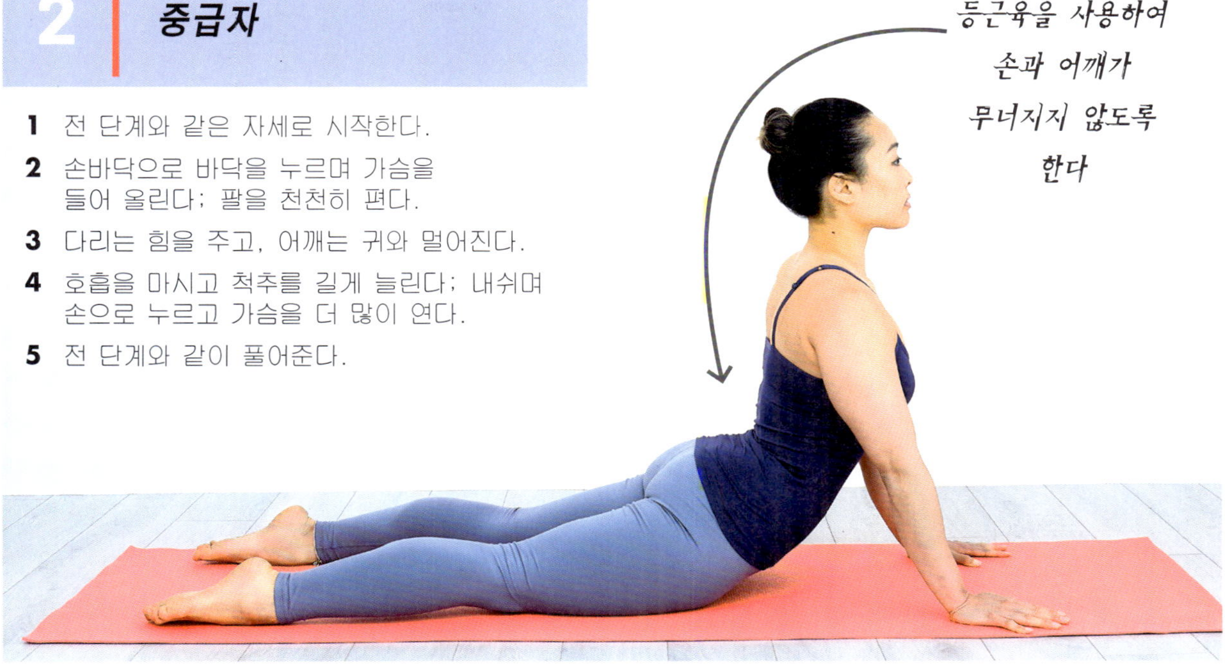
등근육을 사용하여
손과 어깨가
무너지지 않도록
한다

3 숙련자

1 전 단계와 같은 자세로 시작하여 코브라 자세를 만든다
2 발은 골반너비 또는 조금 더 넓게 벌린다. 양쪽 다리를 번갈아 무릎을 접어 발을 머리 방향으로 가져온다
3 동시에 두 무릎을 구부리고 손으로 바닥을 누르며 발을 머리에 댄다.
4 호흡을 마시며 척추를 길게 늘린다; 내쉬며 손으로 바닥을 누른다.
5 풀어줄 때는, 다리를 쭉 펴고 천천히 바닥으로 내려온다.

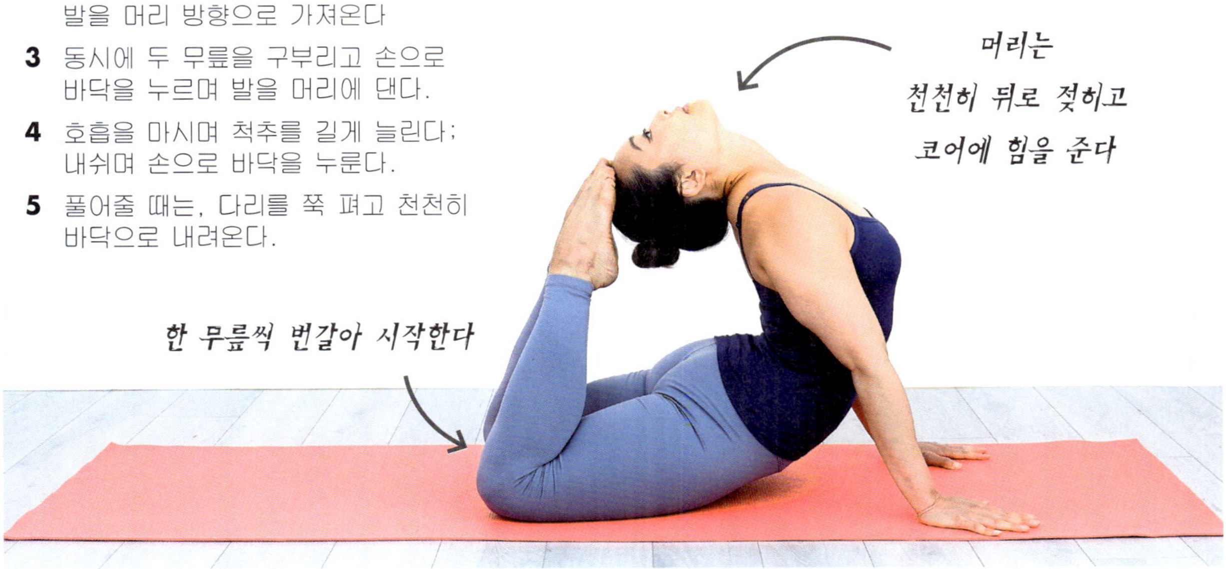
머리는
천천히 뒤로 젖히고
코어에 힘을 준다
한 무릎씩 번갈아 시작한다

메뚜기 자세 (LOCUST POSE)

이 자세는 척추와 다리, 둔부 그리고 갈비뼈와 상체를 싸고 있는 근육을 포함하여 몸의 뒷면의 유연성을 증강시킨다. 또한 척수(spinal cord)의 재생을 돕는다. 폐를 열어주고 호흡을 개선하며 앞으로 구부정한 자세로 인한 스트레스와 피로감을 감소시킨다.

1 초보자

1 배를 깔고 엎드린다; 원하면 얼굴이나 골반 또는 얼굴과 골반 아래 타올을 댄다.

2 팔을 몸 옆에 두고, 손바닥은 골반 옆에서 바닥을 향하게 한다. 호흡을 마시고 내쉰다.

3 준비가 되면, 호흡을 내쉬고 손으로 바닥을 밀고, 등 근육에 힘을 주며 머리와 상체를 들어 올린다.

4 둔부와 다리에 힘을 주어 바닥에 닿도록 한다.

5 어깨와 귀는 서로 멀어지고 견갑골은 아래로 끌어 내린다

6 호흡을 마시고 내쉰다; 마지막 내쉬는 호흡에 가슴을 바닥으로 내린다.

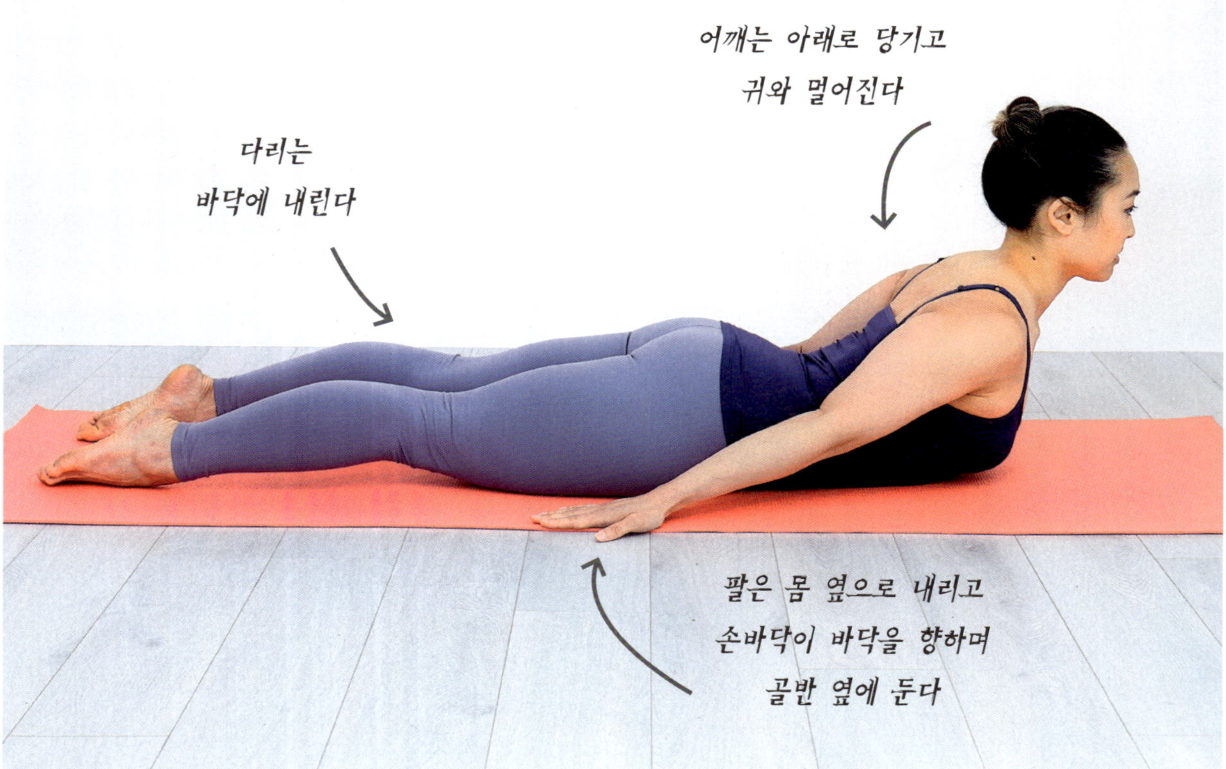
어깨는 아래로 당기고
귀와 멀어진다
다리는
바닥에 내린다
팔은 몸 옆으로 내리고
손바닥이 바닥을 향하며
골반 옆에 둔다

2 중급자

1 전 단계와 같은 자세로 시작한다.
2 이번에는, 옆에 있는 팔과 다리를 동시에 들어올린다.
3 호흡을 마시고 내쉰다; 마지막 내쉬는 호흡에, 천천히 가슴을 아래로 내리고 다리는 바닥으로 내린다.

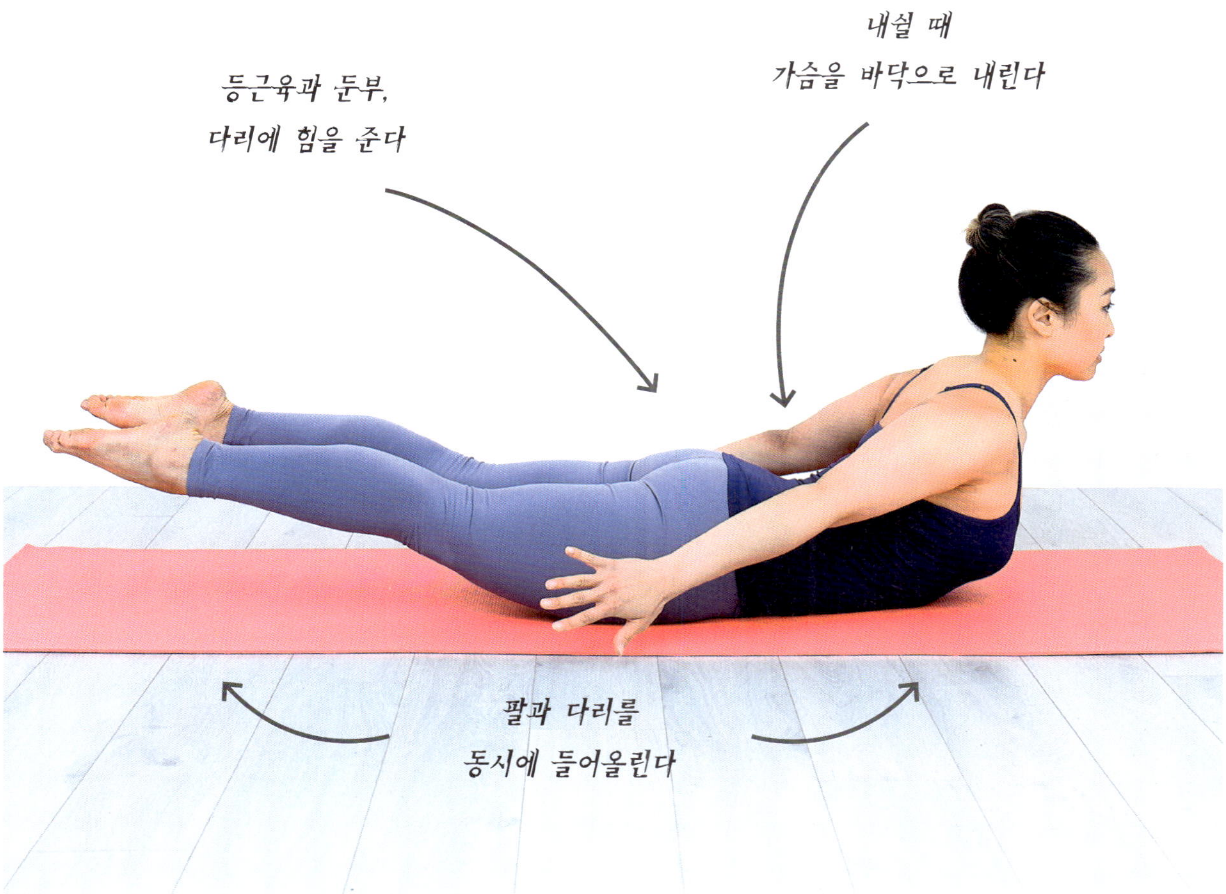

내쉴 때
가슴을 바닥으로 내린다
등근육과 둔부,
다리에 힘을 준다
팔과 다리를
동시에 들어올린다

3 숙련자

1 전 단계와 같은 자세로 시작한다.

2 팔과 팔꿈치를 상체 밑으로 움직여 넣고 손바닥을 바닥에 댄다; 이 동작을 할 때는 척추가 조금 둥글게 말리게 된다. 코로 호흡을 마시고 내쉰다.

3 마시는 호흡에 척추를 길게 늘리며 준비한다; 내쉬는 호흡에 손으로 바닥을 누르고 뒤에 있는 근육에 힘을 주며 다리를 가능한 높이 들어 올린다. 한 다리씩 들어 올려서 시작할 수 있다.

4 위에서 호흡을 마시고 내쉰다; 다음 내쉬는 호흡에, 천천히 다리를 바닥으로 내린다.

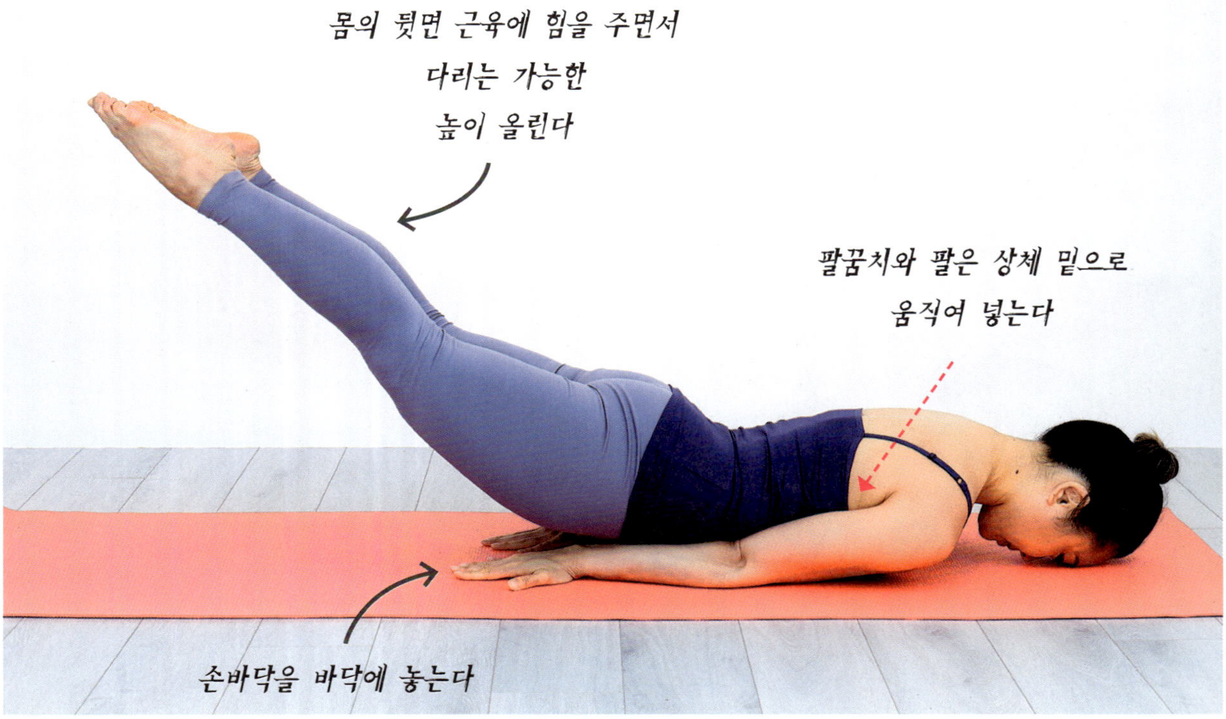
몸의 뒷면 근육에 힘을 주면서
다리는 가능한
높이 올린다
팔꿈치와 팔은 상체 밑으로
움직여 넣는다
손바닥을 바닥에 놓는다

다음 단계

손으로 강하게 바닥을 누르고 다리를 더 높게 들어 올려 바닥과 수직을 이룬다.

활 자세 (BOW POSE)

이 자세는 발목에서, 허벅지, 고관절 굴곡근, 코어, 가슴과 목구멍까지 몸의 앞면을 전체적으로 스트레칭하며 몸의 뒷면을 강화한다. 이 동작은 가슴을 열고, 자세를 개선하며 복부장기와 목까지 자극한다.

초보자

1. 반활 자세(Half bow pose)는 배를 대고 엎드려서 시작 한다; 원하면 타올을 골반 아래 놓는다.
2. 전완을 바닥에 대고 가슴을 든다.
3. 왼쪽 다리를 구부리고 오른손을 뒤로 뻗어 발이나 발목을 안쪽에서 잡는다.
4. 전완으로 바닥을 누르며 가슴을 들어 올린다.
5. 발로 손을 밀면서 가슴을 든다.
6. 마시는 호흡에 척추를 길게 늘린다; 내쉬며 다리를 뒤로 밀어 어깨를 더 많이 열어주고 가슴은 더 높게 들어 올린다.
7. 동작을 끝낼 때는, 다리를 이완하고 왼쪽 발/발목을 손에서 풀어준다.
8. 다리를 바꾸어서 다시 한다.

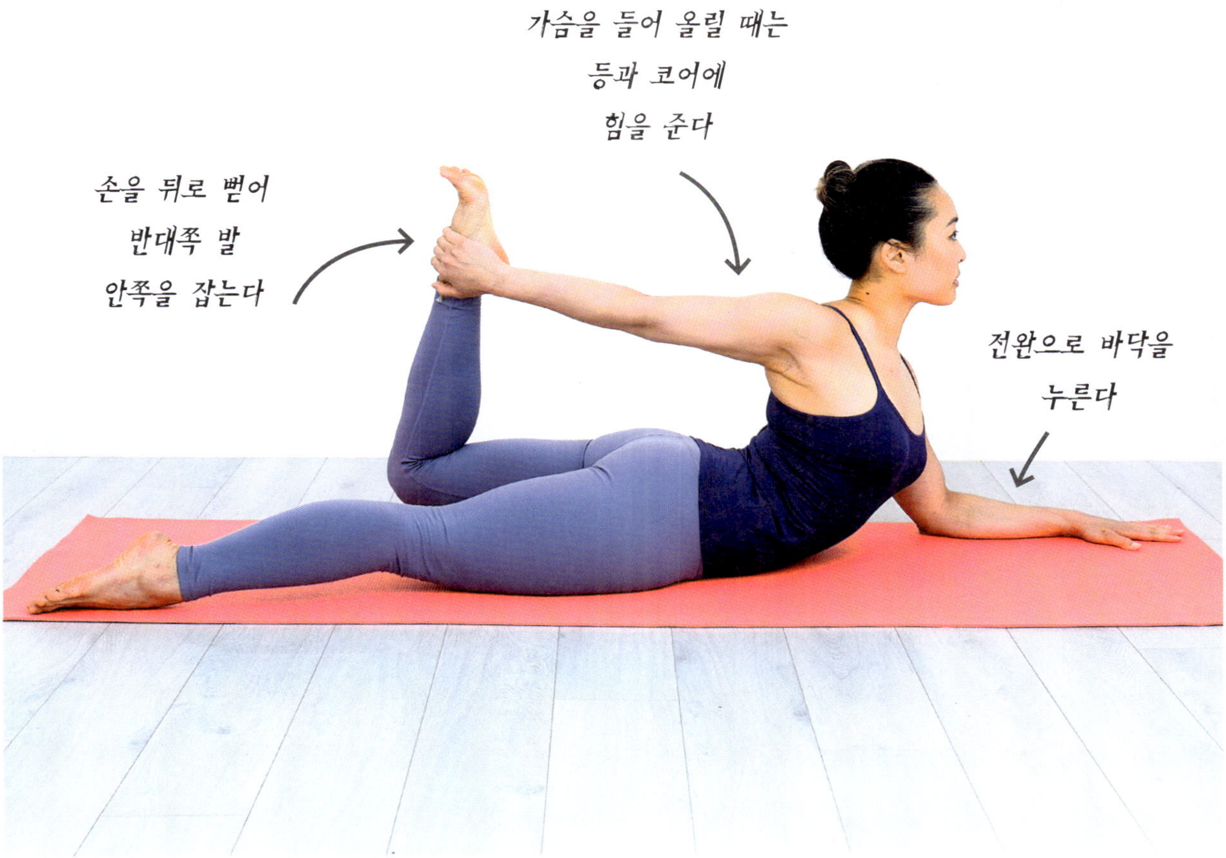
가슴을 들어 올릴 때는
등과 코어에
힘을 준다
손을 뒤로 뻗어
반대쪽 발
안쪽을 잡는다
전완으로 바닥을
누른다

2 중급자

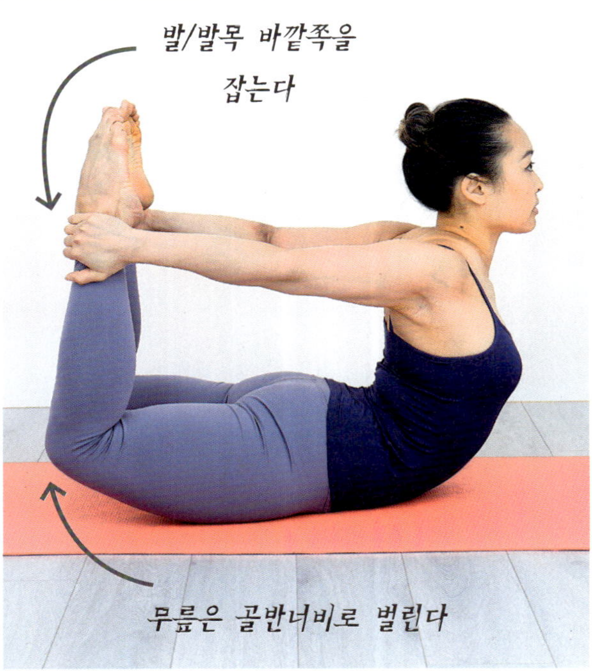
발/발목 바깥쪽을
잡는다
무릎은 골반너비로 벌린다

1 전 단계와 같은 자세로 시작한다. 손은 손바닥이 위를 향하게 하여 골반 옆에 있다.
2 내쉬는 호흡에, 무릎을 접어 발꿈치를 가능한 둔부에 가깝게 가져온다.
3 손을 뒤로 보내 발을 잡는다.
4 발꿈치는 둔부에서 멀어지고 허벅지는 들어 올려 바닥과 멀어진다.
5 코어와 등 근육에 힘을 주고 어깨를 아래로 당겨 귀와 멀어진다.
6 마시는 호흡에 척추를 길게 늘린다; 내쉬며 다리를 뒤로 밀어내며 어깨는 좀 더 펴주고 가슴은 더 높게 든다.
7 동작을 끝낼 때는, 다리는 이완하고 발/발목은 풀어주며 가슴을 아래로 내린다.

3 숙련자

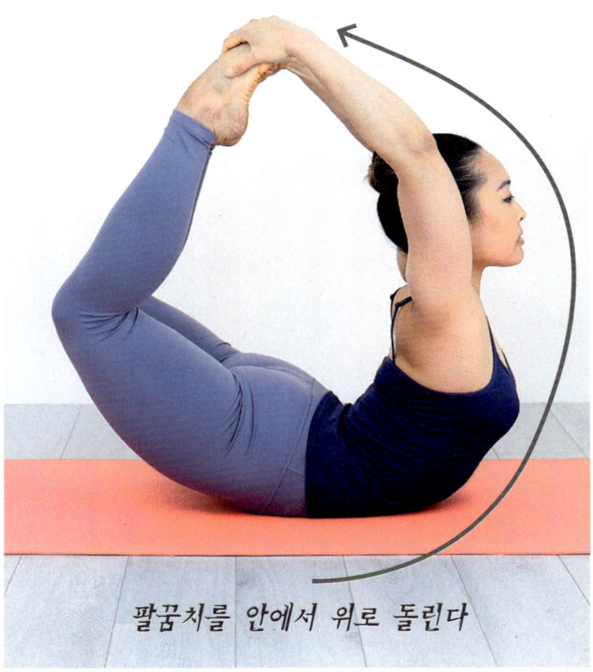
팔꿈치를 안에서 위로 돌린다

1 전 단계와 같은 자세로 시작한다.
2 무릎을 접어 둔부가까이 발뒤꿈치를 댄다.
3 발을 옆으로 플렉스하여 손으로 발끝을 잡는다.
4 손으로 발끝을 잡은 상태로 팔을 위로 올려 머리 뒤로 넘긴다.
5 발로 손을 밀면서 가슴을 들어 올린다.
6 호흡을 마시며 척추를 길게 늘린다; 내쉬며 발을 뒤로 밀어서 어깨를 더 열고 가슴을 더 높게 들어 올린다.
7 동작을 끝낼 때는, 다리를 이완하고 발/발목을 풀어주며 천천히 가슴을 바닥에 내린다.

낙타 자세 (CAMEL POSE)

이 자세는 척추에 유연성을 증가시키며, 신경계를 자극한다. 그리고 순환계를 개선하며 갑상선을 자극한다. 또한 혈압을 내리며 목과 등 그리고 어깨의 긴장을 풀어주어 스트레스와 불안감을 감소한다.

초보자

1 다리를 골반너비로 벌려 무릎을 꿇고 앉는다. 허벅지는 바닥에 수직이다.

2 허벅지를 내회전하고, 정강이는 바닥을 누르고 발가락을 세워 발목을 올린다.

3 블록 두 개를 양쪽 발목 옆에 놓는다. 블록은 높거나 낮게 세운다.

4 어깨를 아래로 내려 귀와 멀어진다.

5 블록을 누르며 가슴을 더 높게 들어 올린다; 5-10회 호흡을 하며 유지한다.

6 동작을 끝낼 때는, 손을 허리에 대고, 코어에 힘을 주어 머리와 상체를 올려 시작 자세로 돌아온다.

7 아기 자세(p. 54)로 휴식한다.

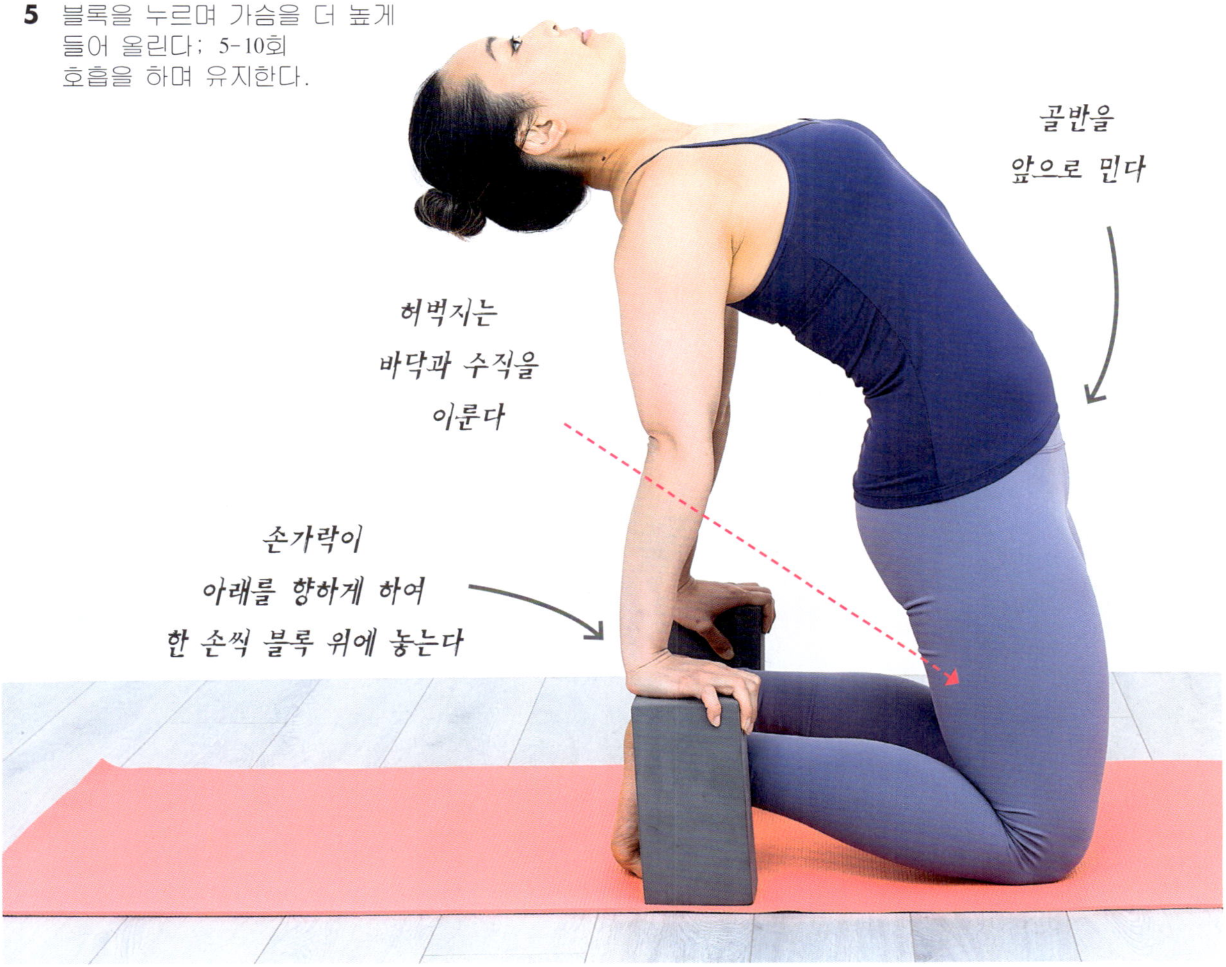
골반을
앞으로 민다
허벅지는
바닥과 수직을
이룬다
손가락이
아래를 향하게 하여
한 손씩 블록 위에 놓는다

2 중급자

1 전 단계와 같은 동작으로 시작한다. 블록을 사용하지 않는다.
2 손을 골반 뒤에 댄다. 손가락이 바닥쪽으로 향한다.
3 어깨를 아래로 당기며 귀와 멀어지게 한다.
4 가슴을 들며, 뒤로 조금씩 기울인다. 한 손씩 발목을 잡는다.
5 골반은 앞으로 밀고 가슴은 들어 올린다. 5-10회 호흡한다.
6 동작을 끝낼 때는, 손을 허리에 대고 코어에 힘을 주며 머리와 상체를 세워 시작 자세로 돌아온다.
7 아기 자세(p.54)로 호흡을 마시고 내쉬며 휴식한다.

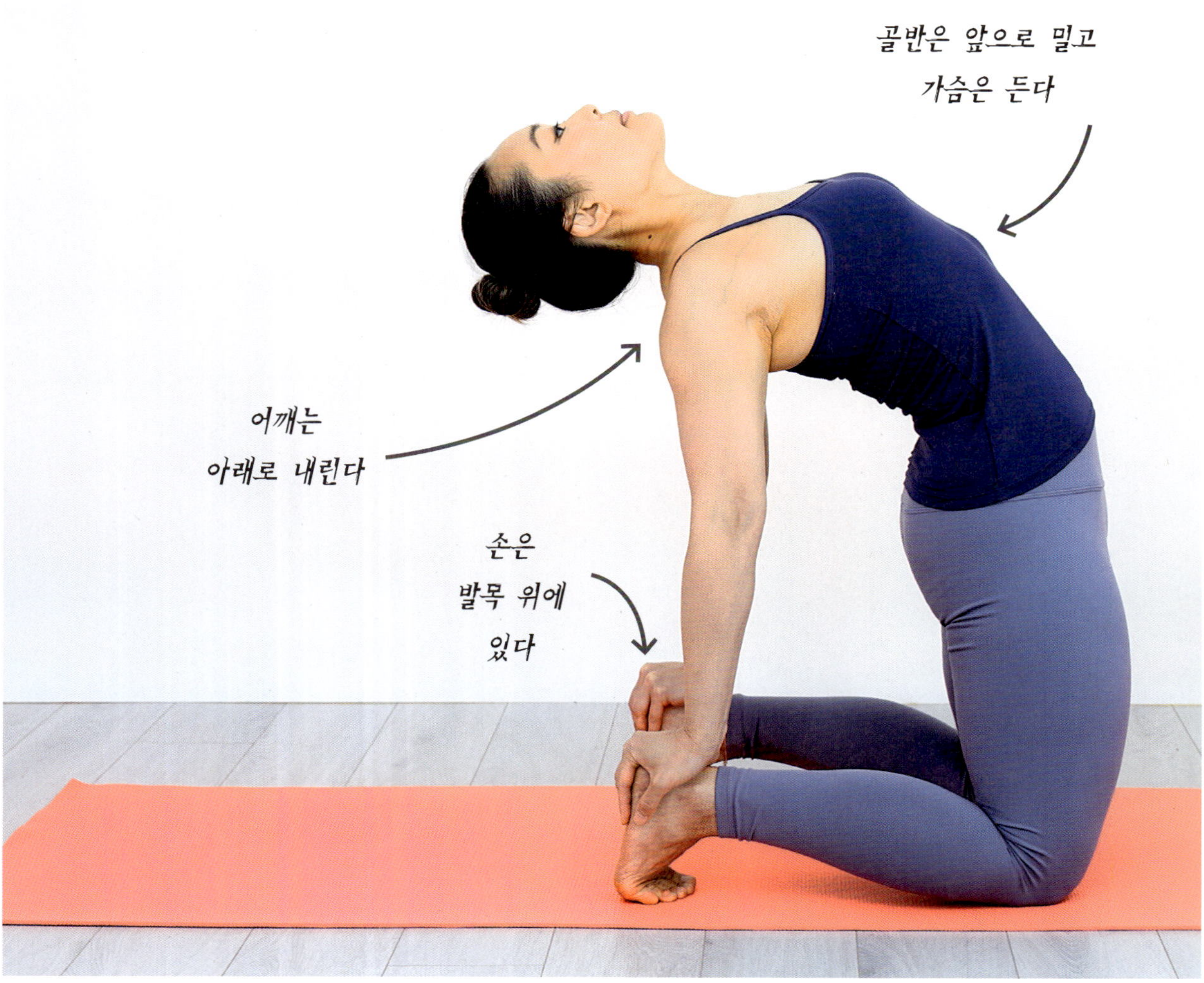
골반은 앞으로 밀고
가슴은 든다
어깨는
아래로 내린다
손은
발목 위에
있다

3 숙련자 A

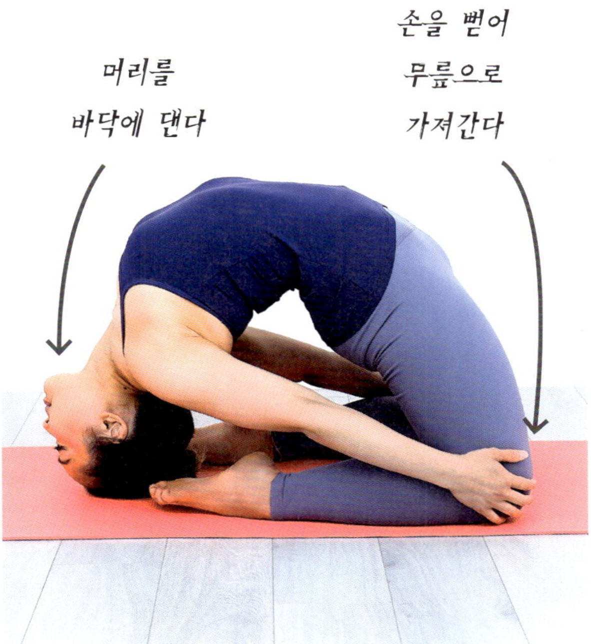

머리를
바닥에 댄다
손을 뻗어
무릎으로
가져간다

1. 전 단계와 같은 동작으로 시작한다.
2. 발가락을 펴서 발등 전체를 바닥에 댄다. 손을 허리에 대고 시작한다. 마시는 호흡에 척추를 길게 늘린다; 내쉬며 후굴을 한다. 골반은 앞으로 밀고, 머리가 바닥에 닿을 때까지 척추를 신전시키며, 손은 허벅지 앞으로 걸어 내려간다.
3. 손은 뻗어 무릎에 대고 코로 호흡을 마시고 내쉰다.
4. 동작을 끝낼 때는, 내쉬며 등과 둔부에 힘을 주고, 머리를 바닥에서 들어 올리기 시작하며 손을 허리에 댄다.
5. 발꿈치 위에 앉아 손을 허벅지에 대고 휴식한다.

4 숙련자 B

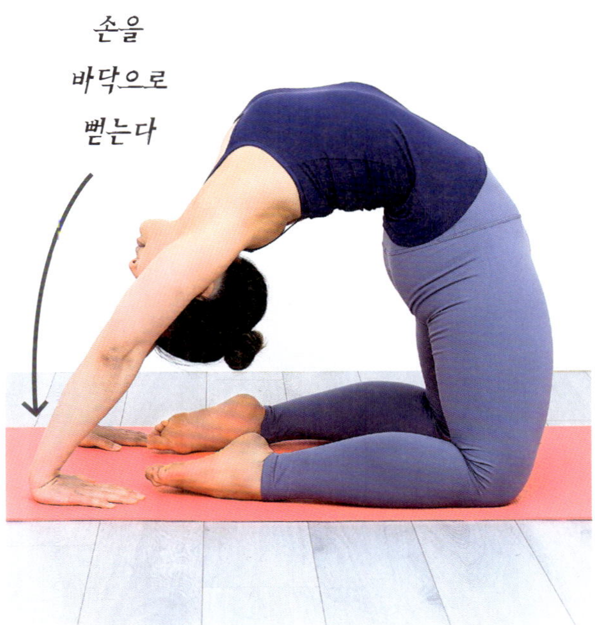

손을
바닥으로
뻗는다

1. 전 단계와 같은 자세로 시작한다.
2. 발가락을 펴서 발등을 바닥에 댄다. 호흡을 마시며, 팔을 위로 들어 머리 뒤로 넘기고 호흡을 내쉬며 어깨와 윗등부터 후굴을 시작하여 아치를 만든다. 골반을 앞으로 밀면서 손이 바닥에 닿을 때까지 후굴 한다.
3. 호흡을 마시며 척추를 길게 늘린다; 내쉬며 조금씩 깊게 후굴 한다.
4. 동작을 끝낼 때는, 등과 둔부에 힘을 주며, 내쉬는 호흡에 한 손씩 허리에 대고 받친다.
5. 발꿈치 위에 앉으며 허벅지에 손을 얹어 휴식한다.

위를 향한 휠 자세 (FULL WHEEL POSE)

이 자세는 몸의 앞면을 스트레칭하며 뒷면 전체를 강화한다. 머리를 진정시키고 스트레스와 경미한 우울증을 완화시킨다. 역동적인 자세인 위를 향한 휠 자세는 갑성선과 뇌하수체 그리고 복부장기들을 활성화하고 소화를 개선한다.

1 초보자

1 등을 대고 누워 무릎을 구부려 발바닥을 바닥에 놓는다; 발과 좌골은 가까워야 한다.

2 발은 골반너비로 벌리고 바깥쪽 날은 매트와 평행이 되도록 한다. 손바닥을 아래로 하여 발꿈치 뒤에 손을 놓는다.

3 내전근에 힘을 주어 조인다.

4 발과 손으로 바닥을 누르며 골반을 위로 올려 매트에서 멀어지게 한다.

5 발은 양쪽이 똑같은 힘으로 바닥을 누른다.

6 호흡을 마시며 척추를 길게 늘린다; 내쉬며 골반을 더 높게 든다.

7 동작을 끝낼 때는, 척추 하나씩 바닥에 내려놓는다.

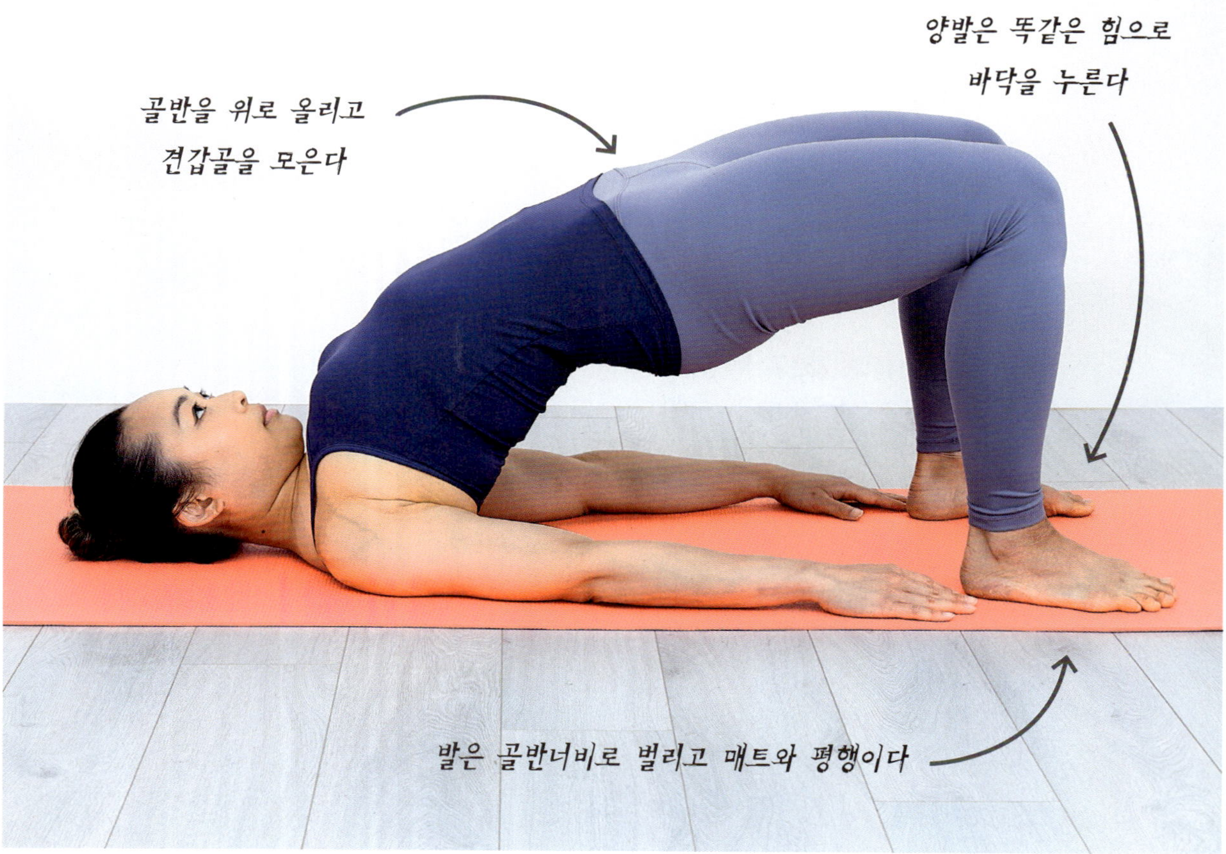
골반을 위로 올리고
견갑골을 모은다
양발은 똑같은 힘으로
바닥을 누른다
발은 골반너비로 벌리고 매트와 평행이다

2 중급자

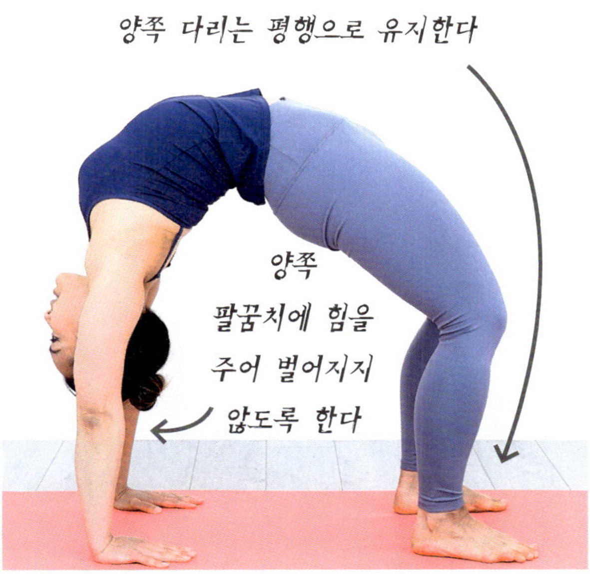

양쪽 다리는 평행으로 유지한다
양쪽
팔꿈치에 힘을
주어 벌어지지
않도록 한다

1 전 단계와 같은 자세로 시작한다.

2 팔을 머리 위로 뻗어 어깨보다 조금 위쪽 바닥에 놓는다.

3 손으로 바닥을 밀며 어깨를 들어 올리고 정수리를 바닥에 댄다.

4 발로 바닥을 밀어 골반을 하늘 쪽으로 올리고, 동시에 손바닥으로 바닥을 밀면서 머리를 들어 올린다.

5 팔을 먼저 펴고 다리를 편다.

6 동작을 끝낼 때는, 팔꿈치를 굽혀 정수리를 바닥에 먼저 내려놓고 몸이 내려온다.

7 누운 상태에서 다리를 구부린다. 다리를 좌우로 부드럽게 움직여서 척추와 요추의 압력을 줄인다.

3 숙련자

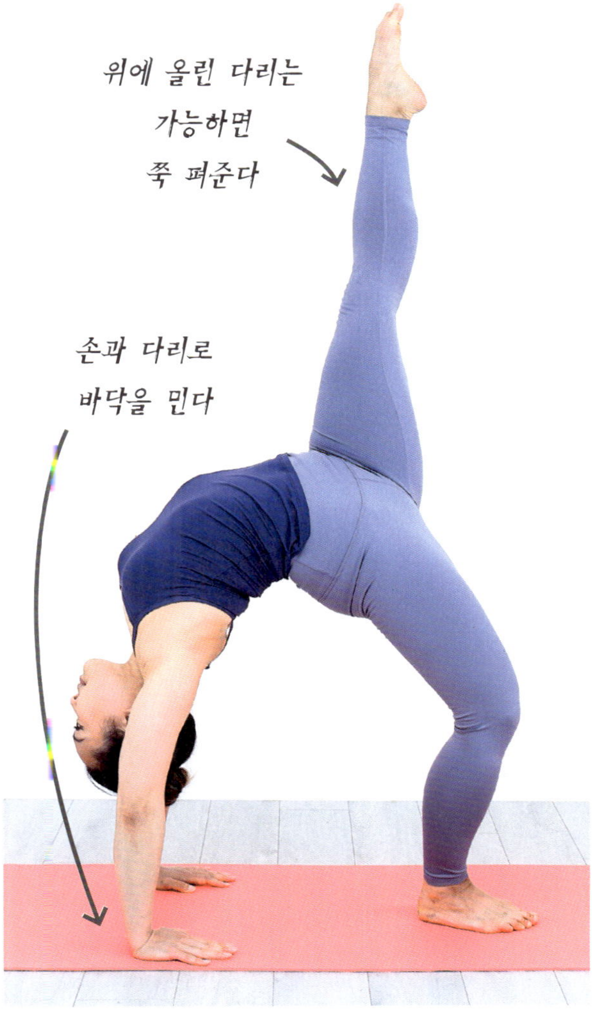

위에 올린 다리는
가능하면
쭉 펴준다
손과 다리로
바닥을 민다

1 전 단계와 같은 자세로 시작한다. 손과 오른쪽 다리로 바닥을 밀어주며 왼쪽 다리는 위로 올려 곧게 편다.

2 호흡을 마시며 준비한다; 내쉬며 어깨를 열어준다. 다리를 바꾸어 다시 한다.

3 전 단계처럼 동작에서 빠져나온다.

무용수 자세 (DANCE POSE)

이 자세는 강화와 유연성, 균형감 그리고 집중력이 결합된 동작이다. 다리와 코어를 강화하고 어깨와 가슴은 펴서 열어주며, 균형감을 증가시킨다. 또한 집중력을 개선한다.

1 초보자

1 산 자세(p.26)로 시작한다.
2 체중을 왼쪽 다리로 옮긴다.
3 오른쪽 무릎을 구부려 발을 오른쪽 둔부로 가져간다.
4 왼팔을 위로 쭉 뻗는다.
5 오른발 안쪽 아치 부분을 오른손으로 잡는다. 이때 엄지손가락이 위를 향한다.
6 오른쪽 다리는 위로, 상체는 앞으로 이동하여 앞뒤 균형을 잡는다.
7 오른발로 손을 밀어내며 다리를 더 높게 올려 후굴을 깊게 한다.
8 골반은 정렬을 맞추어 오른쪽 골반은 앞으로, 왼쪽 골반은 뒤로 보낸다.
9 고정된 대상에 집중해서 균형을 유지한다.
10 동작을 끝낼 때는, 오른쪽 다리를 뒤로 천천히 내리며 무릎이 왼쪽 무릎과 일직선에 오면 시작 자세로 돌아온다. 다리를 바꾸어서 다시 한다.

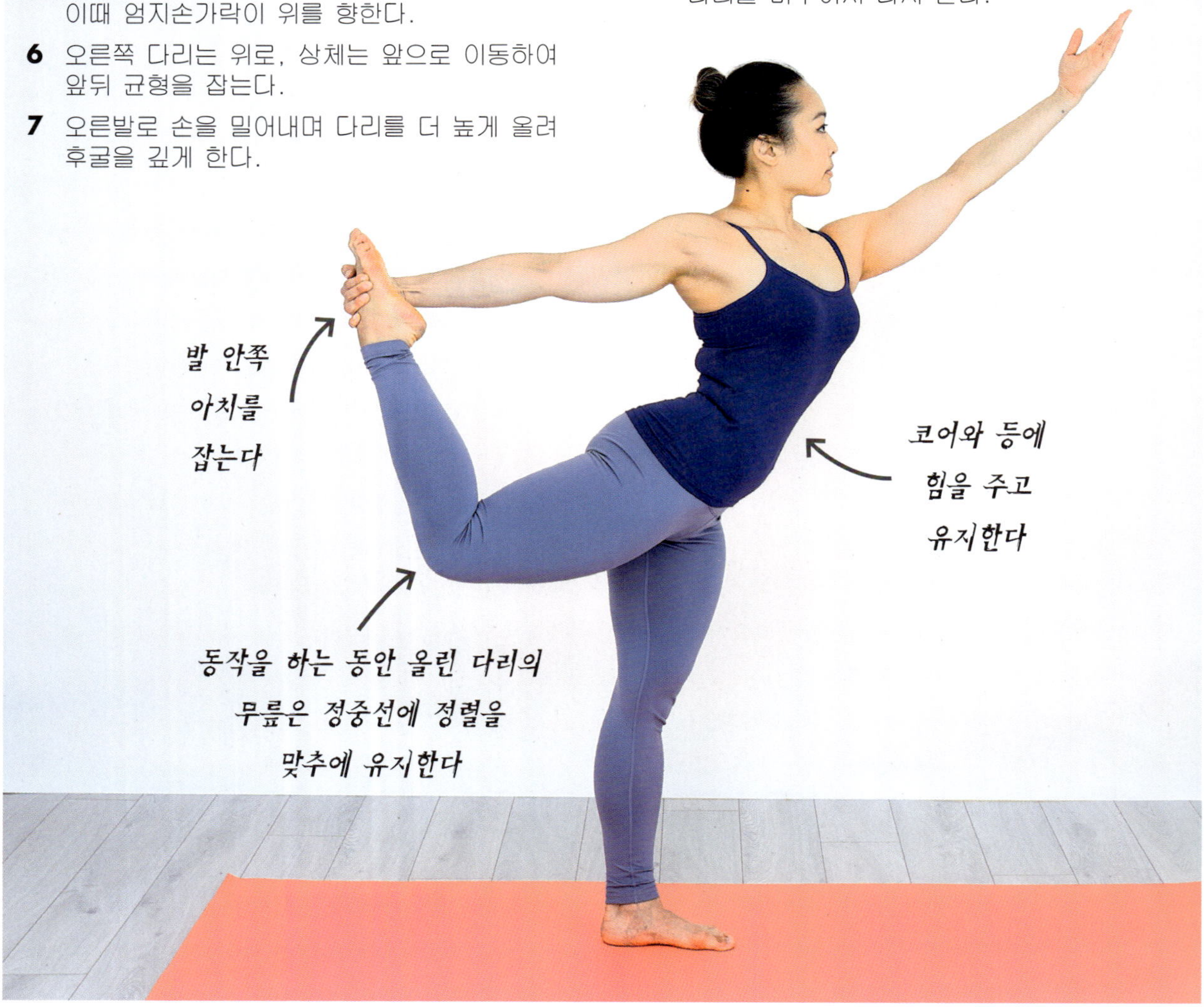

2 중급자

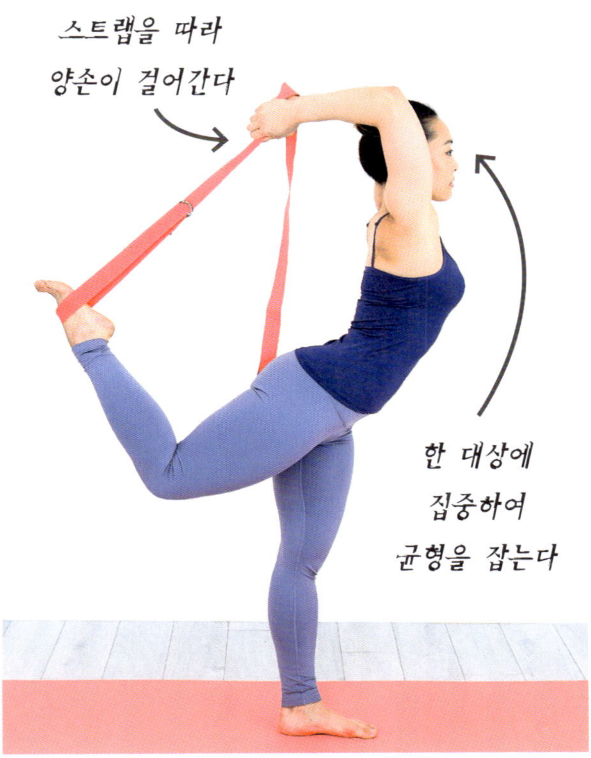
스트랩을 따라
양손이 걸어간다
한 대상에
집중하여
균형을 잡는다

1 전 단계와 같은 자세로 시작한다. 오른손으로 스트랩을 잡고 왼쪽다리로 체중을 이동한다.
2 오른쪽 다리를 들어서 뒤로 보내 발등에 스트랩을 감는다. 스트랩 양끝을 어깨 위로 당긴다. 양쪽 팔꿈치가 위를 향하며 이두가 귀 옆에 있다.
3 골반은 정렬을 맞추어 오른쪽 골반은 앞으로 왼쪽 골반은 뒤로 밀어준다.
4 발로 스트랩을 밀면서 앞으로 기울인다. 코어와 등에 힘을 주고 오른발을 위로 올린다.
5 천천히 풀어주고 다리를 바꾸어 다시 한다.

3 숙련자

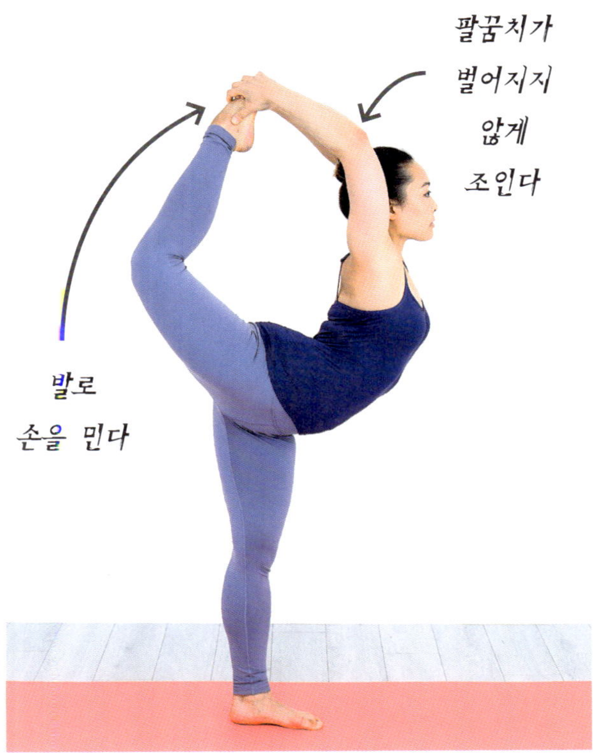
팔꿈치가
벌어지지
않게
조인다
발로
손을 민다

1 오른발에 스트랩을 감고 전 단계와 같은 자세로 시작한다.
2 발로 스트랩을 밀고 손은 스트랩을 따라 발쪽으로 걸어간다. 손이 발에 닿았으면 스트랩을 풀어 준다.
3 마시는 호흡에 척추를 길게 늘린다; 내쉬며 발을 뒤로 밀면서 가슴을 더 높게 들고 어깨는 더 열어준다.
4 골반은 정렬을 맞추고 오른쪽 골반은 앞으로 왼쪽 골반은 뒤로 당긴다.
5 천천히 풀어주고 다리를 바꾸어 다시 한다.

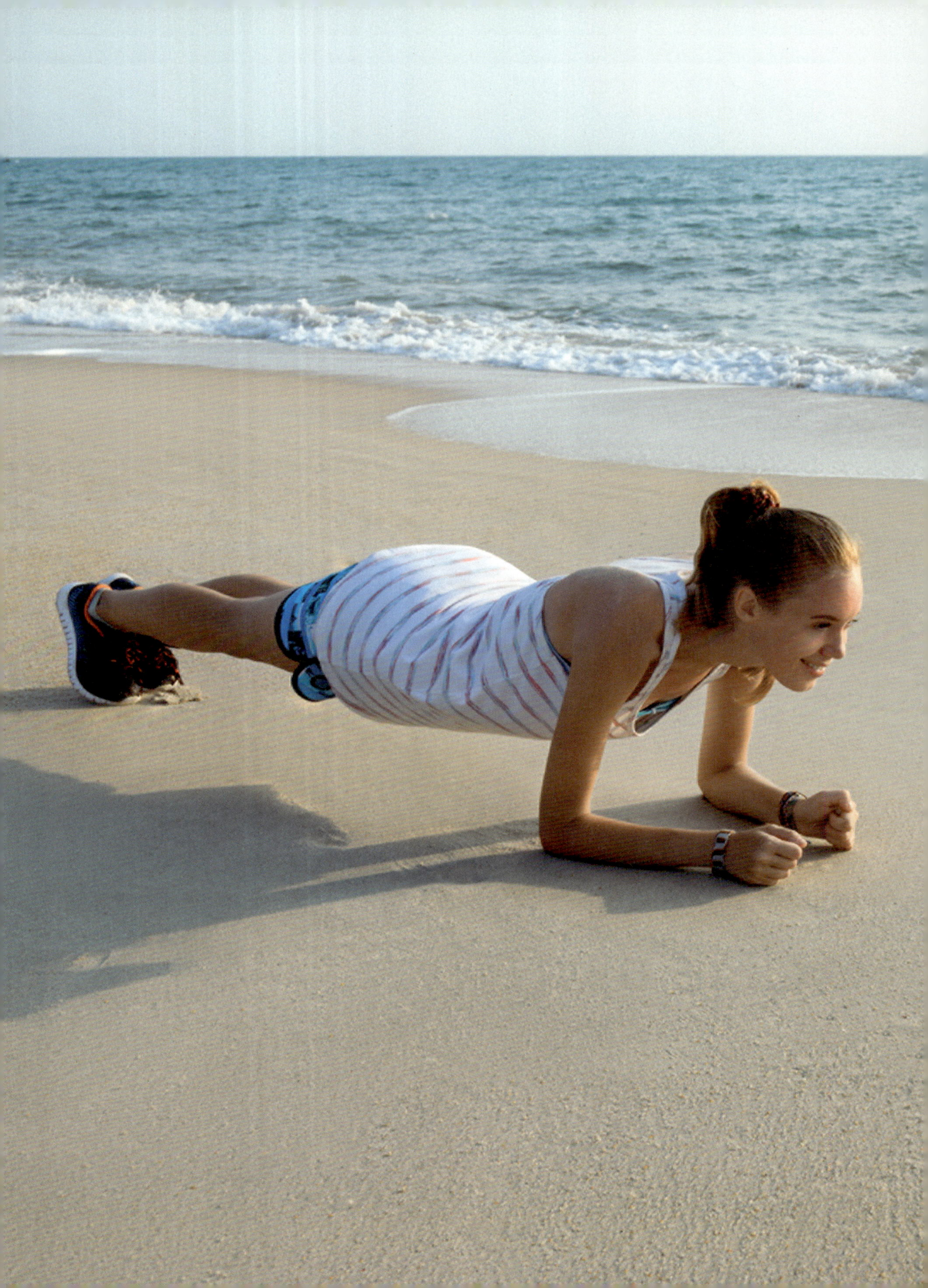

6

코어 강화 동작

CORE STRENGTHENERS

코어는 몸 전체를 잡아주는 접착제이다. 코어에 힘이 길러지면, 코어는 등을 보호하는데, 이것은 시간이 지나도 건강 유지에 결정적인 역할을 한다. 이 책에서 보여주는 동작들은 신체의 파워 센터인 태양신경총 차크라(solar plexus chakra)에 작용한다. 복근을 강화하고 복부의 살을 감소시키며, 내부 장기의 혈액 순환을 개선한다. 또한 집중력과 균형감각을 향상시키며, 척추를 스트레칭하고 자세를 더 좋게 하여 등에 생긴 문제를 개선하는데 도움을 준다.

플랭크 자세 (PLANK POSE)

이 자세는 암 밸런스나 인버전의 초석이다.
연습을 하기 전에 항상 손목과 어깨를 풀어줘야 한다.
교대로 한 다리씩 들어주어 코어를 강화하는
원-레그 플랭크까지 전체 단계를 진행한다.

1 초보자

1. 테이블 탑 자세(p.27)로 손과 무릎을 바닥에 댄다. 어깨는 손목 위에 골반은 무릎 위에 있다.
2. 무릎을 뒤로 걸어간다. 어깨와 무릎이 사선이 되도록 편평하게 등을 만든다.
3. 무릎을 붙여 조인다.
4. 견갑골을 밀어내 사이가 멀어진다.
5. 항상 어깨는 팔목 위에 놓여 있다.
6. 배꼽을 척추 쪽으로 끌어 올려 코어에 힘을 준다.
7. 동작을 끝낼 때는, 엉덩이를 발꿈치위로 이동해서 아기 자세(p.54)를 취한다.

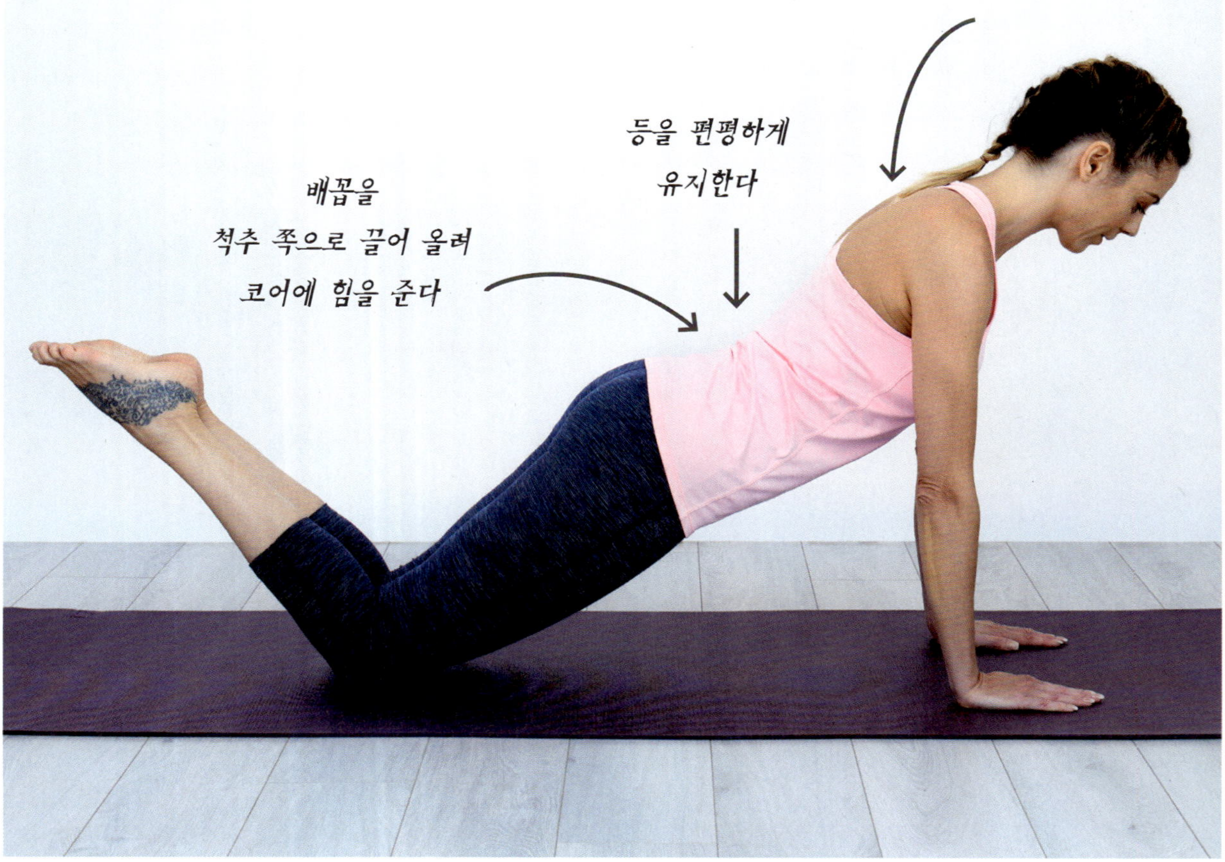
항상 어깨가
손목 위에 있도록 한다
등을 편평하게
유지한다
배꼽을
척추 쪽으로 끌어 올려
코어에 힘을 준다

2 중급자

1 다운 독(p. 126-127) 자세에서 손가락을 다 펴준다.
2 호흡을 마시고 손목과 어깨를 수직이 될 때까지 앞으로 이동한다.
3 골반은 어깨와 무릎에 사선이 될 때까지 내린다.
4 견갑골은 서로 밀어서 멀어지게 한다.
5 어깨를 외회전하여 팔꿈치 앞면이 앞쪽을 향한다.
6 정수리를 길게 늘리고 발꿈치는 아래로 쭉 길어진다.
7 내쉬는 호흡에 다운 독 자세로 돌아온다.

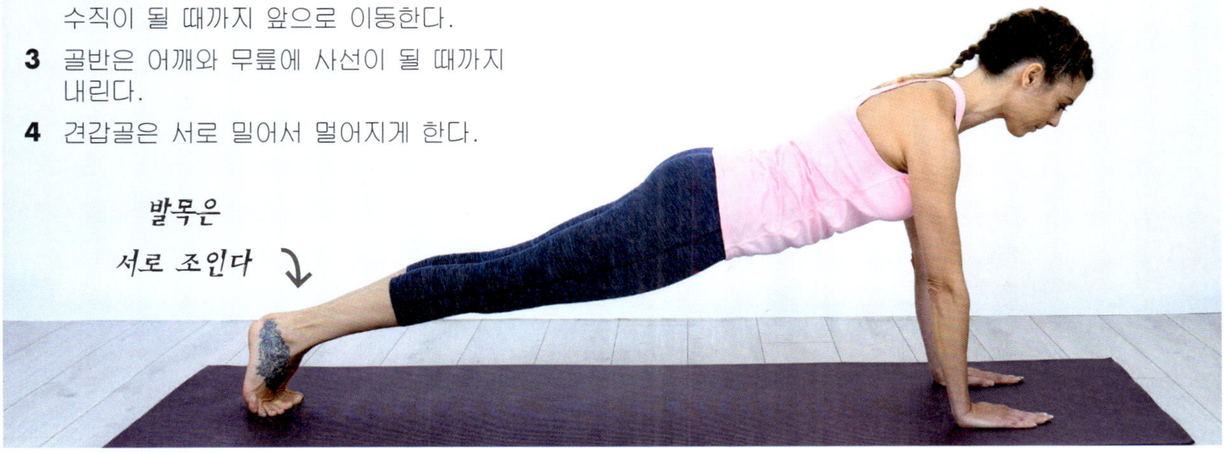
발목은
서로 조인다

3 숙련자

1 중급자 플랭크 자세에서 시작한다.
2 정중선을 따라 조이고, 체중을 왼발로 옮기며 오른쪽 다리를 올려 발을 포인한다; 나머지는 다 동일하다.
3 오른쪽 다리를 내리며 플랭크 자세로 돌아온다. 다리를 바꾸어 다시 한다.

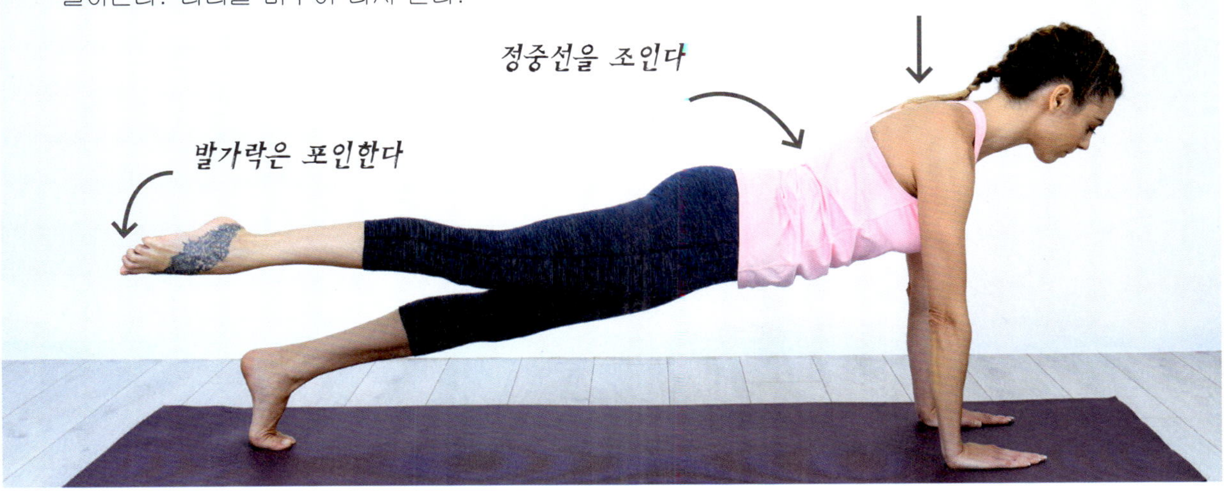
손목위에 어깨가 온다
정중선을 조인다
발가락은 포인한다

로우 플랭크 자세 (FOREARM PLANK)

이 자세는 몸 전체 (어깨, 다리, 코어)를 강화한다. 또한 발 아치부분과 종아리, 햄스트링과 어깨는 스트레칭이 되며 암 밸런스와 인버전 준비 동작으로 좋다.

1 초보자

1. 테이블 탑(p. 27)자세에서 팔꿈치를 바닥으로 내리며 어깨와 수직이다.
2. 전완은 서로 평행이다. 하지만 어깨가 타이트하면 양손을 깍지를 껴서 삼각형을 만든다.
3. 어깨와 팔꿈치는 수직이고 발가락을 세운다.
4. 한발씩 뒤로 걸어가서 다리를 펴고 몸통이 바닥과 평행이 되게 한다.
5. 발꿈치는 방 뒤쪽을 향하여 밀어주고 정수리는 방 앞쪽으로 당긴다.
6. 대퇴사두에 힘을 주어 슬개골을 들어 올린다.
7. 꼬리뼈는 아래로 끌어내리고 배꼽을 안과 위 쪽으로 당기며 코어에 힘을 준다.
8. 같은 방법으로 동작을 천천히 풀어준다.

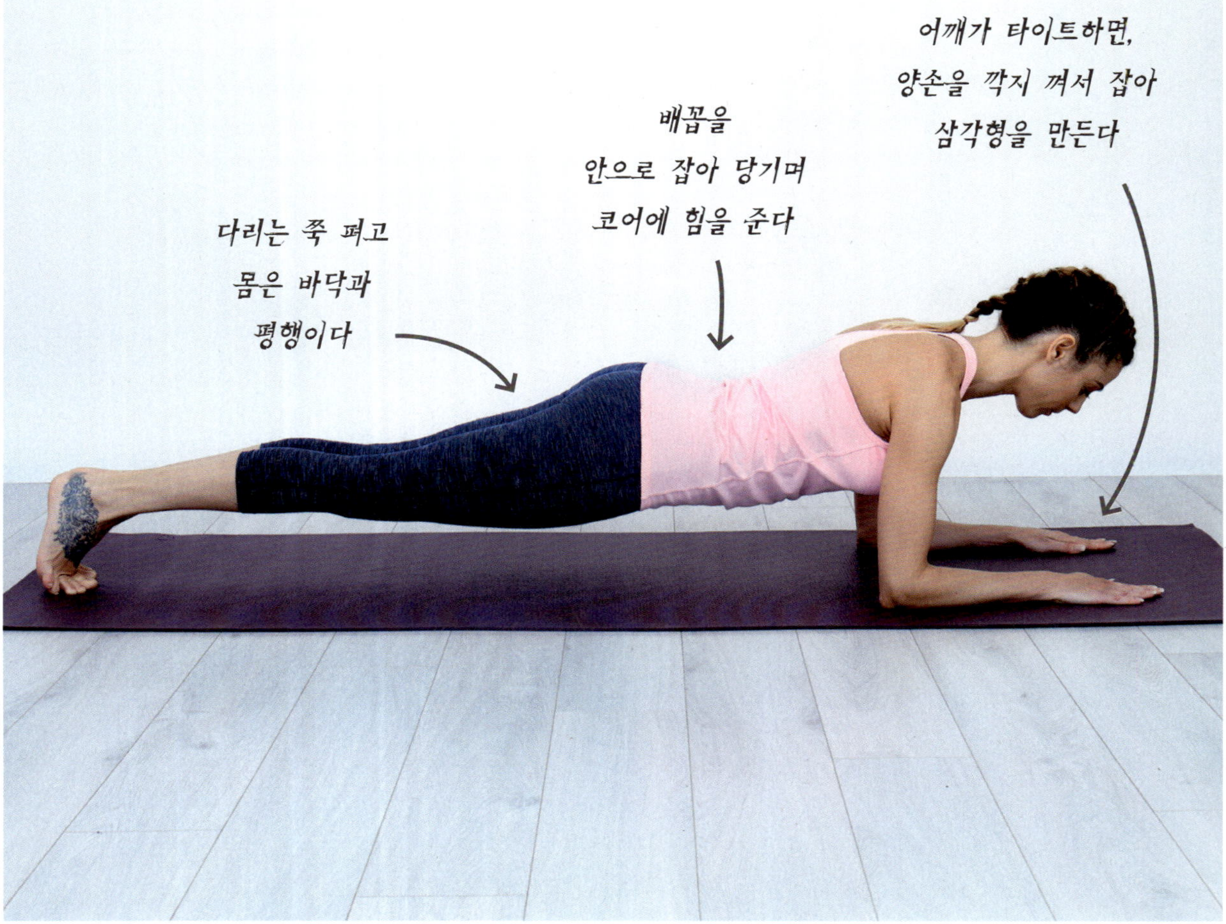
어깨가 타이트하면, 양손을 깍지 껴서 잡아 삼각형을 만든다
배꼽을 안으로 잡아 당기며 코어에 힘을 준다
다리는 쭉 펴고 몸은 바닥과 평행이다

2 중급자

1 전 단계와 같은 자세로 시작하여 로우 플랭크 자세로 간다.

2 코어에 힘을 주고 체중을 왼발로 옮기며 오른쪽 다리를 들어 발가락을 포인한다.

3 오른쪽 다리를 내리고 다시 로우 플랭크 자세로 돌아온다. 다리를 바꾸어 다시 한다.

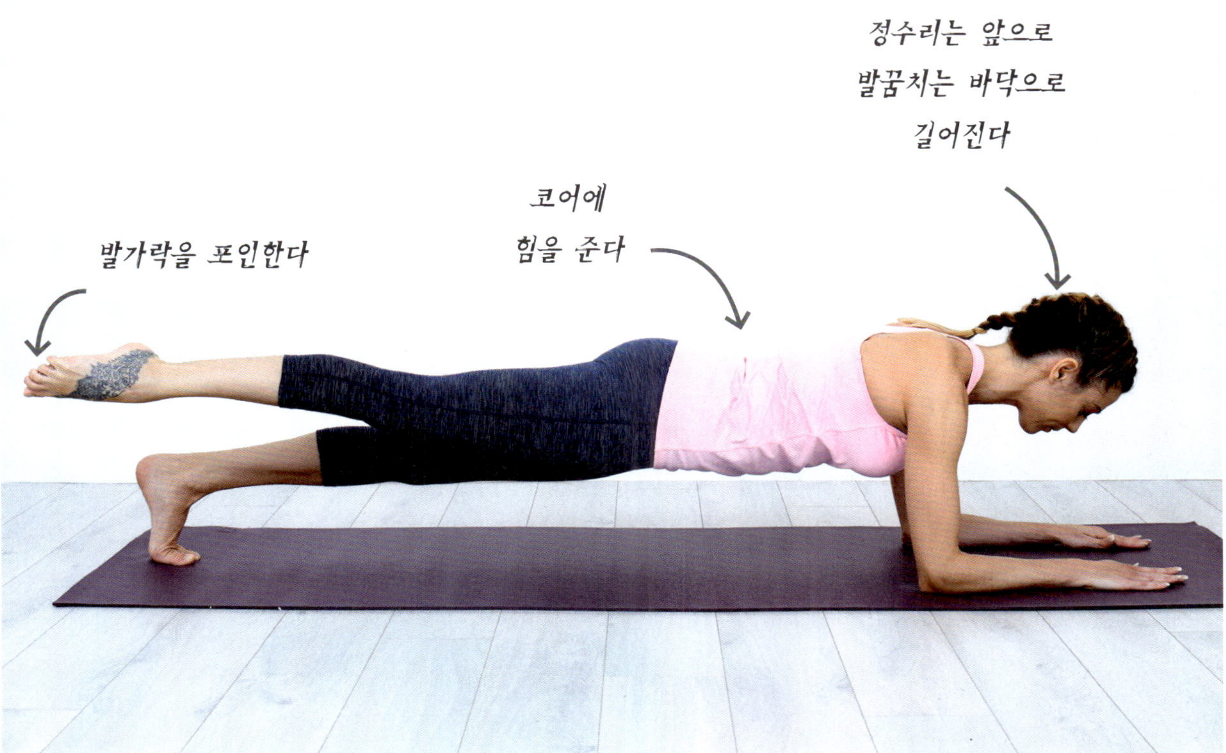

정수리는 앞으로
발꿈치는 바닥으로
길어진다
코어에
힘을 준다
발가락을 포인한다

다음 단계 안정이 되면, 골반을 양 옆으로 움직여 허리를 스트레칭한다.

보트 자세 (BOAT POSE)

배와 돛의 형태를 만드는 보트 자세는 코어를 강화하고 고관절 굴곡근에 더 깊게 작용한다. 또한 척추를 늘리고 자세를 바르게 만들어 등 통증을 완화시킨다. 그리고 집중력과 균형감을 향상시킨다.

1 초보자

1. 앉아서 무릎을 구부려 발을 바닥에 놓는다.
2. 척추를 길게 늘린다.
3. 발꿈치를 바닥에서 들고 발목과 무릎을 붙인다.
4. 상체를 조금씩 뒤로 기울인다. 이때 척추를 길고 반듯하게 유지한다.
5. 손으로 무릎 뒤를 잡고 어깨를 뒤로 돌려 견갑골을 모아 아래로 내린다.
6. 좌골로 균형을 잡는다.
7. 천천히 풀어서 시작 자세로 돌아온다.

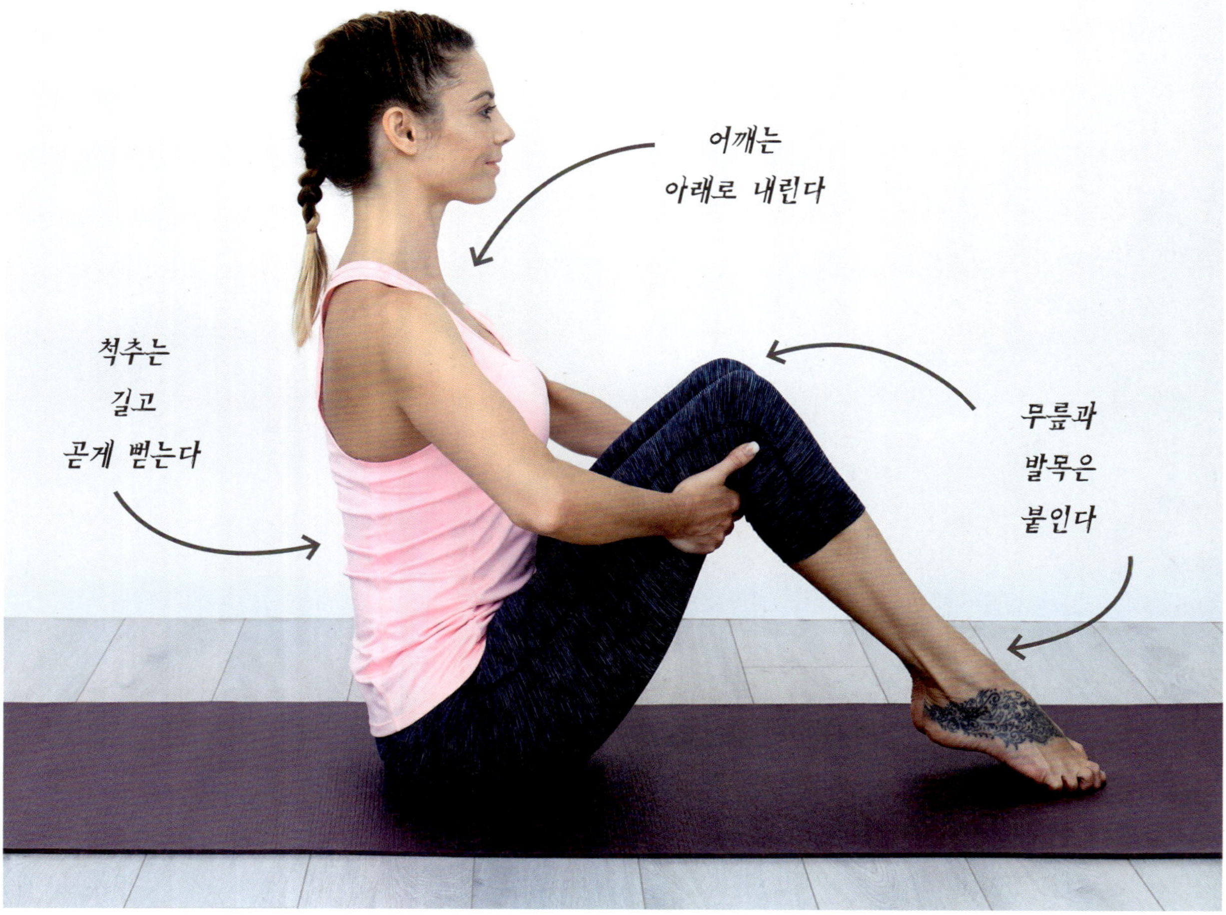
어깨는 아래로 내린다
척추는 길고 곧게 뻗는다
무릎과 발목은 붙인다

2 중급자

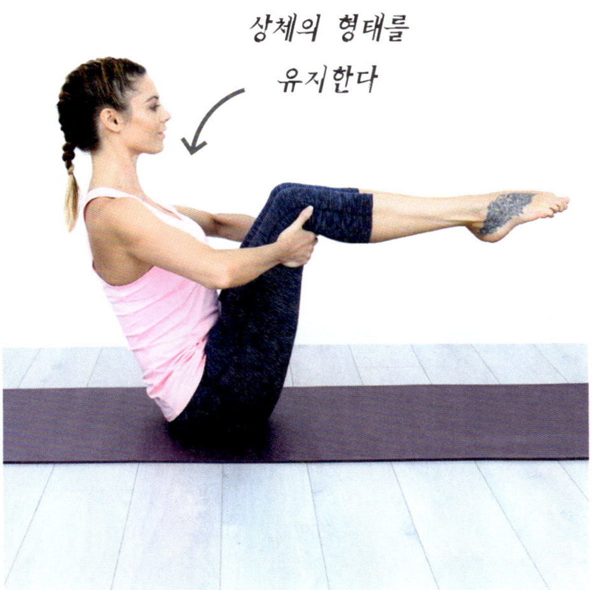
상체의 형태를
유지한다

1 전 단계와 같은 자세로 시작한다.
2 손으로 무릎 뒤를 잡고 천천히 무릎을 구부려 정강이가 바닥과 평행하게 한다. 이때 상체의 형태가 무너지지 않아야 한다.
3 어깨를 뒤로 돌려 아래로 내린다.
4 좌골로 균형을 잡는다.
5 천천히 풀어서 시작 자세로 돌아온다.

3 숙련자

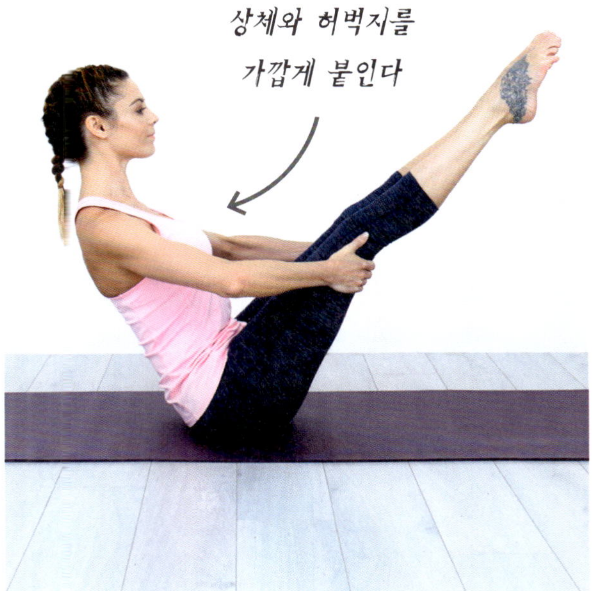
상체와 허벅지를
가깝게 붙인다

1 전 단계와 같은 자세로 시작한다.
2 손으로 무릎 뒤를 잡은 다음 무릎을 가슴으로 가져온다. 상체와 무릎을 가능한 가깝게 붙이고 다리를 쭉 편다.
3 어깨를 뒤로 돌려 아래로 내린다.
4 좌골로 균형을 잡는다.
5 천천히 풀어서 시작 자세로 돌아온다.

의자 자세 (CHAIR POSE)

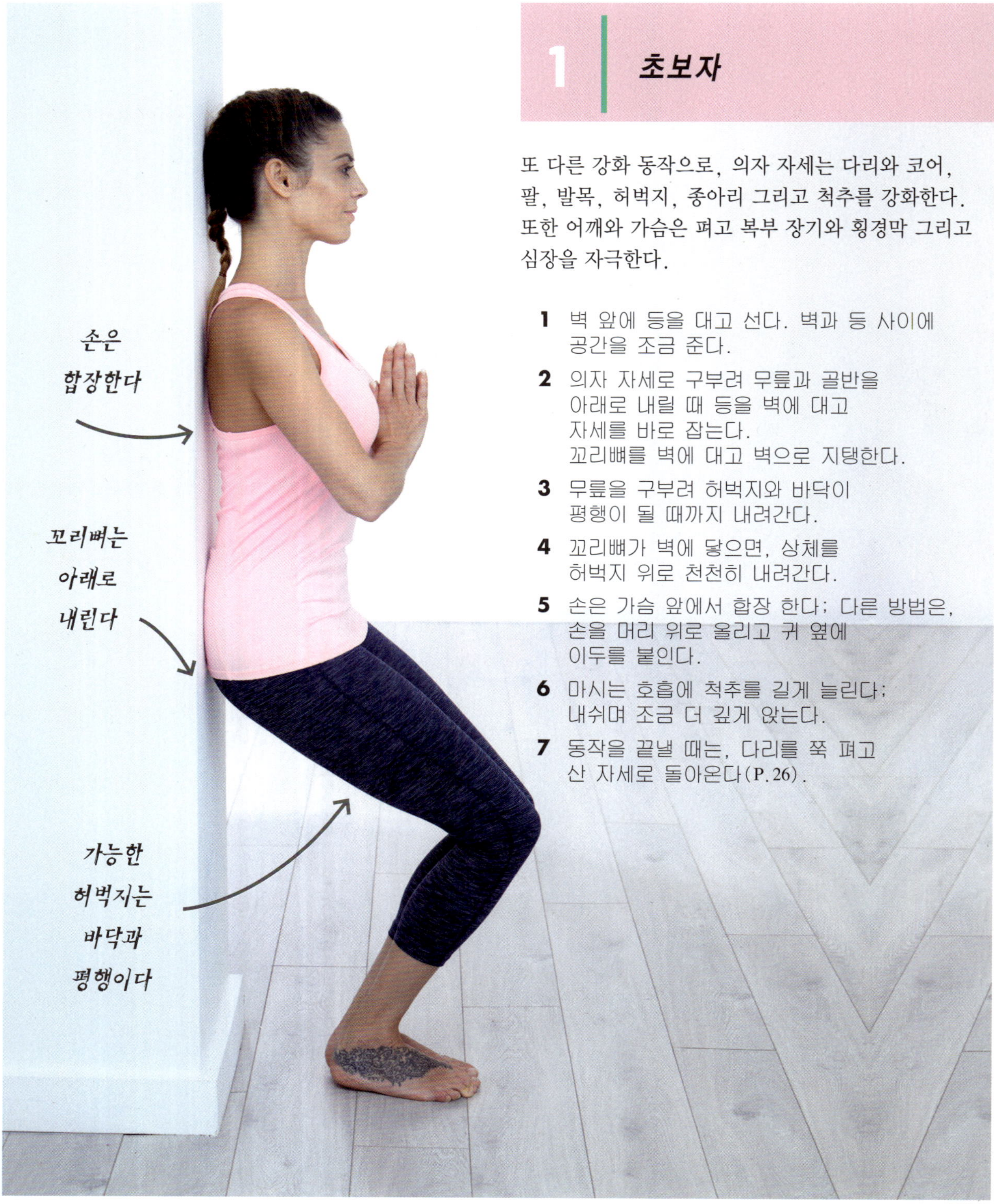

손은
합장한다
꼬리뼈는
아래로
내린다
가능한
허벅지는
바닥과
평행이다

1 초보자

또 다른 강화 동작으로, 의자 자세는 다리와 코어, 팔, 발목, 허벅지, 종아리 그리고 척추를 강화한다. 또한 어깨와 가슴은 펴고 복부 장기와 횡경막 그리고 심장을 자극한다.

1 벽 앞에 등을 대고 선다. 벽과 등 사이에 공간을 조금 준다.

2 의자 자세로 구부려 무릎과 골반을 아래로 내릴 때 등을 벽에 대고 자세를 바로 잡는다.
꼬리뼈를 벽에 대고 벽으로 지탱한다.

3 무릎을 구부려 허벅지와 바닥이 평행이 될 때까지 내려간다.

4 꼬리뼈가 벽에 닿으면, 상체를 허벅지 위로 천천히 내려간다.

5 손은 가슴 앞에서 합장 한다; 다른 방법은, 손을 머리 위로 올리고 귀 옆에 이두를 붙인다.

6 마시는 호흡에 척추를 길게 늘린다; 내쉬며 조금 더 깊게 앉는다.

7 동작을 끝낼 때는, 다리를 쭉 펴고 산 자세로 돌아온다(P. 26).

2 중급자

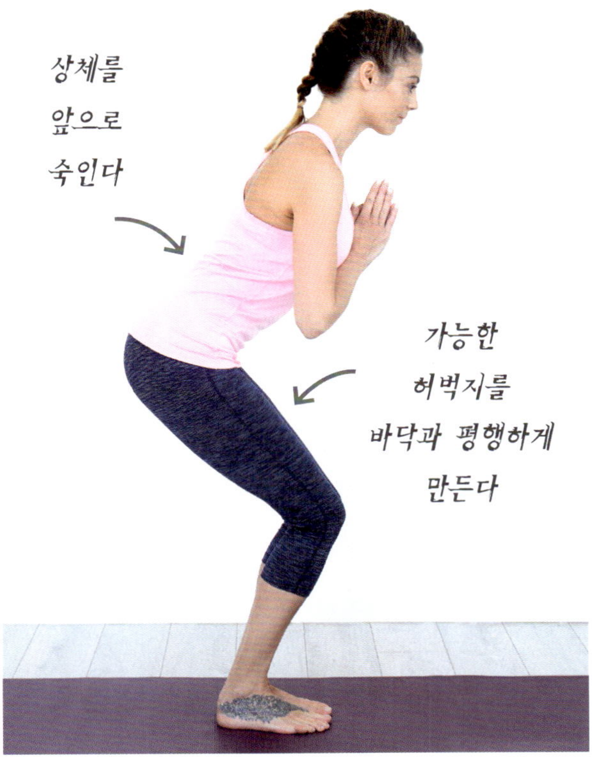
상체를
앞으로
숙인다
가능한
허벅지를
바닥과 평행하게
만든다

1 산 자세로 선다.
2 무릎을 구부리고 상체는 허벅지 위로 조금씩 숙인다.
3 무릎은 발목 위에 수직에 있어야 하며 눈은 무릎 앞에 있는 발가락을 볼 수 있어야 한다.
4 꼬리뼈를 아래로 당긴다.
5 손은 가슴 앞에서 합장한다.
6 마시는 호흡에 척추를 길게 늘린다; 내쉬며 조금 더 깊게 앉는다.
7 전 단계와 같은 방법으로 동작을 끝낸다.

3 숙련자

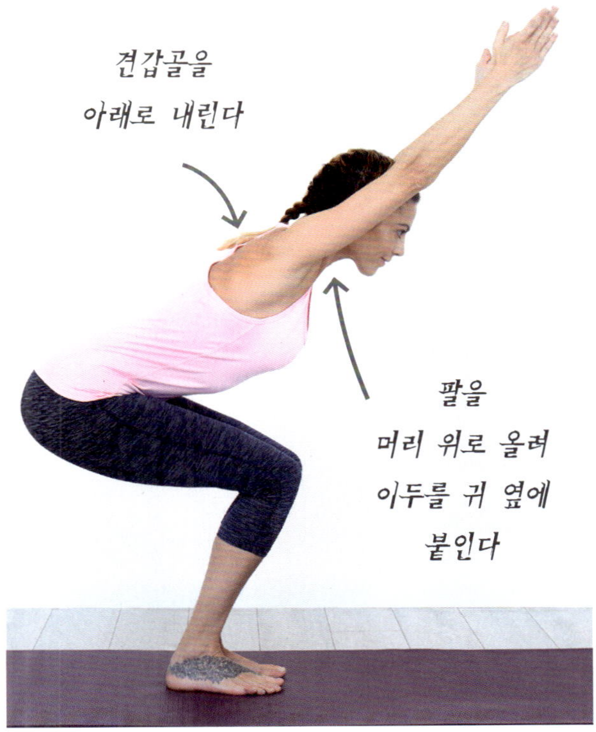
견갑골을
아래로 내린다
팔을
머리 위로 올려
이두를 귀 옆에
붙인다

1 전 단계와 같은 자세로 시작한다.
2 팔을 머리 위로 올려 이두를 귀 옆에 붙이며, 양손의 바깥쪽 날을 돌려 서로 향하게 한다.
3 견갑골은 아래로 내리다.
4 마시는 호흡에 척추를 길게 늘린다; 내쉬며 조금 더 깊게 앉는다.
5 전 단계와 같은 방법으로 동작을 끝낸다.

독수리 자세 (EAGLE POSE)

독수리 자세는 발목과 종아리, 허벅지, 고관절, 어깨와 윗등을 강화하고 스트레칭 한다. 또한 견갑골이 타이트한 것을 풀어주고 손목을 부드럽게 하는데 도움이 된다. 그리고 집중력과 균형감을 향상과 관절의 윤활작용에 좋은 동작이다.

1 초보자

1 산 자세(P.26)로 바르게 선다.
2 무릎을 살짝 구부린다. 체중을 왼발에 싣고 오른발을 든다.
3 왼발로 균형을 잡고, 오른쪽 허벅지를 왼쪽 다리에 교차한다.
4 왼쪽 다리는 좀 더 구부린다.
5 양쪽 전완을 얼굴 앞 쪽에서 붙인다.
6 자세를 풀 때는, 뒤에 있는 오른쪽 다리를 풀어 산 자세로 돌아온다. 다리를 바꾸어서 다시 한다.

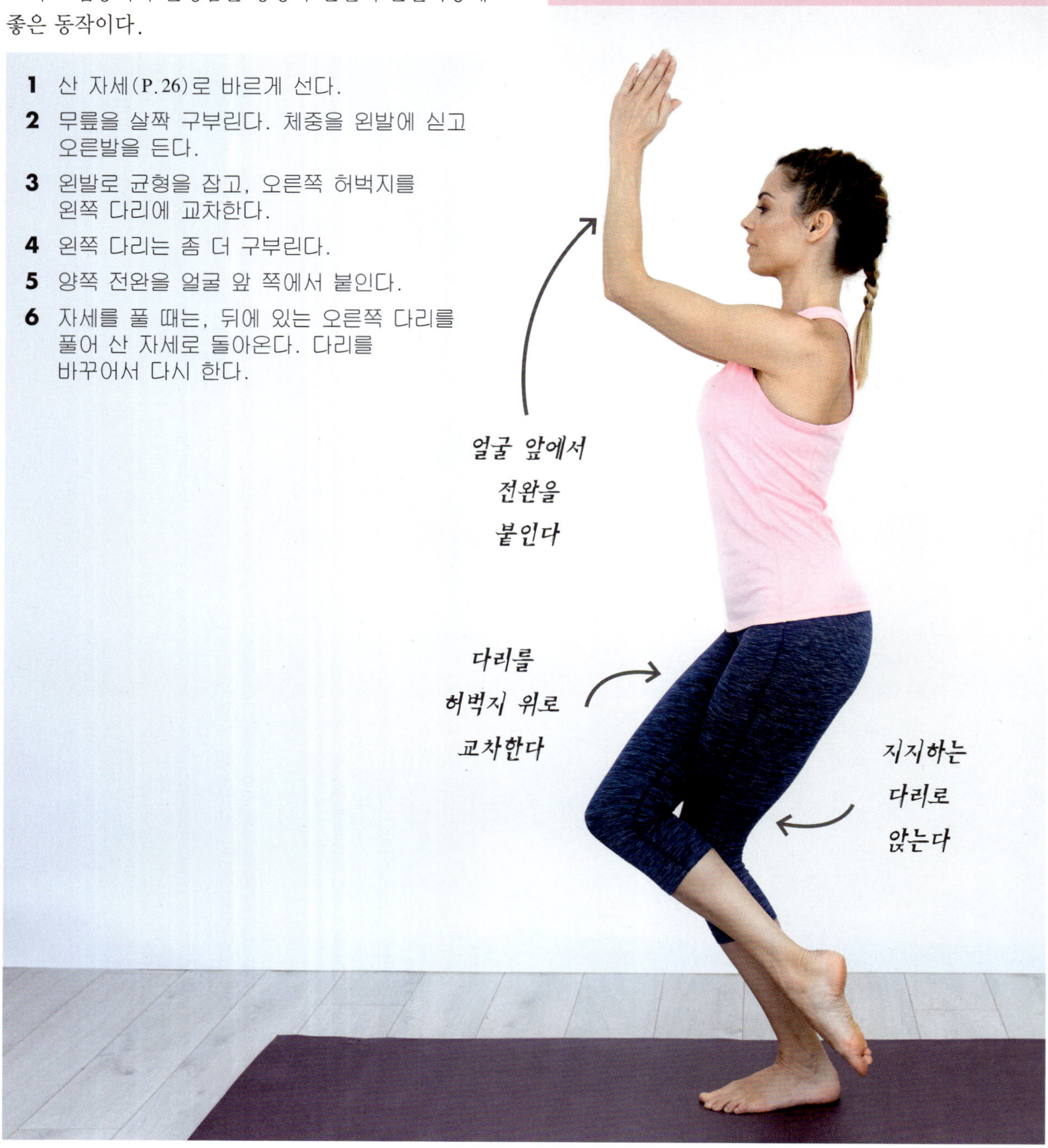
얼굴 앞에서 전완을 붙인다
다리를 허벅지 위로 교차한다
지지하는 다리로 앉는다

2 중급자

1 전 단계와 같은 자세로 시작한다.

2 오른발의 발가락을 바닥을 향해 포인한 후 아래 있는 왼쪽 종아리 뒤를 감싸며 걸어준다.(두 번 감아준다.)

3 두 번 감는데 어려우면, 발가락을 바닥에 대고 보조다리(kick-stand)처럼 지지한다.

4 팔은 바닥에 평행하게 앞으로 뻗고, 견갑골 사이를 넓게 벌린다.

5 상체 앞에서, 왼팔이 위로 오게 하여 오른팔과 교차한다. 팔꿈치를 구부리고, 양손등을 서로 밀면서 전완을 바닥과 수직이 되게 올린다.

6 왼손은 왼쪽으로 오른손은 오른쪽으로 밀어서 손바닥을 마주보게 한다.

7 손바닥은 서로 밀어주고, 팔꿈치는 올리고 손가락은 위를 향한다.

8 다리와 손을 풀어 독수리 자세에서 나와 산 자세로 돌아간다. 다리를 바꾸어 다시 한다.

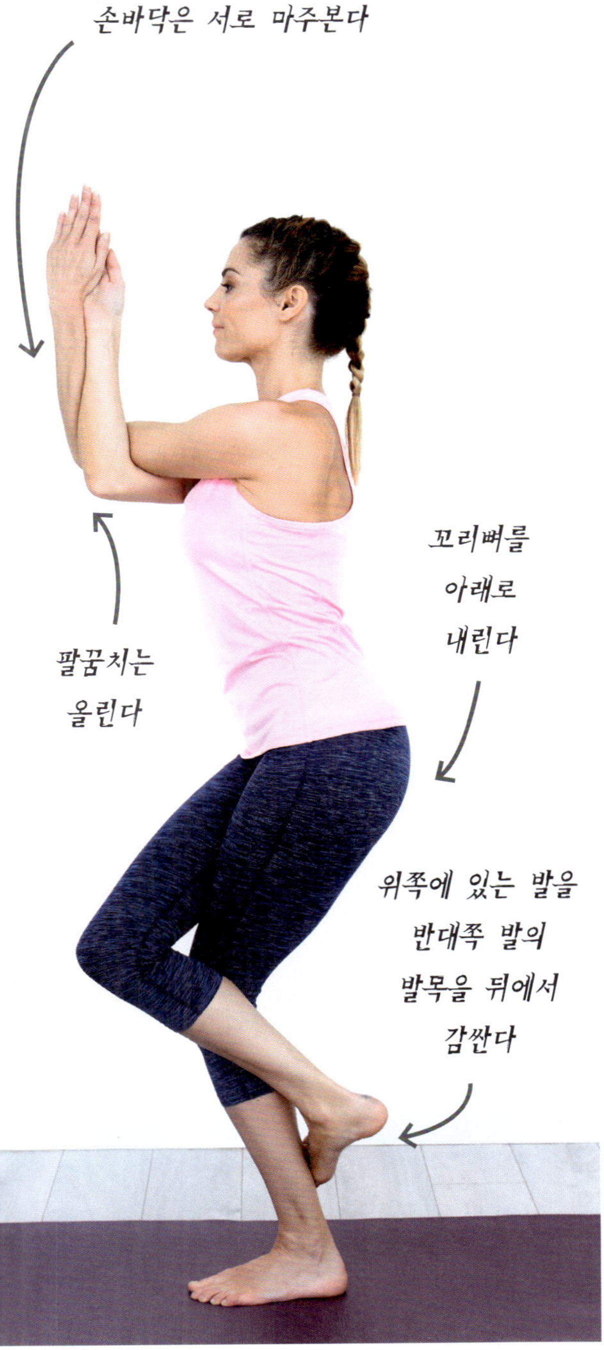
손바닥은 서로 마주본다
팔꿈치는 올린다
꼬리뼈를 아래로 내린다
위쪽에 있는 발을 반대쪽 발의 발목을 뒤에서 감싼다

3 숙련자

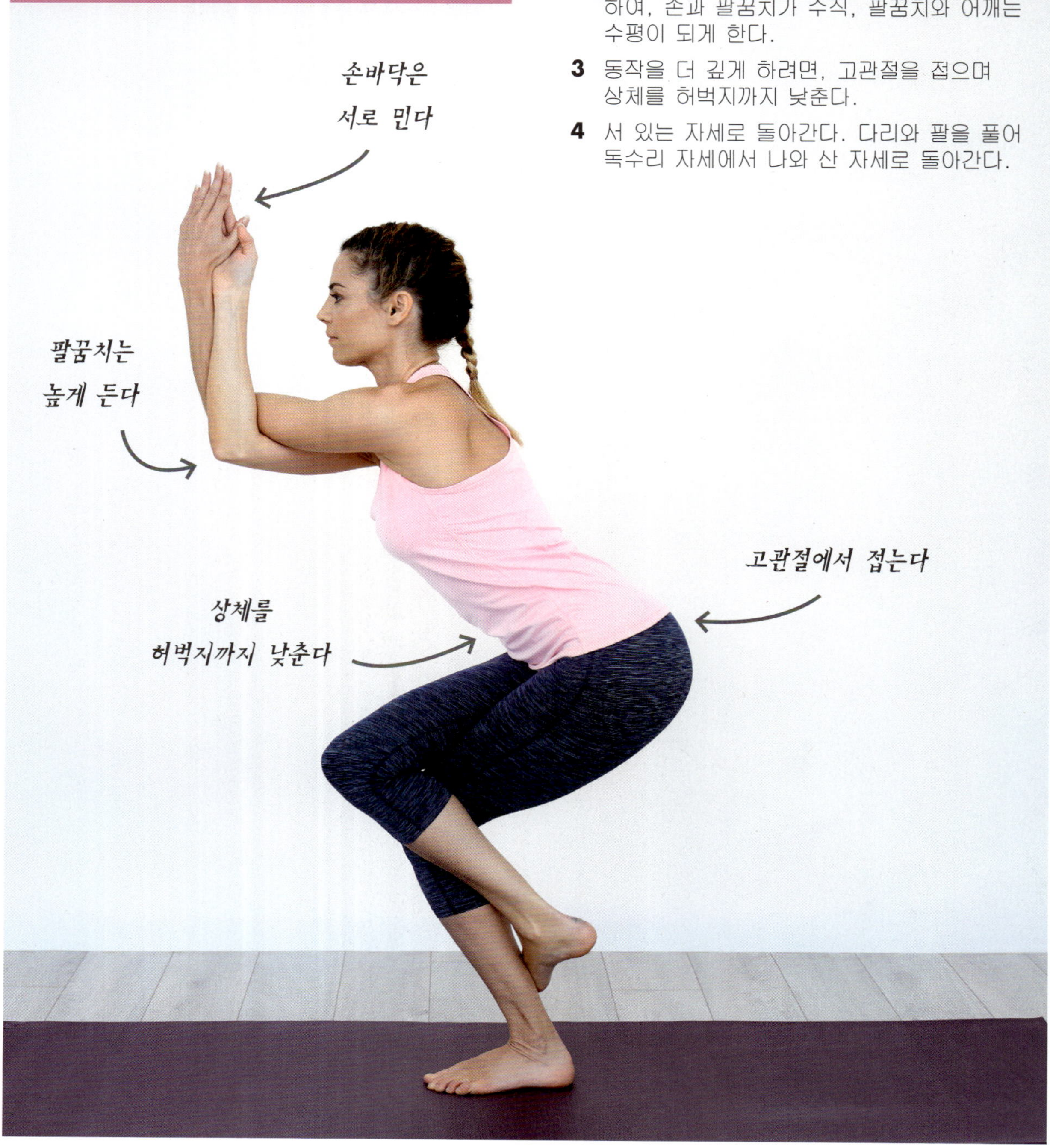

손바닥은
서로 민다
팔꿈치는
높게 든다
고관절에서 접는다
상체를
허벅지까지 낮춘다

1 전 단계와 같은 자세로 시작한다.

2 독수리 자세를 만든다. 손바닥을 마주보게 하여, 손과 팔꿈치가 수직, 팔꿈치와 어깨는 수평이 되게 한다.

3 동작을 더 깊게 하려면, 고관절을 접으며 상체를 허벅지까지 낮춘다.

4 서 있는 자세로 돌아간다. 다리와 팔을 풀어 독수리 자세에서 나와 산 자세로 돌아간다.

전사 자세 3 (WARRIOR 3)

이 자세는 균형과 강화훈련에 적합하며 코어와 몸 전체에는 어려운 동작이다. 이 자세는 발목과 다리를 강화하고 복근을 단련하고 가슴과 어깨, 햄스트링을 스트레칭한다. 또한 신체의 균형감과 조정력을 개선한다.

1 초보자

1 자신에게 적합한 높이로 블록 두개를 높거나 낮게 세워 놓는다.
2 오른쪽 다리로 체중을 이동하고 왼쪽 다리는 뒤로 쭉 뻗는다.
3 왼발은 플렉스하여 발가락이 바닥을 향하게 하며 계속 움직인다.
4 골반은 정렬하여 높이를 맞춘다.
5 오른쪽 대퇴사두에 힘을 주어 슬개골을 골반쪽으로 올려 무릎을 보호한다.
6 손을 블록을 짚고 바닥과 평행하게 상체를 내린다.
7 정수리는 앞으로 쭉 뻗고 왼발은 뒤로 쭉 뻗는다.
8 동작을 끝낼 때는, 왼발을 오른발 옆으로 가져오고 상체를 일으켜 반듯하게 세운다. 다리를 바꾸어 다시 한다.

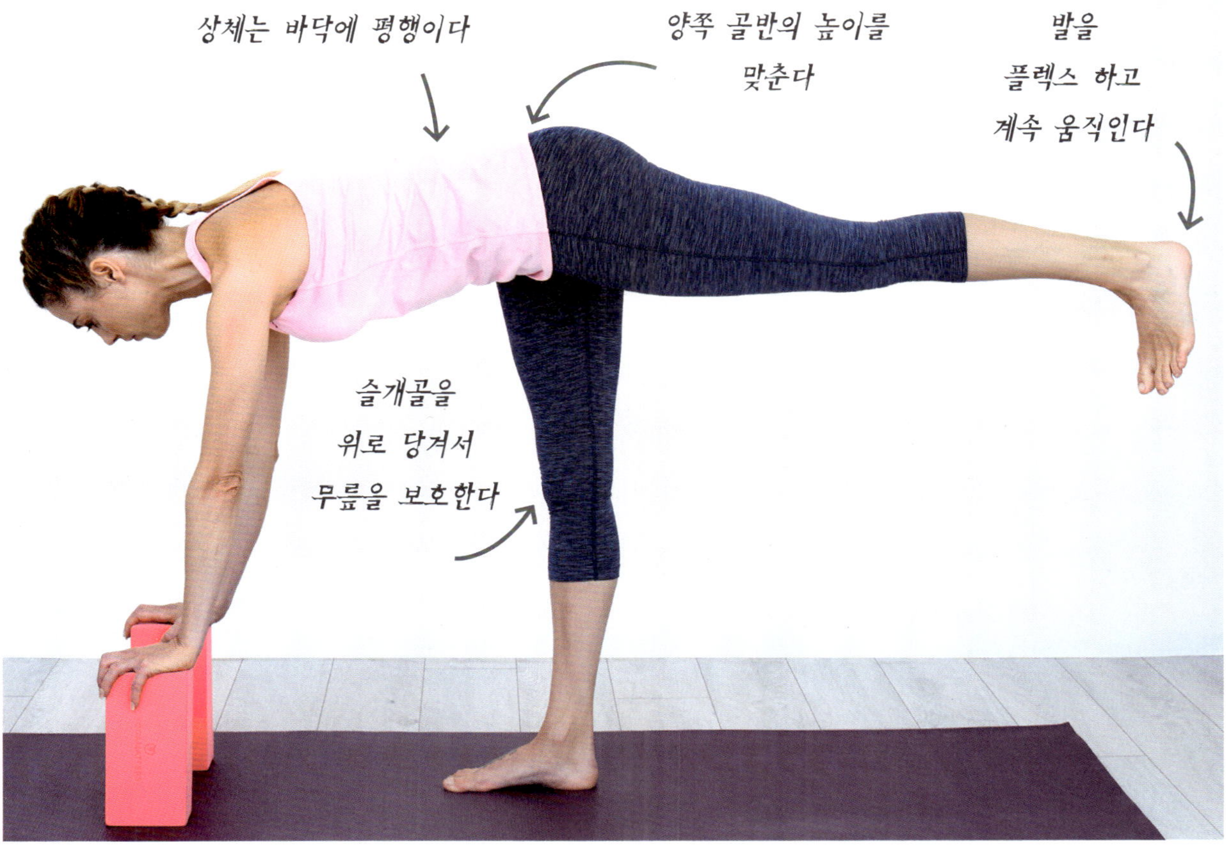
상체는 바닥에 평행이다
양쪽 골반의 높이를 맞춘다
발을 플렉스 하고 계속 움직인다
슬개골을 위로 당겨서 무릎을 보호한다

2 중급자

1 블록 없이 전 단계와 같은 자세로 시작한다.
2 상체를 바닥에 평행이 되도록 내리고 손은 가슴 앞에서 합장한다.
3 정수리를 길게 뻗고 왼발은 뒤로 보낸다.
4 5-10회 호흡한다.
5 동작을 끝낼 때는, 왼발을 오른발 옆으로 가져오고 상체를 일으켜 반듯하게 세운다.
6 다리를 바꾸어 다시 반복한다.

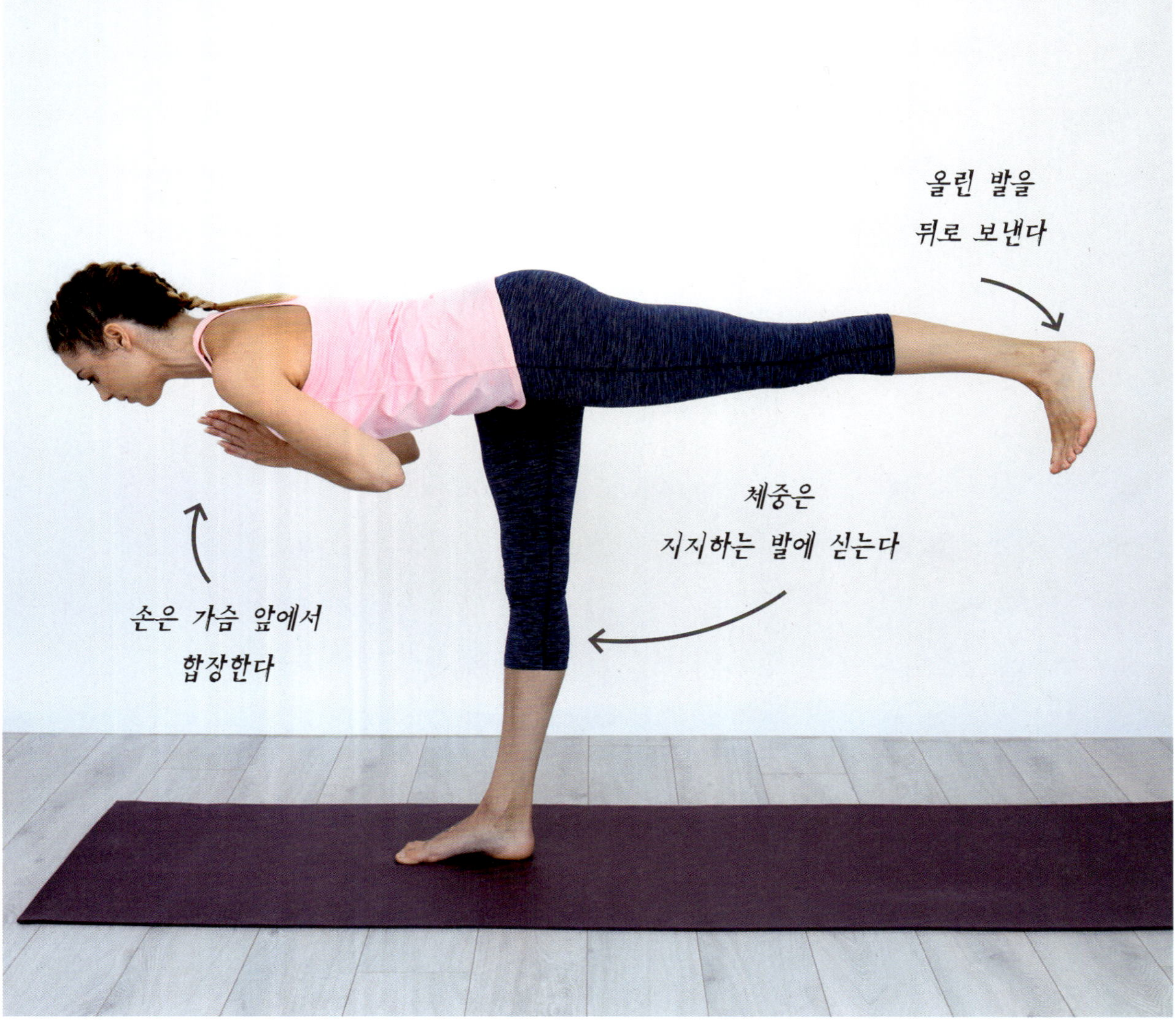
올린 발을
뒤로 보낸다
체중은
지지하는 발에 싣는다
손은 가슴 앞에서
합장한다

3 숙련자

1 전 단계와 같이 시작한다.
2 팔을 머리 위에서 앞으로 반듯하게 뻗는다.
3 정수리를 길게 뻗고 왼발은 뒤로 보낸다.
4 5-10회 호흡한다.
5 동작을 끝낼 때는, 왼발을 내려 오른발 옆에 놓는다. 상체를 반듯하게 세운다.
6 다리를 바꿔서 다시 반복한다.

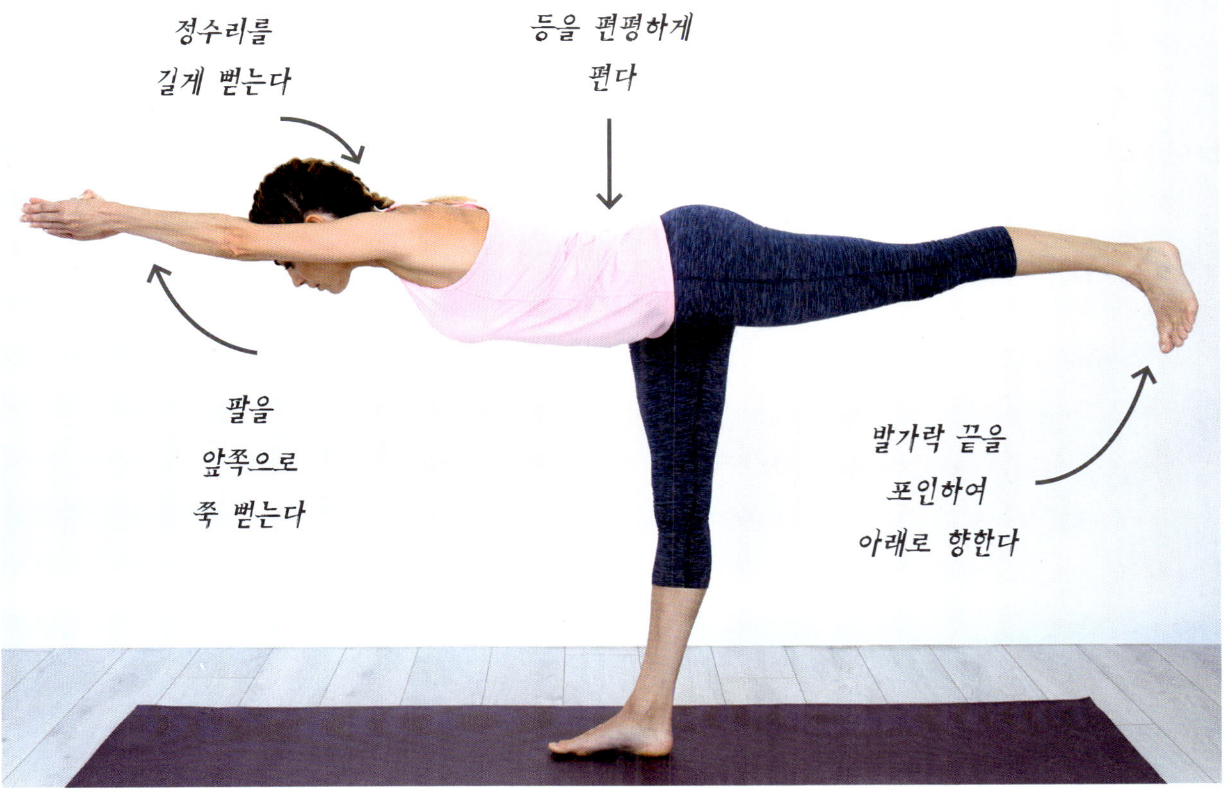
정수리를 길게 뻗는다
등을 편평하게 편다
팔을 앞쪽으로 쭉 뻗는다
발가락 끝을 포인하여 아래로 향한다

다음 단계

더 강하게 하려면, 팔과 함께 열 손가락 모두 깍지를 끼고 앞쪽으로 쭉 뻗는다.

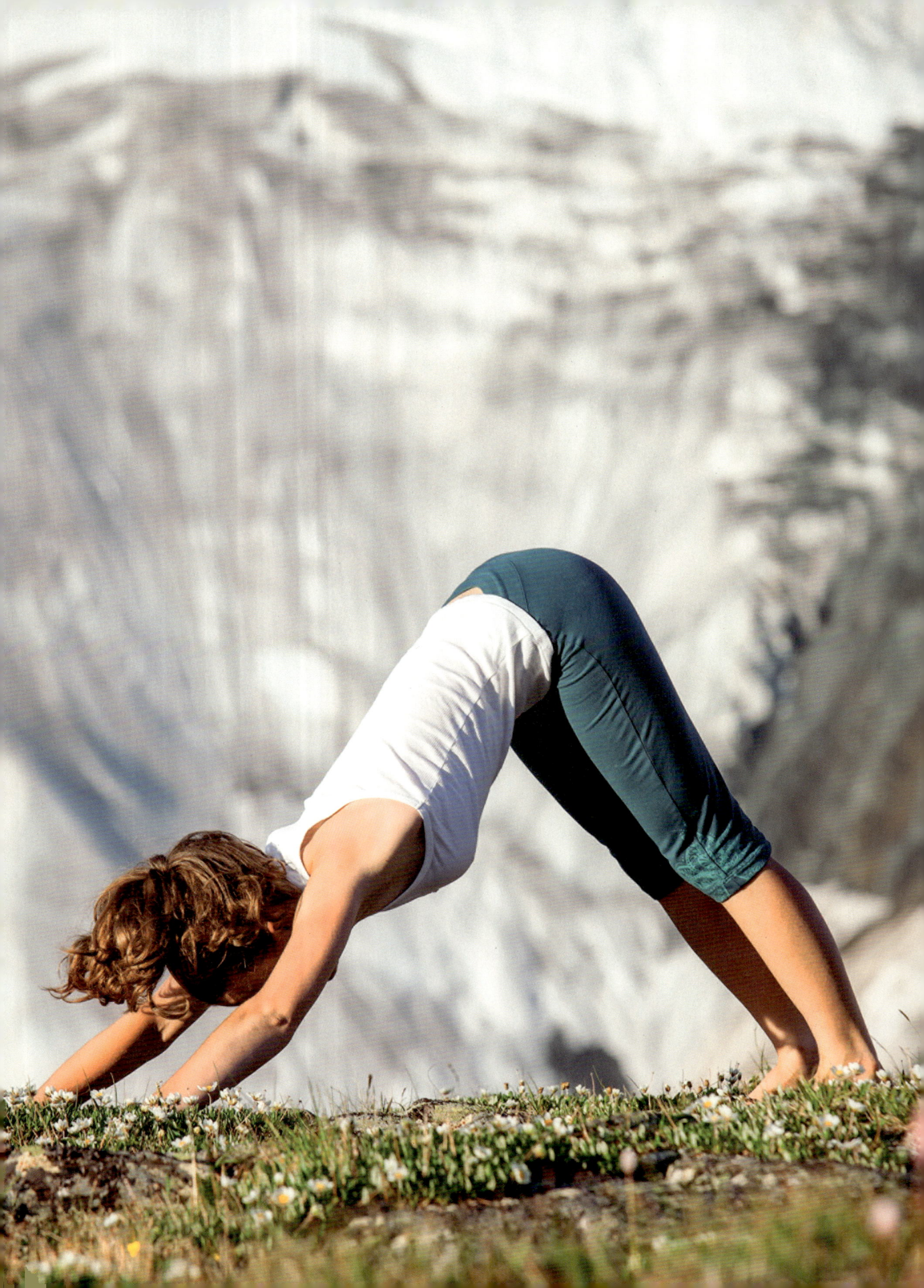

7

암 밸런스와 인버전 자세
ARM BALANCE AND INVERSION

암 밸런스와 인버전 동작은 모두 뇌로 가는 혈액의 흐름을 증가시킨다. 이는 진정효과가 있어서 스트레스와 불안감을 감소한다. 또한 이 동작들은 우리의 관점을 변화시키고 — 말 그대로나 비유적으로나 — 내면의 대화를 알아차리는데 필요한 집중력을 기르는데 도움이 된다. 이러한 동작들을 수련하면 힘과 균형감 그리고 두려움을 놓았을 때 생기는 자신감을 키울 수 있다. 동작을 완성하는 자신의 모습을 그릴 수 있다면, 몸은 따라갈 것이다! 이러한 동작들을 연습할 때는 코어와 어깨에 힘을 주고, 전체 체중을 받쳐야 하므로 손목과 손가락을 강화하고 힘을 주는 것이 중요하다.

다운 독 자세 (DOWNWARD-FACING DOG)

인버전 동작에서, 다운 독 자세는 뒤집힌 V자 모양으로 머리가 골반보다 아래에 위치한다. 이 동작은 머리를 진정시키고 스트레스를 완화하며 소화에 도움이 된다. 또한 신체에 활력을 주고, 어깨와 햄스트링, 발목, 발바닥의 오목한 장심과 손을 스트레칭하며 팔과 다리를 강화한다.

1 초보자

1. 테이블 탑 자세(p.27)에서 팔을 어깨너비로 벌린다.
2. 발가락을 세우고 골반을 하늘 향해 올리며 어깨는 연다.
3. 어깨를 아래와 뒤로 끌어 내리고 팔을 외회전한다. 팔꿈치를 펴고 손가락 관절에 힘을 주어 바닥을 눌러 손목을 보호한다.
4. 무릎은 구부리고 양발의 바깥쪽 날은 서로 평행이 되게 한다.
5. 마시는 호흡에 척추를 길게 늘린다; 내쉬며 발꿈치와 손으로 바닥을 누른다.
6. 빠져나올 때는, 무릎을 바닥에 내리며 테이블 탑 자세로 돌아온다.

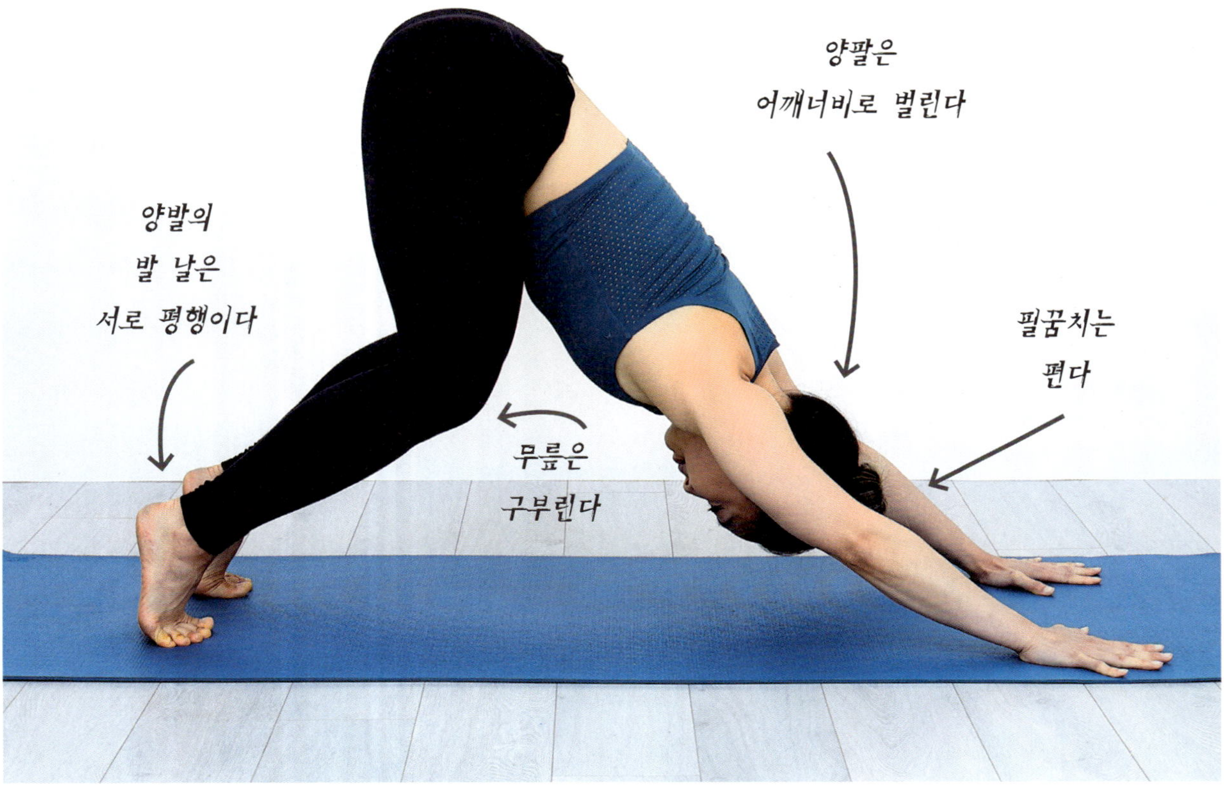
양팔은
어깨너비로 벌린다
양발의
발 날은
서로 평행이다
필꿈치는
편다
무릎은
구부린다

2 중급자

1 양손을 낮은 높이의 블록 위에 놓고 전 단계와 같은 자세로 시작한다.
2 발가락은 세우고 골반은 위로 올리며 어깨는 열고 회전한다. 그러나 가능하면 이번에는 무릎을 쭉 편다.
3 마시는 호흡에 척추를 길게 늘린다; 내쉬며 발꿈치와 손으로 바닥을 누른다.
4 동작을 끝낼 때는, 전 단계와 같은 자세로 돌아온다.

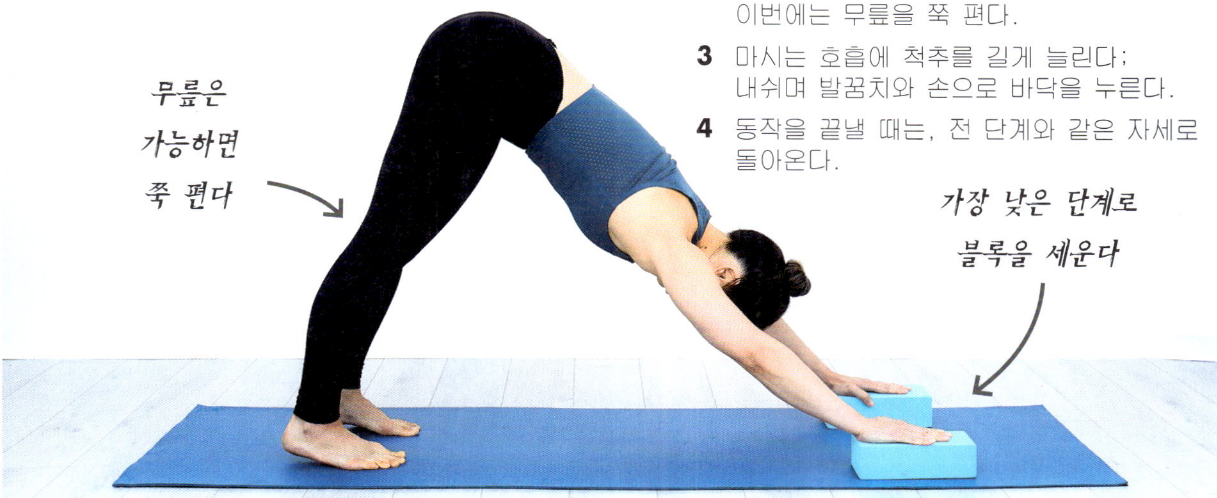
무릎은 가능하면 쭉 편다
가장 낮은 단계로 블록을 세운다

3 숙련자

1 블록을 사용하지 않고 전 단계와 같은 자세로 시작한다. 무릎은 펴고 발꿈치는 바닥으로 내린다.
2 마시는 호흡에 척추를 길게 늘린다; 내쉬며 발꿈치와 손으로 바닥을 세게 누른다.
3 전 단계와 같이 동작에서 빠져나온다.

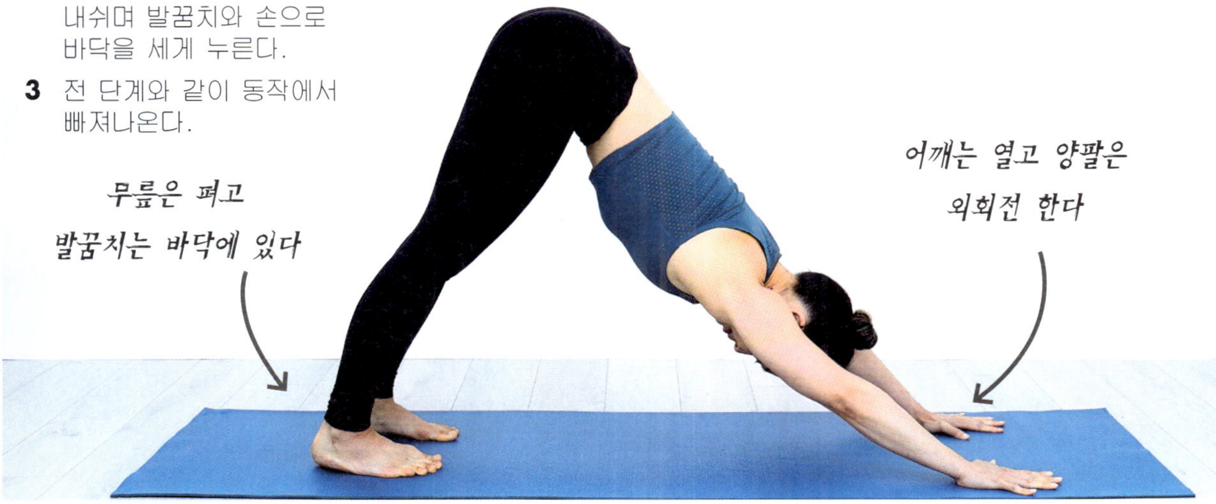
무릎은 펴고 발꿈치는 바닥에 있다
어깨는 열고 양팔은 외회전 한다

다음 단계

척추를 풀어주기 위해, 발로 패달을 밟는 것처럼 작지만 역동적인 움직임을 주거나, 체중을 오른쪽과 왼쪽으로 옮긴다.

돌핀 자세 (DOLPHIN POSE)

이 자세는 어깨를 스트레칭하고 강화한다. 그리고 암 밸런스와 인버전 동작을 준비하는데 도움을 주는 자세이다. 스트레스를 완화하고 피로감을 감소하며 소화에 좋은 다른 인버전 자세의 장점들을 공통으로 가지고 있다.

1 초보자

1 로우 플랭크(p. 112)자세에서 손은 깍지를 끼고 발가락을 세운다. 발이 손 쪽으로 걸어가기 시작한다.

2 무릎은 구부리고 양쪽 발 날이 서로 평행이 되며, 골반은 위쪽으로 들어 올린다. 전완으로 바닥을 밀어 어깨를 연다. 어깨가 팔꿈치를 넘어가지 않도록 한다.

3 정수리를 바닥으로 가져와서 머리를 팔 사이 바닥에 놓는다.

4 호흡을 마시며 준비한다; 내쉬며 어깨를 누르고 골반은 더 높게 올린다.

5 동작을 끝낼 때는, 무릎을 바닥에 대고 아기 자세를 취한다.

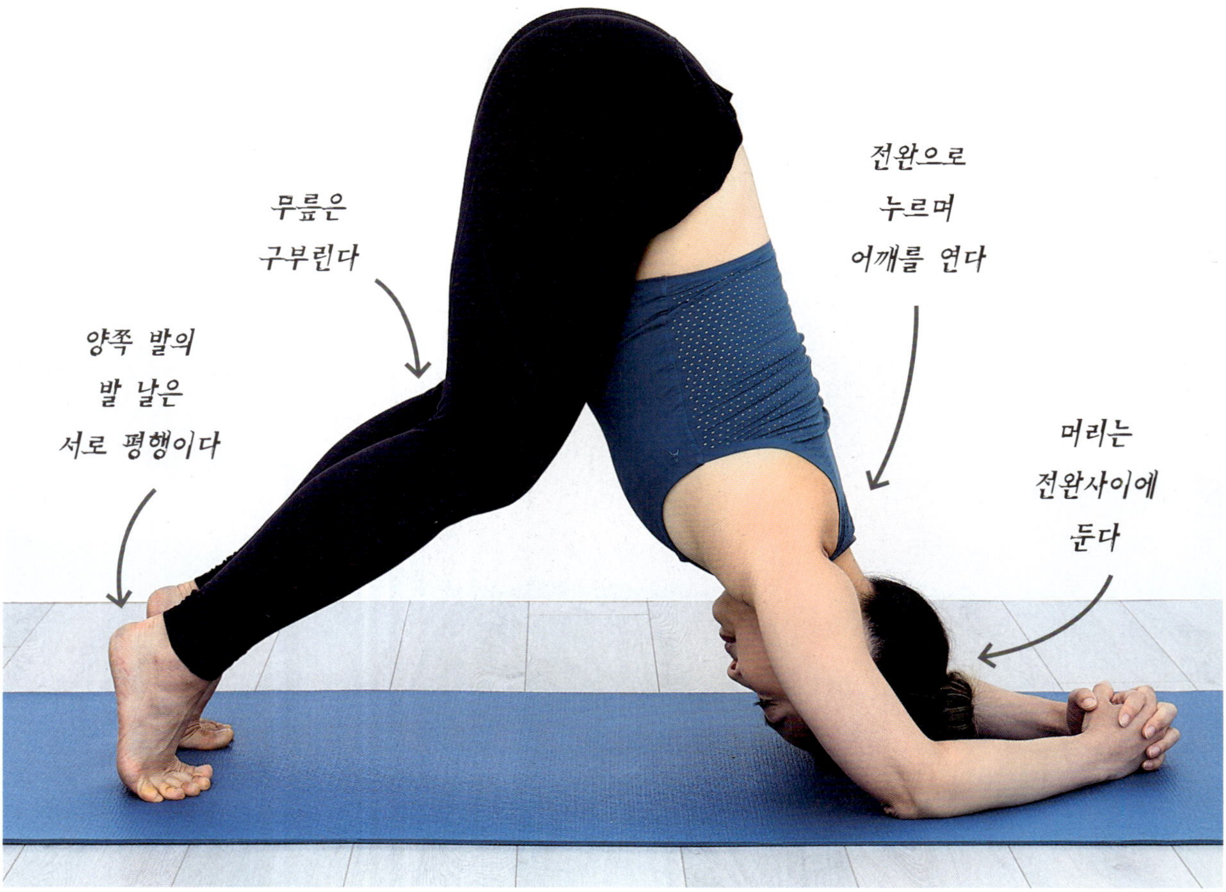
무릎은 구부린다
전완으로 누르며 어깨를 연다
양쪽 발의 발 날은 서로 평행이다
머리는 전완사이에 둔다

2 중급자

1. 전 단계와 같은 자세로 시작한다.
2. 팔이 밖으로 벌어지지 않도록 상완 주위에 스트랩을 감는다. 팔을 어깨너비로 유지한다.
3. 골반은 위로 올린다; 골반 위에 어깨가 있고 다리는 할 수 있을 만큼 강하게 뻗는다.
4. 마시는 호흡에 준비한다; 내쉬며 어깨를 누르고 골반은 더 높게 올린다.
5. 전 단계와 같이 아기 자세로 돌아온다.

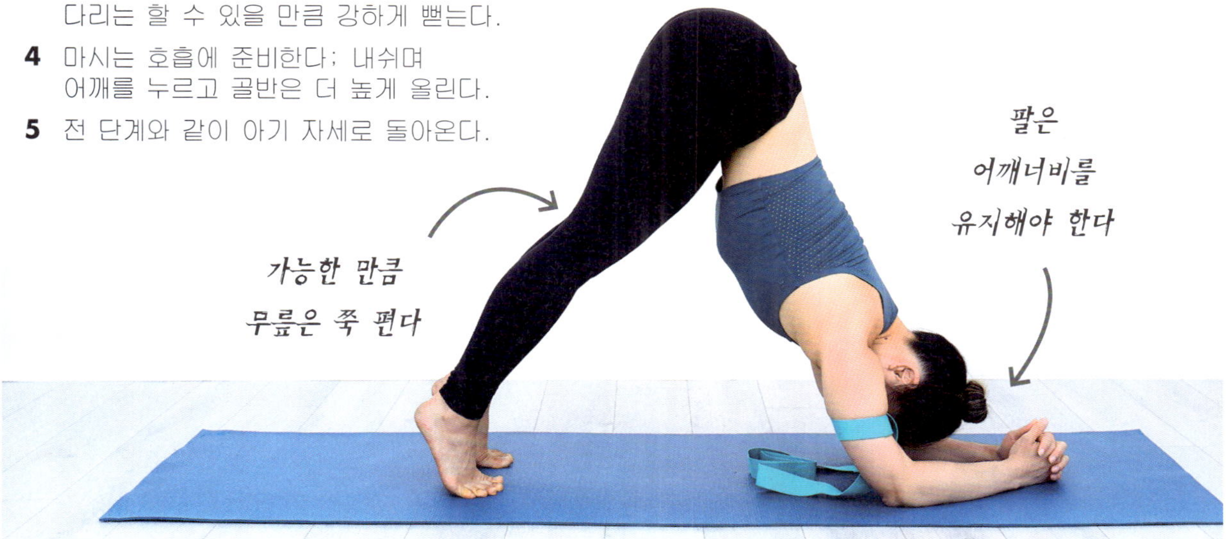
가능한 만큼
무릎은 쭉 편다
팔은
어깨너비를
유지해야 한다

3 숙련자

1. 스트랩을 사용하지 않고, 전 단계와 같은 자세로 시작한다.
2. 팔은 어깨너비로 벌리고 어깨는 힘을 준다.
3. 무릎은 펴고 발꿈치는 바닥에 내린다.
4. 마시는 호흡에 준비한다; 내쉬며 어깨를 누르고 발뒤꿈치는 바닥에 내린다.
5. 전 단계와 같이 아기 자세로 돌아온다.

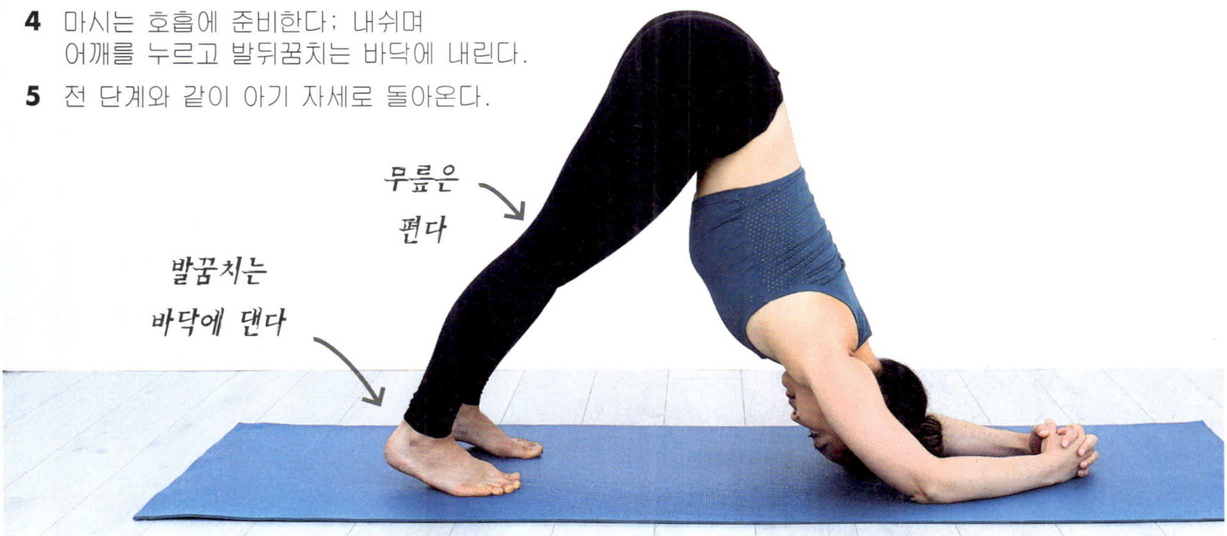
무릎은
편다
발꿈치는
바닥에 댄다

까마귀/학 자세 (CROW/CRANE POSE)

까마귀 자세는 손으로 체중을 유지하는 암 밸런스 기본 동작 중 하나다. 초보자와 중급자는 까마귀 자세를, 숙련자에게는 학 자세를 준비시킨다. 이 동작은 팔, 전완 그리고 손목을 강화하며 코어의 힘을 강하게 만든다.

1 초보자

1. 발 앞에 블록을 길게 세운다.
2. 양발은 어깨너비로 벌리고 전굴 자세로 선다 (p.40). 그리고 발 30cm 앞에 손을 놓는다.
3. 팔을 구부려 이마를 블록 위에 놓는다.
4. 골반을 올린상태에서 앞으로 숙여, 가능하면 오른쪽 무릎을 오른쪽 겨드랑이에 가깝게 끼운다.
5. 코어에 힘을 주며 복근을 안으로 끌어 당긴다; 손가락 끝과 손가락 관절로 바닥을 누른다.
6. 호흡을 마시며 준비한다; 내쉬며 발꿈치를 든다.
7. 이 자세를 빠져나올 때는, 양 발을 바닥에 대고, 손으로 밀면서 이마를 블록에서 뗀다. 무릎을 구부리며 전굴 자세로 돌아온다.

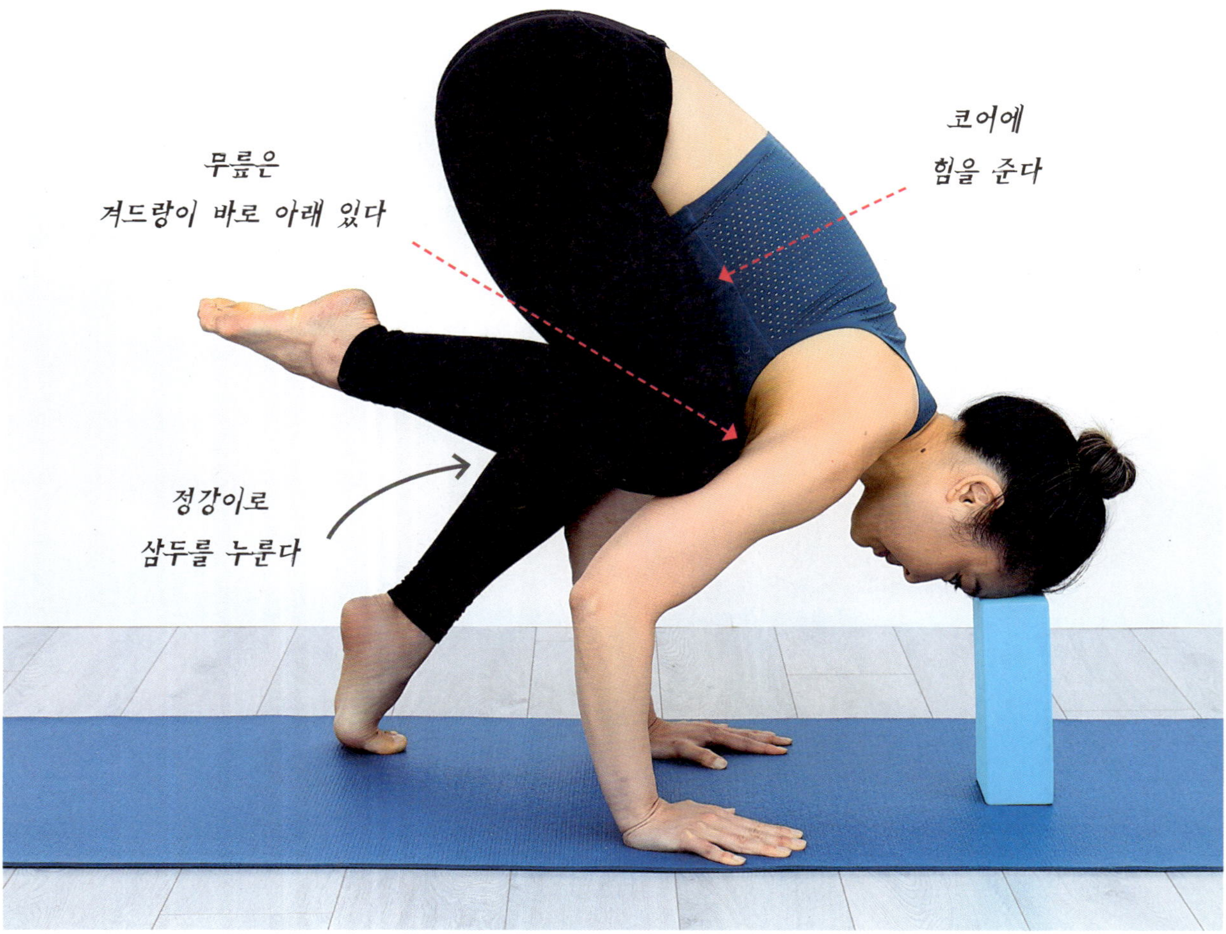
무릎은
겨드랑이 바로 아래 있다
코어에
힘을 준다
정강이로
삼두를 누른다

2 중급자

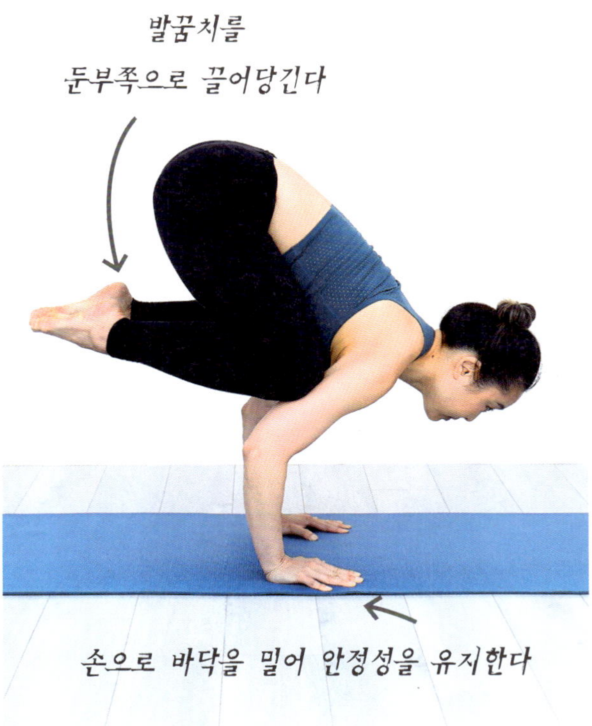

발꿈치를
둔부쪽으로 끌어당긴다
손으로 바닥을 밀어 안정성을 유지한다

1 블록을 사용하지 않고 전 단계와 같은 동작 으로 시작한다.
2 팔을 구부리는 동안 앞으로 숙인다; 손가락 끝과 손마디로 바닥을 밀어낸다.
3 발가락을 세우고 한쪽 다리를 들어 무릎을 겨드랑이 아래 놓는다.
4 손으로 계속 밀면서 같은 방법으로 다른 쪽 다리를 올린다. 무릎은 겨드랑이를 밀고 등을 둥근게 만다.
5 호흡을 마시며 준비한다; 내쉬며 발꿈치를 둔부 쪽으로 가져간다.
6 동작을 끝낼 때는, 두 발을 바닥에 내려놓고, 서 있는 전굴 자세로 돌아오는데 이때 무릎은 구부린다.

3 숙련자

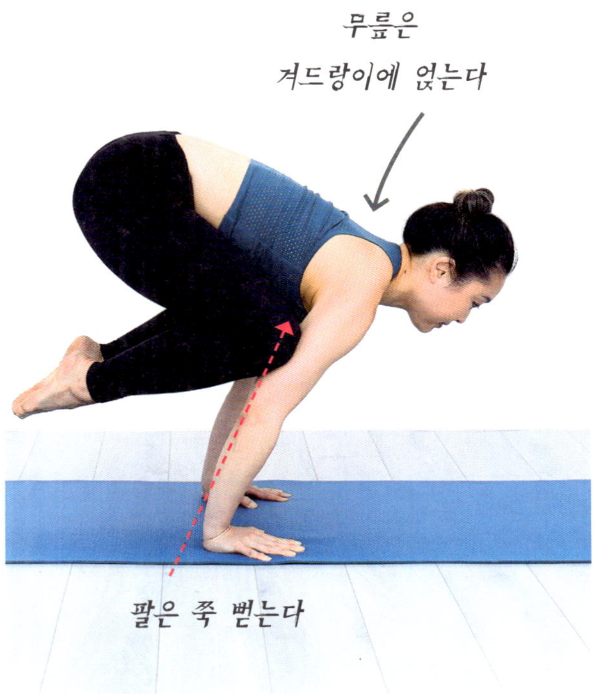

무릎은
겨드랑이에 얹는다
팔은 쭉 뻗는다

1 전 단계와 같은 자세로 시작한다.
2 까마귀 자세가 되면 팔을 쭉 뻗기 시작한다.
3 코어에 힘을 주고 무릎으로 겨드랑이 안으로 더 높게 민다. 그리고 발꿈치를 둔부 쪽으로 당긴다.
4 호흡을 마시며 준비한다; 내쉬며 발꿈치는 둔부쪽으로 더 당긴다.
5 동작에서 빠져나올 때는, 양발은 바닥에 대고 무릎을 굽히며 서 있는 전굴 자세로 돌아온다.

머리로 물구나무서기 자세 (SUPPORTED HEADSTAND)

이 자세는 머리를 진정시키고 스트레스를 완화하는데 도움이 된다. 팔과 어깨, 다리 그리고 코어는 강화하며 햄스트링과 어깨는 스트레칭한다. 초보와 중급 동작은 난이도가 있는 자세를 준비하는 물구나무서기를 한다.

1 초보자

1 돌고래 자세(p. 128-129)에서 시작한다.

2 머리는 바닥에 대고, 머리 뒤에서 손으로 깍지를 껴서 팔꿈치와 삼각형을 만든다.

3 호흡을 마시며 준비한다;
내쉬며 골반을 어깨 높이까지 가지고 온다.

4 이 동작을 끝낼 때는, 무릎을 바닥에 대고 아기 자세로 돌아온다.(p. 54)

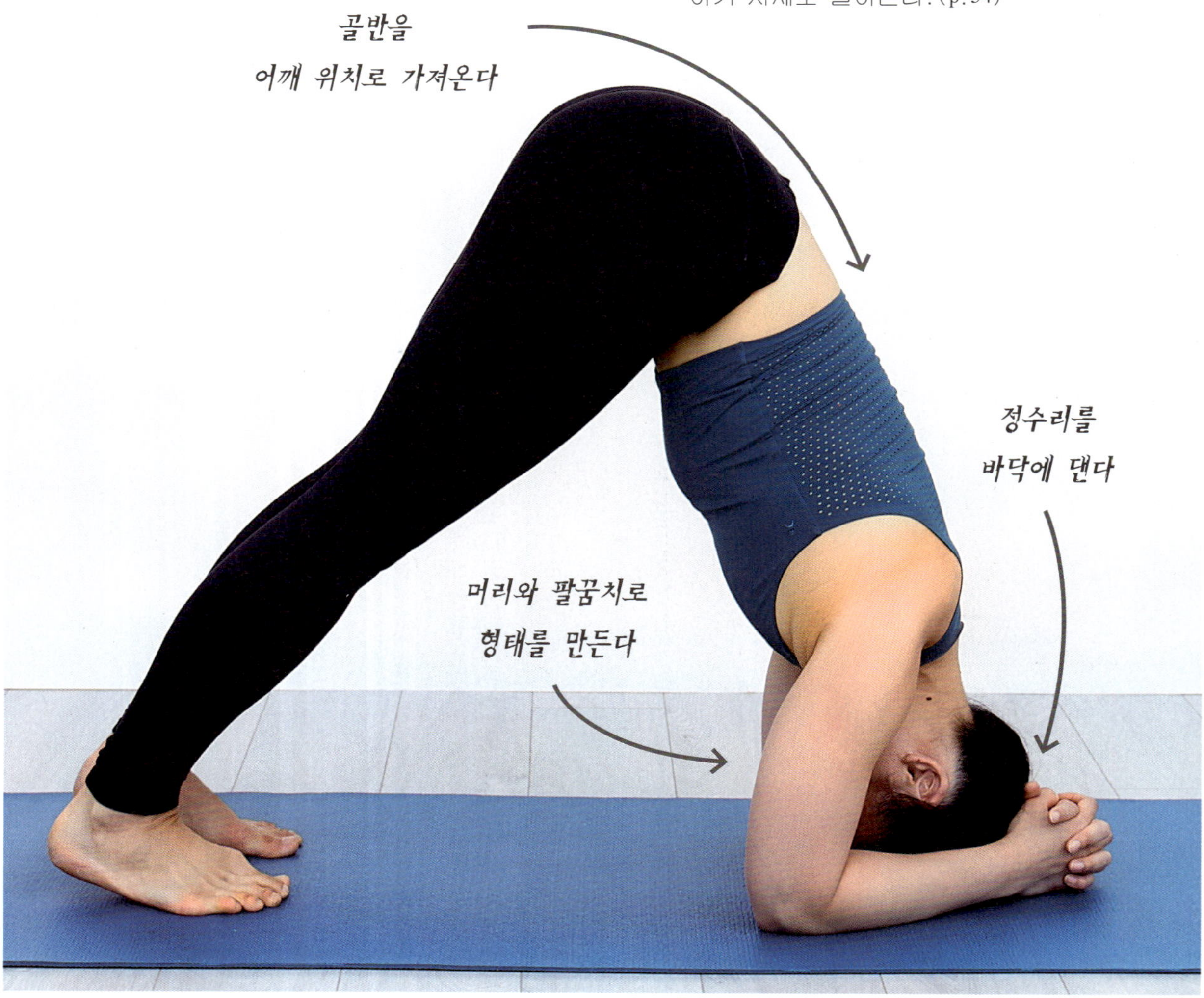
골반을
어깨 위치로 가져온다
정수리를
바닥에 댄다
머리와 팔꿈치로
형태를 만든다

2 중급자

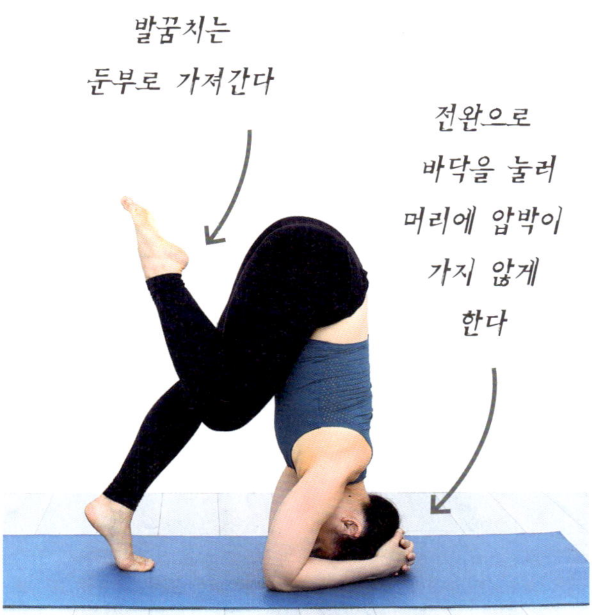
발꿈치는
둔부로 가져간다
전완으로
바닥을 눌러
머리에 압박이
가지 않게
한다

1 전 단계와 같은 자세로 시작한다.
2 발이 팔 쪽으로 걸어간다.
3 어깨와 전완을 눌러 머리에 압박을 풀어준다.
4 한쪽 무릎을 구부리며 발꿈치를 둔부로 가져간다.
5 호흡을 마시며 준비한다; 내쉬며 발꿈치를 둔부에 가깝게 가져간다.
6 다리를 바닥으로 쭉 뻗어 내리고 난 후 다른 쪽 다리로 바꾸어 다시한다.
7 전 단계와 같은 동작으로 돌아온다.

3 숙련자

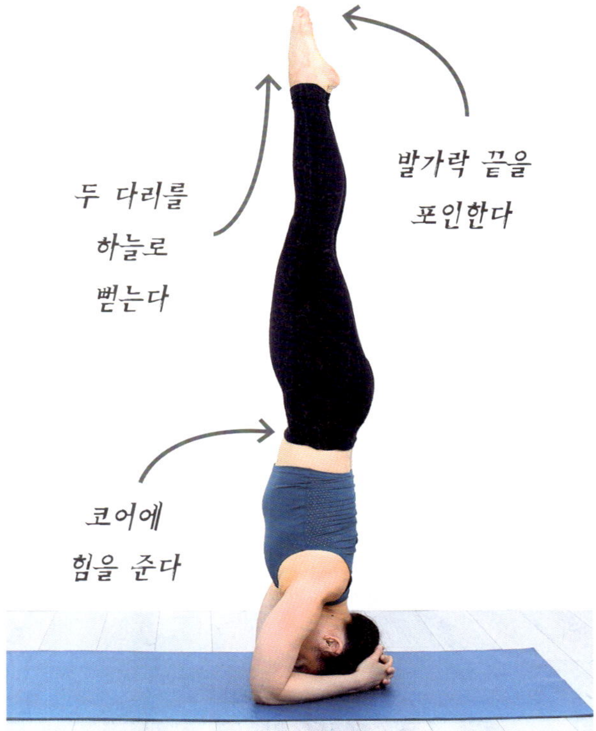
두 다리를
하늘로
뻗는다
발가락 끝을
포인한다
코어에
힘을 준다

1 전 단계와 같은 자세로 시작한다.
2 한 다리를 먼저 올렸으면, 다른 쪽 무릎을 가슴에 댄다.
3 천천히 두 다리를 하늘 향해서 뻗기 시작한다; 만약 거꾸로 넘어질 것 같아 겁이 나면, 벽에 대고 동작을 한다.
4 호흡을 마시며 척추를 길게 늘리고 내쉬며 코어와 다리에 힘을 준다. 그리고 전완을 아래로 눌러 머리에 압박을 풀어준다.
5 동작을 끝낼 때는, 천천히 가슴으로 양쪽 무릎을 가져가고, 한 다리씩 바닥으로 쭉 뻗어주며 아기 자세로 돌아온다.

머리로 물구나무서기 2 자세 (TRIPOD HEADSTAND)

머리로 물구나무서기와 유사하게, 이 자세는 몸을 강화하고 스트레칭하며, 머리를 진정시키고 스트레스 완화에 도움이 된다. 초보자 동작은 정수리를 바닥에 대고 양손과 삼각형을 만들어서 시작한다. 중급자는 발로 걸어 들어가서 한 다리씩 번갈아 들어올린다. 숙련자는 완전한 머리서기를 한다.

1 초보자

1 돌핀 자세(p.128-129)에서 정수리를 바닥에 댄다.

2 손을 얼굴 15cm 앞으로 가져와 양옆에 둔다. 팔꿈치는 조이며 손목과 수직이다. 골반을 위로 올린다.

3 호흡을 마시며 준비한다; 내쉬며 골반을 어깨와 수직을 만든다.

4 동작을 끝낼 때는; 무릎을 바닥에 내리고 아기 자세로 돌아간다.(p.54)

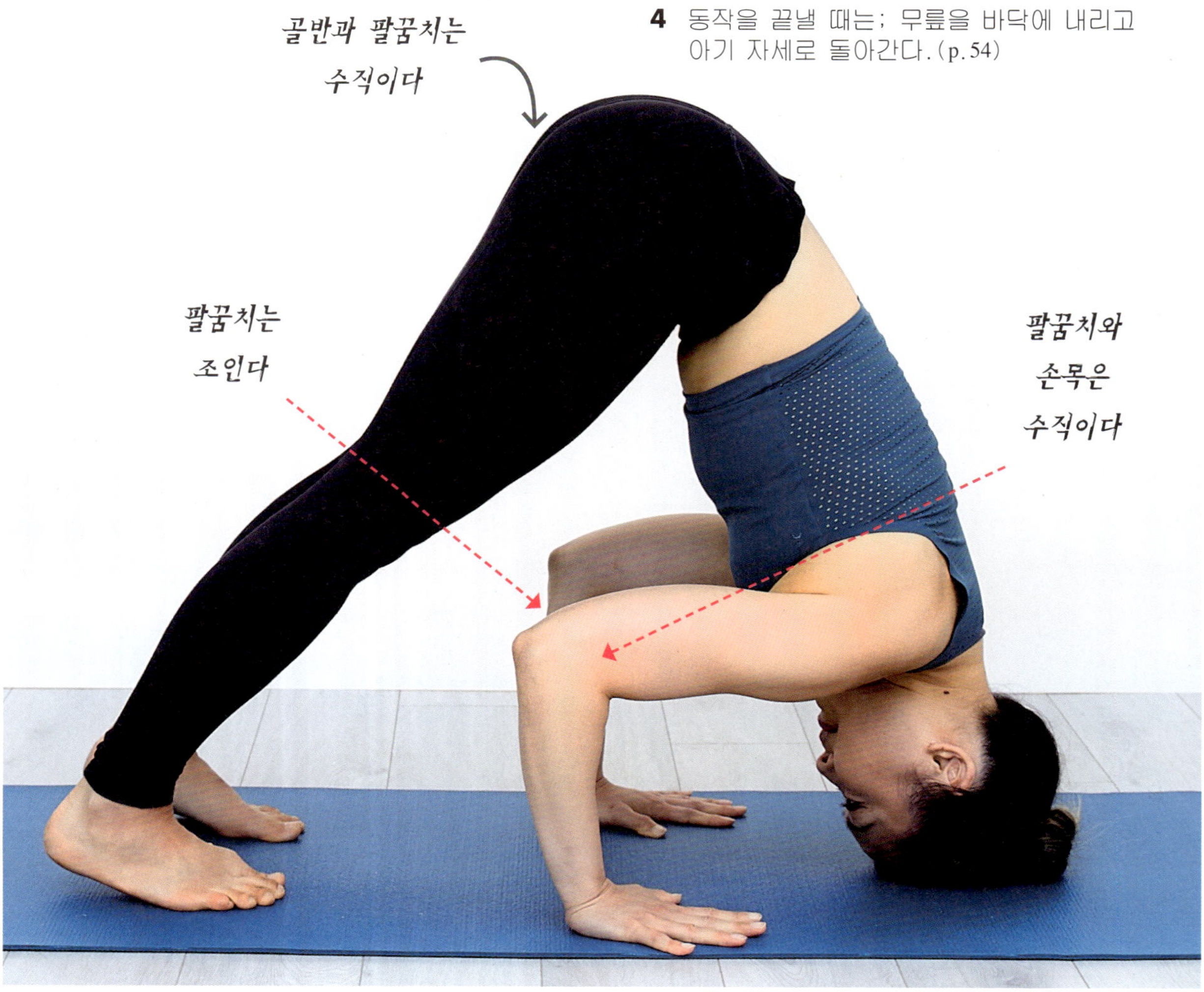
골반과 팔꿈치는 수직이다
팔꿈치는 조인다
팔꿈치와 손목은 수직이다

2 중급자

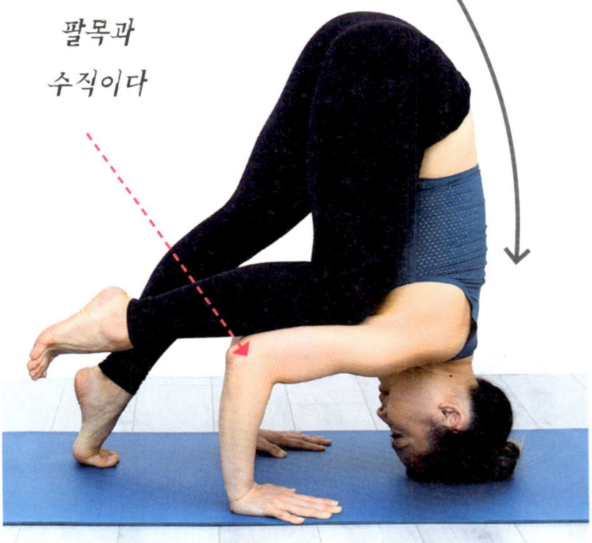
골반은
어깨와
수직이다
팔꿈치는
팔목과
수직이다

1. 전 단계와 같은 자세로 시작한다. 발이 걸어 들어가 골반을 어깨와 일직선이 되게 한다. 한쪽 무릎을 구부려 겨드랑이에 끼운다.
2. 전 단계와 같은 자세로 동작을 끝낸다. 다리를 바꾸어 다시 한다.

3 숙련자

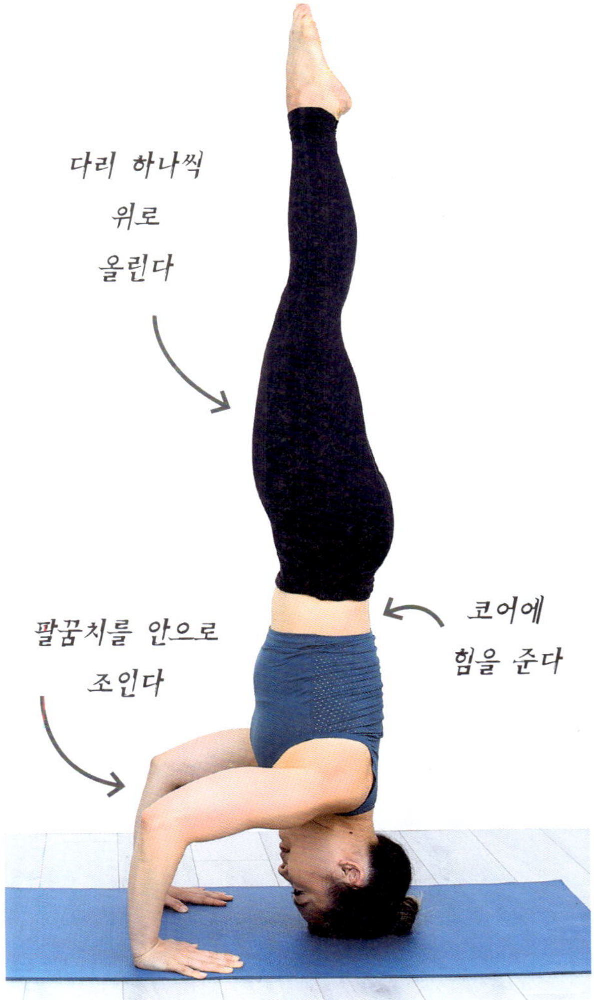
다리 하나씩
위로
올린다
팔꿈치를 안으로
조인다
코어에
힘을 준다

1. 전 단계와 같은 자세로 시작한다.
2. 코어에 힘을 주고, 다리 하나씩 위로 올린다.
3. 전 단계와 같은 자세로 동작을 끝낸다.

깃털을 들어 올린 숫공작 자세 (FOREARM BALANCE)

이 동작은 뇌와 몸으로 흐르는 혈류를 증가하고 에너지를 끌어올리는데 도움이 된다. 또한 진정효과가 있고 스트레스와 불안감을 감소시킬 수 있다. 이 동작은 상체의 힘을 기르고, 균형감을 개선하며 자신감을 높이는 동작이다.

1 초보자

1. 로우 플랭크 자세(p. 112)에서 시작한다. 이때 양쪽 전완을 평행하게 한다.
2. 발은 손을 향해 걸어온다.
3. 전완으로 바닥을 누르고 어깨를 열어주며 골반을 위로 올린다.
4. 돌핀 자세를 만든다.(p. 128-129)
5. 호흡을 마시며 준비한다; 내쉬며 골반을 어깨와 수직이 되도록 한다.
6. 동작을 빠져나올 때는, 무릎을 바닥에 대고 아기 자세로 돌아온다.(p. 54)

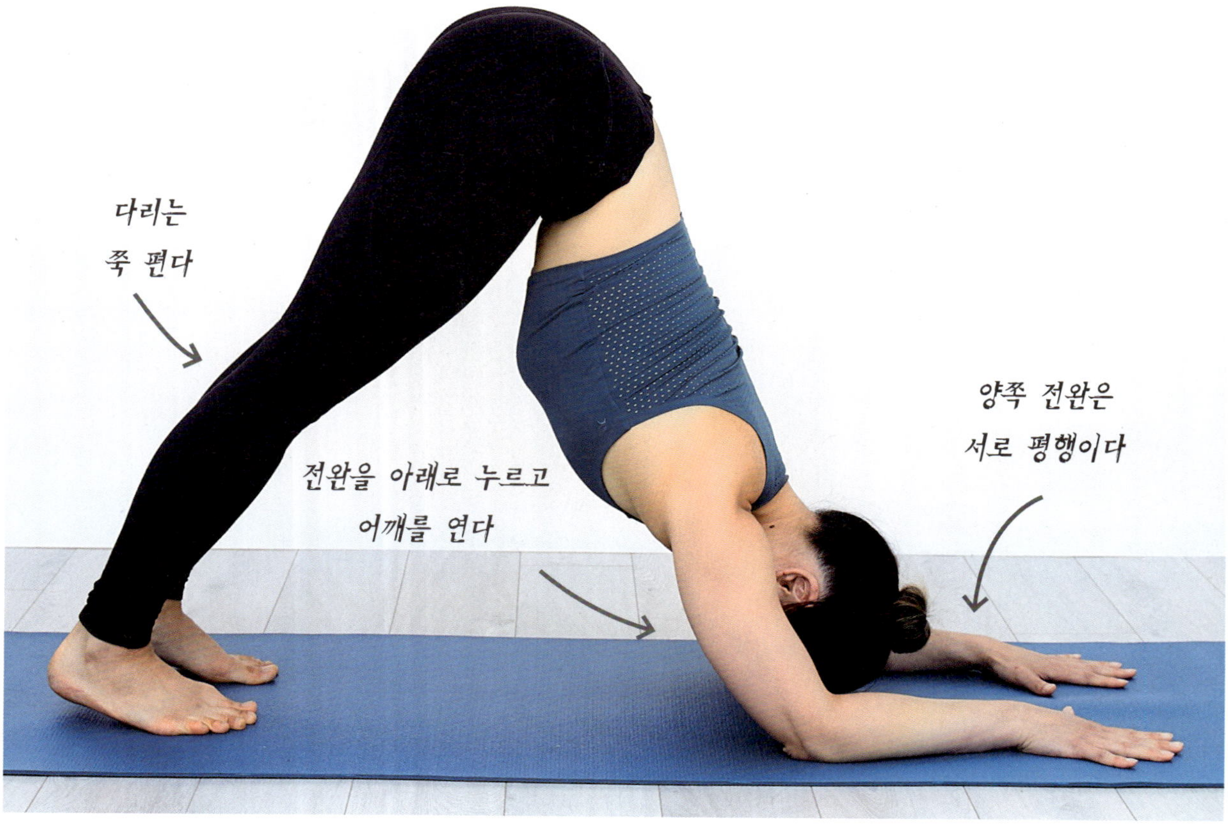

다리는
쭉 편다
전완을 아래로 누르고
어깨를 연다
양쪽 전완은
서로 평행이다

2 중급자

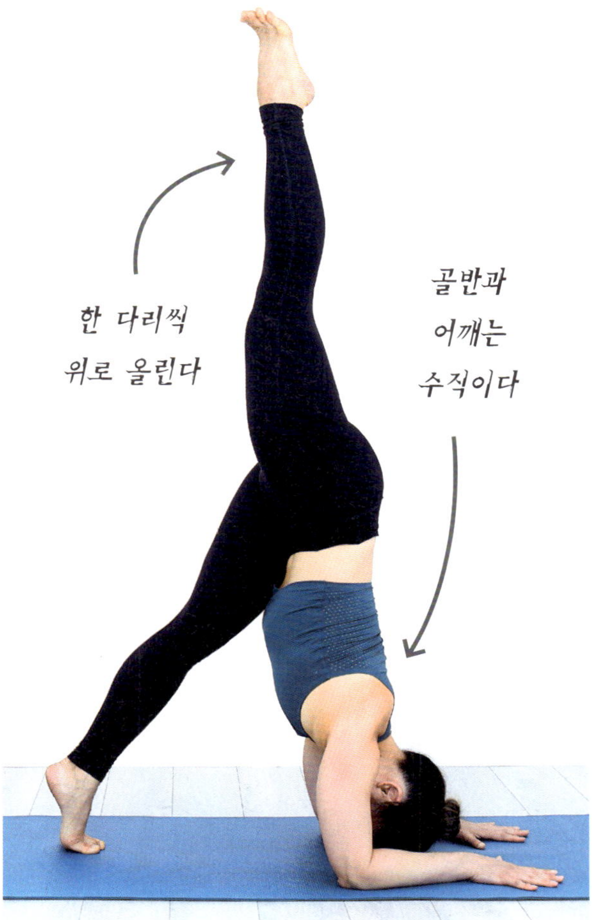
한 다리씩
위로 올린다
골반과
어깨는
수직이다

1. 전 단계와 같은 자세로 시작한다.
2. 돌핀 자세에서 발이 팔꿈치 쪽으로 걸어가며 한 다리를 위로 쭉 뻗어 올린다.
3. 호흡을 마시며 준비한다; 내쉬며 발가락을 눌러 다리를 더 높게 뻗는다. 다리를 바꾸어 다시 한다.
4. 전 단계와 같은 자세로 동작을 끝낸다.

3 숙련자

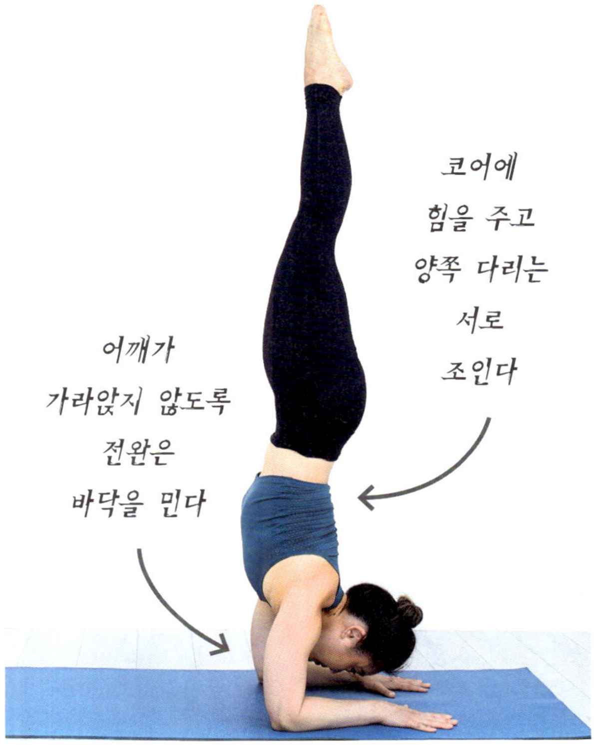
코어에
힘을 주고
양쪽 다리는
서로
조인다
어깨가
가라앉지 않도록
전완은
바닥을 민다

1. 전 단계와 같은 자세로 시작한다.
2. 골반과 어깨는 수직이며 시선은 엄지손가락 사이를 바라본다.
3. 한쪽 다리는 올리고, 다른 쪽 다리는 구부려 차면서 위로 올려 자세를 만든다.
4. 천천히 두 다리를 수직으로 만든다.
5. 코어와 둔부 그리고 다리에 힘을 주며 호흡은 코로 마시고 내쉰다.
6. 한쪽 다리씩 내려 동작에서 끝낸다.
7. 자신감이 생길 때까지 벽에 대고 연습하거나 파트너가 골반에 손을 대준다.

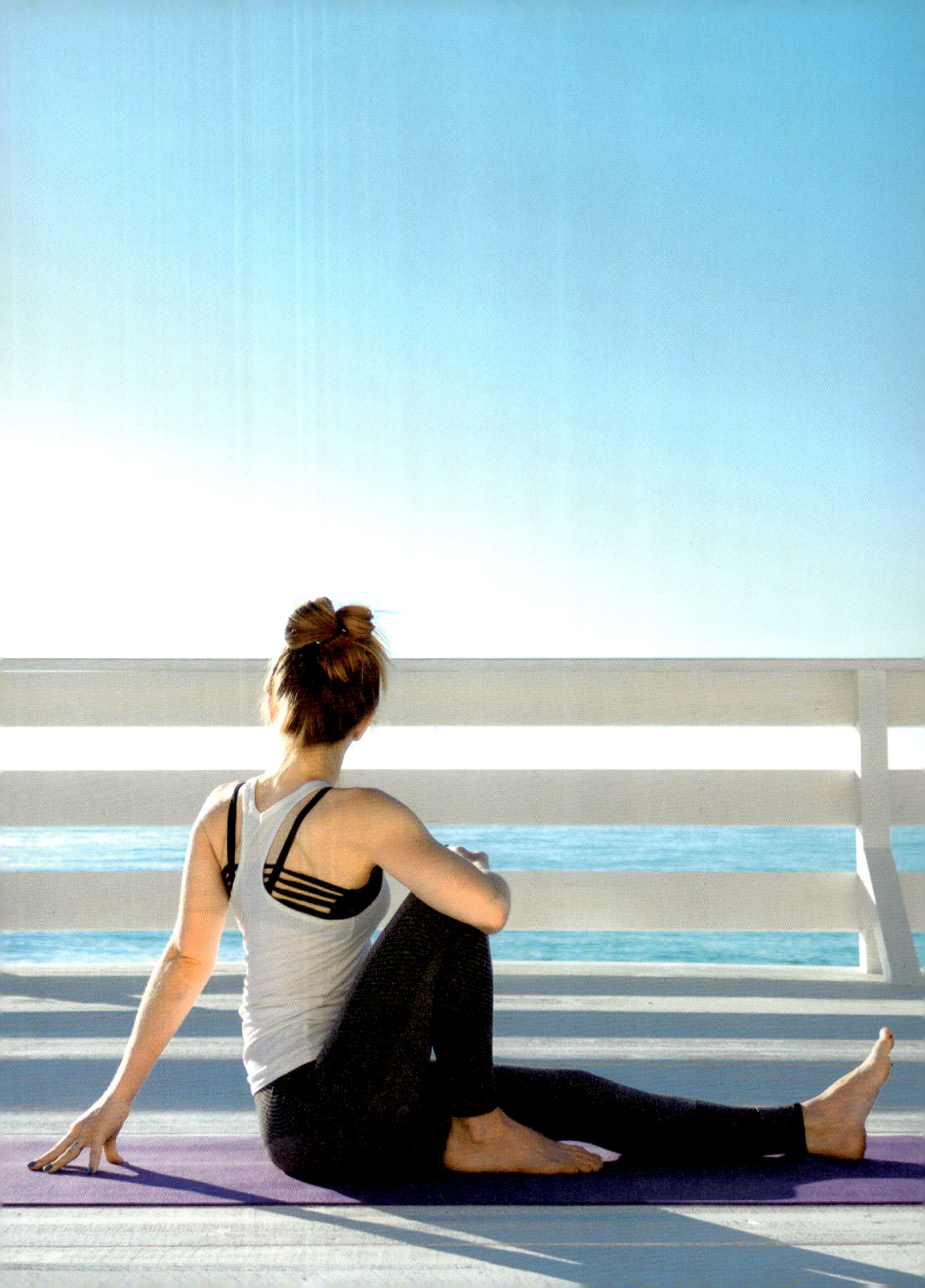

8

비틀기 동작 TWISTS

비틀기는 척추를 회전하고, 등 근육을 스트레칭하여 척추 가동성을 자연스럽게 회복하고 유지하는데 도움이 된다. 또한 비틀기는 요통완화에도 도움이 된다. 트위스트가 복강 내 장기들을 눌러주는 효과가 있다. 이는 동작을 풀었 때, 신선한 혈액순환이 소화에 도움이 되며, 독성 제거에 효과를 준다. 정렬을 맞추는 것이 트위스트 동작을 안전하게 하는 가장 중요한 포인트이다; 호흡을 마시고 척추를 길게 늘리는 것이 첫 번째이며, 그 다음에 요추에서부터 윗등으로 트위스트 한다.

임신 중이거나 척추 디스크에 부상이 있는 경우, 만성소화불량이나 천장관절(sacroiliac joint, SIJ)에 문제가 있으면 비트는 동작은 피한다.

척추 반비틀기 자세 (HALF LORD OF THE FISHES POSE)

이 자세는 척추에 힘을 주고 어깨와 골반 그리고 목을 스트레칭한다. 또한 이 동작은 위 안에서 섭취한 음식물을 소화시키는 소화효소의 분비를 자극한다. 이런 작용은 대사과정과 소화작용 시스템을 건강하게 유지하게 도와준다.

1 초보자

1. 바닥에 앉아 다리를 앞으로 쭉 뻗는다.
2. 두 무릎을 구부리고, 오른쪽 골반을 열어, 오른발을 왼쪽 다리 아래로 바닥에 둔다. 이때 오른발은 왼쪽 골반 바깥쪽에 있다.
3. 왼쪽 다리를 오른쪽 다리 위로 넘겨 오른쪽 허벅지 바깥에 받쳐놓는다. 왼쪽 무릎은 하늘을 향한다. 호흡을 마신다.
4. 호흡을 내쉬고 왼쪽으로 트위스트 한다. 왼손은 왼쪽 골반 뒤에 있는 바닥을 누르고 오른팔은 왼쪽 무릎 주변에 놓는다.
5. 왼발로 강하게 바닥을 누른다.
6. 마시는 호흡에 척추를 길게 늘리고, 내쉬며, 왼손으로 바닥을 밀고, 오른팔로 왼쪽 무릎을 당기며 더 깊게 트위스트 한다.
7. 상체를 왼쪽으로 계속 트위스트 한다.
8. 천천히 트위스트를 풀어주고 처음 자세로 돌아온다.
9. 다리를 바꾸어서 다시 한다.

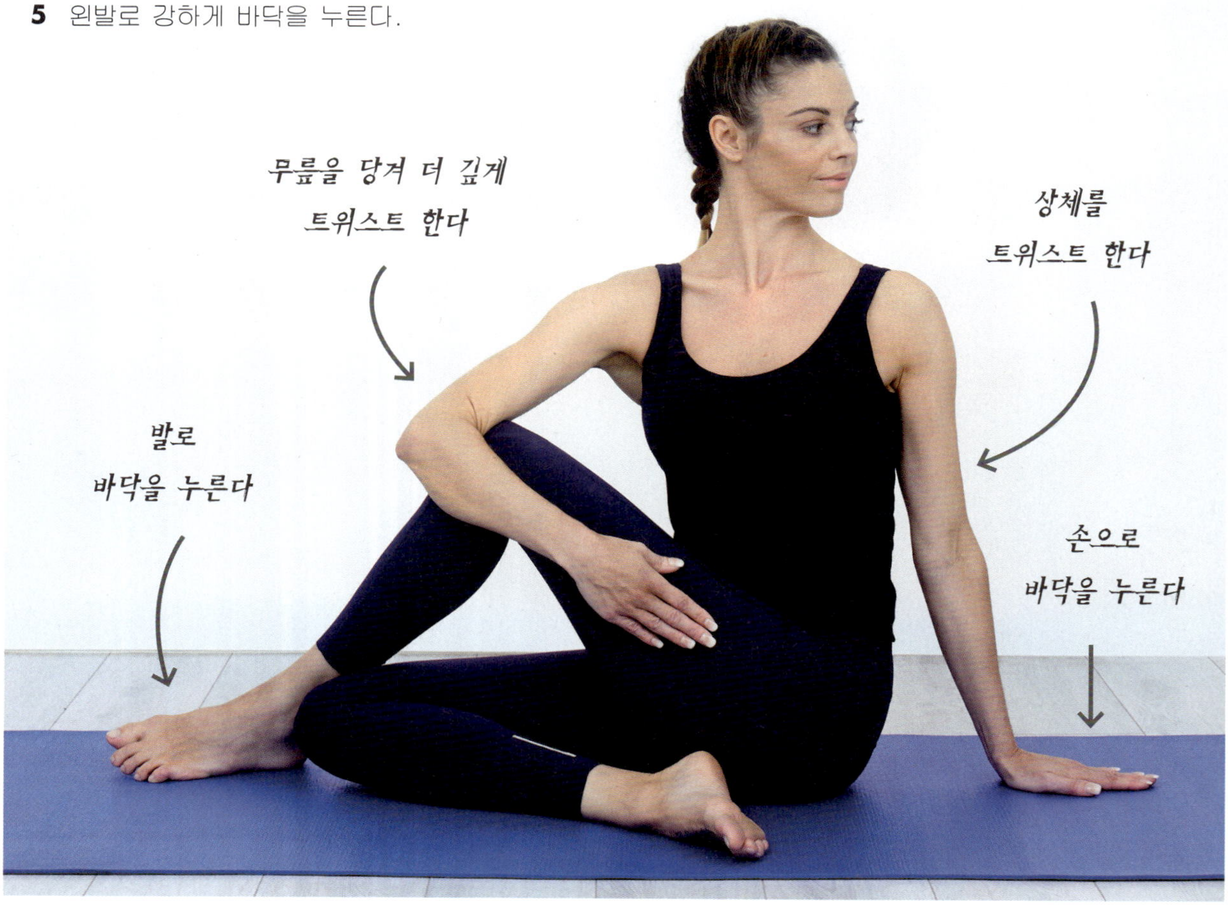
무릎을 당겨 더 깊게 트위스트 한다
상체를 트위스트 한다
발로 바닥을 누른다
손으로 바닥을 누른다

2 중급자

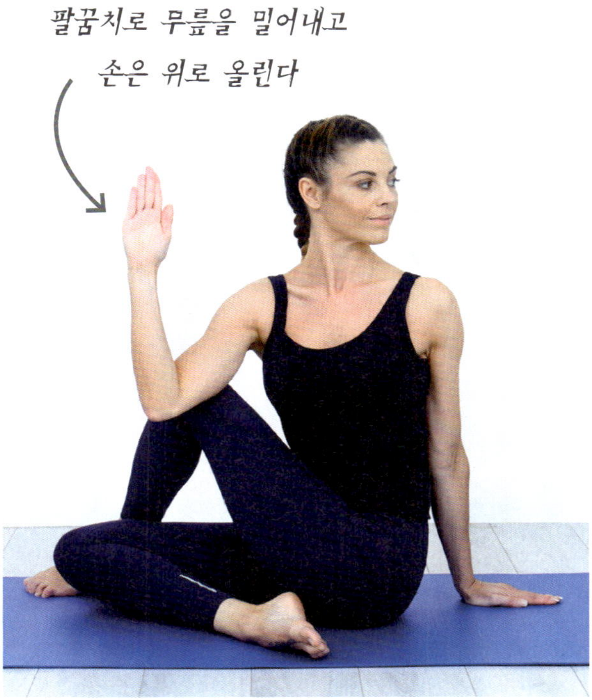
팔꿈치로 무릎을 밀어내고
손은 위로 올린다

1 전 단계와 같은 자세로 시작한다.
2 호흡을 내쉬며, 왼손으로 바닥을 밀고 오른쪽 팔꿈치 바깥으로 왼쪽 무릎 바깥쪽을 밀어낸다.
3 오른쪽 팔꿈치는 굽히고 손을 들어 하늘 쪽으로 손가락을 포인한다.
4 상체를 왼쪽으로 계속 비튼다.
5 천천히 비틀기를 풀어주며 시작 자세로 돌아온다. 다리를 바꾸어 다시 한다.

3 숙련자

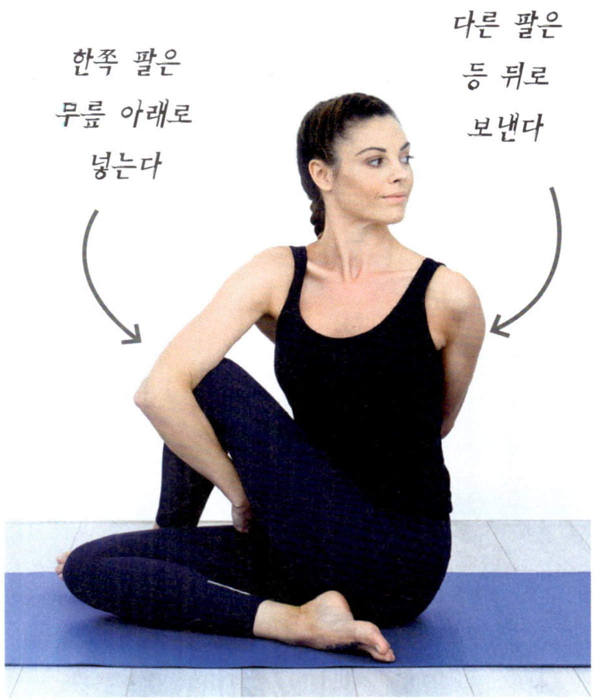
한쪽 팔은
무릎 아래로
넣는다
다른 팔은
등 뒤로
보낸다

1 전 단계와 같은 자세로 시작한다.
2 양손을 잡기 위해, 오른팔 상완을 왼쪽 허벅지 바깥쪽으로 가져간다.
3 상체를 허벅지에 닿게 하여, 오른팔을 왼쪽 다리 아래로 깊게 넣어, 어깨 뒤쪽과 무릎을 서로 밀어준다.
4 왼쪽 무릎 아래로 오른손이 들어가기 시작하면, 왼팔을 허리 뒤로 보내 양손을 고리 걸어서 잡는다.
5 천천히 트위스트를 풀어주고 시작 동작으로 돌아간다. 다리를 바꾸어서 다시 한다.

누운 척추 비틀기 자세 (RECLINED SUPINE TWIST)

이 자세는 테라피 요가 동작으로 등근육과 둔부를 스트레칭하고, 등과 골반을 마사지한다. 또한 척추를 길게 하며 척추의 압력을 줄인다. 그리고 소화기관으로 혈액의 흐름을 원활하게 한다. 후굴을 연습한 후 즉시 이 동작을 하면, 척추를 재정렬하는 이점이 있다.

1 초보자

1 등을 대고 눕는다.
2 무릎을 구부려 손으로 정강이를 감싸 가슴 쪽으로 가져온다.
3 손으로 무릎을 잡는다.
4 골반을 조금씩 왼쪽으로 움직인다.
5 천천히 코어에 힘을 주면서 무릎을 오른쪽으로 내린다.
6 머리는 왼쪽으로 돌린다.
7 팔을 어깨에서 양쪽으로 쭉 뻗어 T 자를 만든다.
8 어깨는 긴장을 풀며 귀에서 멀어진다.
9 천천히 중앙으로 돌아오고, 두 무릎을 가슴으로 가져온다. 반대쪽으로 다시 한다.

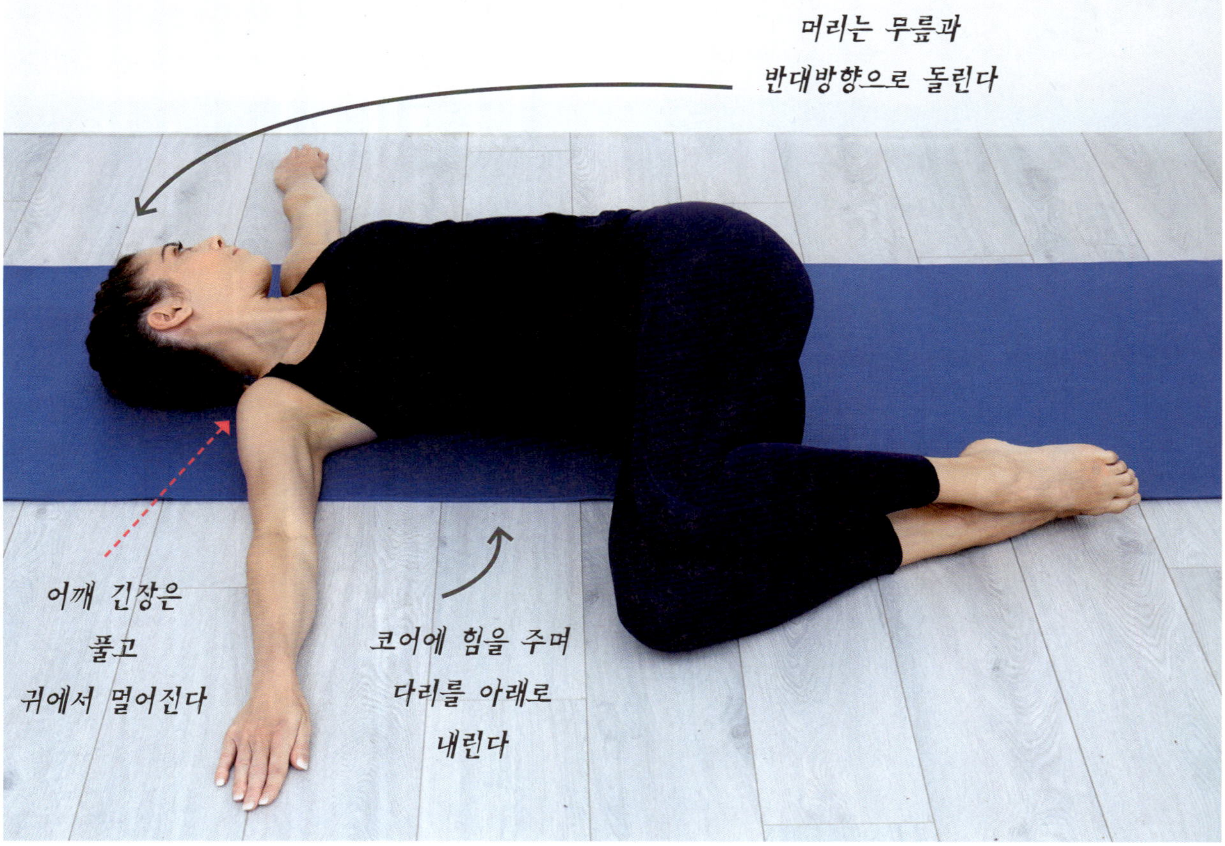
머리는 무릎과 반대방향으로 돌린다
어깨 긴장은 풀고 귀에서 멀어진다
코어에 힘을 주며 다리를 아래로 내린다

2 중급자

1 등을 대고 누워서 다리를 쭉 편다.
2 왼쪽 무릎을 가슴까지 가져온다.
3 골반을 조금씩 왼쪽으로 움직인다.
4 오른손으로 왼쪽 무릎을 잡아 오른쪽으로 넘겨 바닥으로 내린다.
5 머리는 왼쪽으로 돌려 더 깊게 비튼다.
6 왼팔은 옆으로 뻗는다.
7 양쪽 무릎을 가슴으로 가져오며 천천히 중앙으로 돌아온다. 다리를 바꾸어 다시 한다.

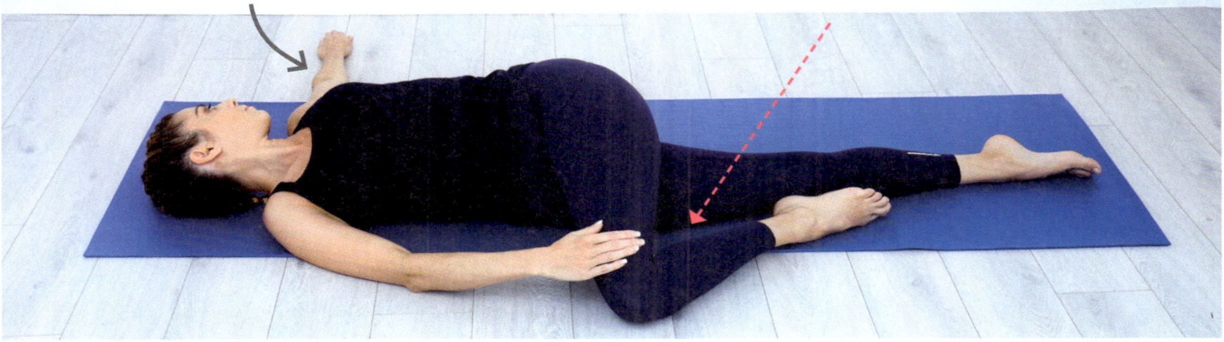

3 숙련자

1 전 단계와 같은 자세로 시작한다.
2 왼쪽 무릎을 가슴으로 당겨서 오른쪽 허벅지를 위에서 감는다. 가능하면 두 번 감는다.
3 왼쪽 무릎을 오른손으로 잡아 오른쪽으로 넘겨 바닥으로 내린다.
4 팔꿈치를 구부려 머리 위에 놓고 가능하면 팔꿈치를 펴서 가슴을 더 활짝 연다.
5 양쪽 무릎을 가슴으로 가져오며, 천천히 중앙으로 돌아 온다. 다리를 바꾸다 다시 한다.

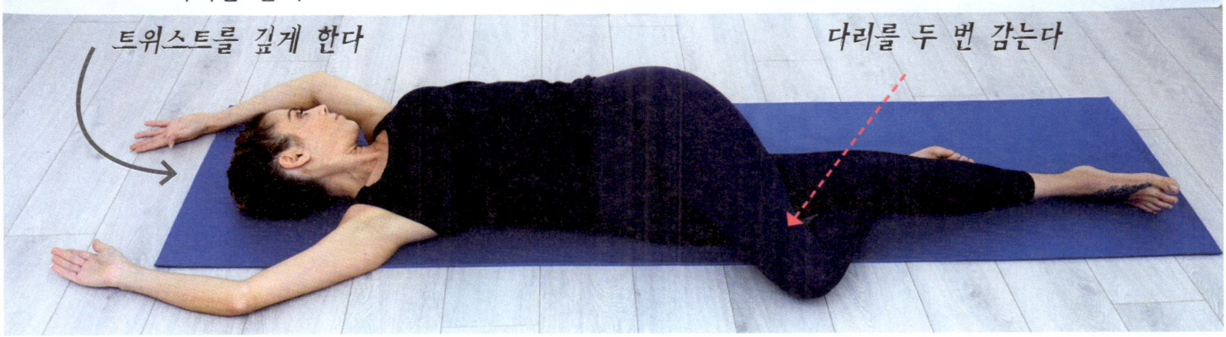
머리를 돌려
트위스트를 깊게 한다
다리를 두 번 감는다

비튼 원숭이 런지 자세 (TWISTED MONKEY LUNGE)

이 자세는 운동선수에게 좋은 동작으로 고관절과 대퇴사두, 둔부와 고관절 굴곡근에 작용한다. 트위스트 동작은 척추를 전체적으로 늘리고 내부 장기들을 마사지를 해주어 소화에 도움을 주고 혈액순환을 원활하게 한다.

1 초보자

1 오른발을 앞으로 내고 무릎을 굽혀 발목과 수직인 로우런지 자세를 취한다.

2 체중을 왼발 앞꿈치쪽으로 옮기며 발꿈치를 들어 발가락 위쪽에 오게 한다.

3 왼손은 바닥을 짚고 오른팔은 귀 옆으로 올린다.

4 왼발을 바깥쪽으로 돌려서 골반이 돌기 시작하면, 오른쪽 어깨를 뒤로 돌리며 상체를 오른쪽으로 회전한다.

5 오른팔은 부드럽게 뒤로 보내며 바닥과는 수평이다. 시선은 팔을 따라간다.

6 동작을 끝낼 때는, 오른손을 왼손 옆으로 내려 바닥을 짚으며 상체는 정면으로 돌아온다. 왼쪽 무릎을 바닥에 대고 오른쪽 무릎을 뒤로 가져와 테이블 탑(p.27) 자세를 만든다. 다리를 바꾸어 다시 한다.

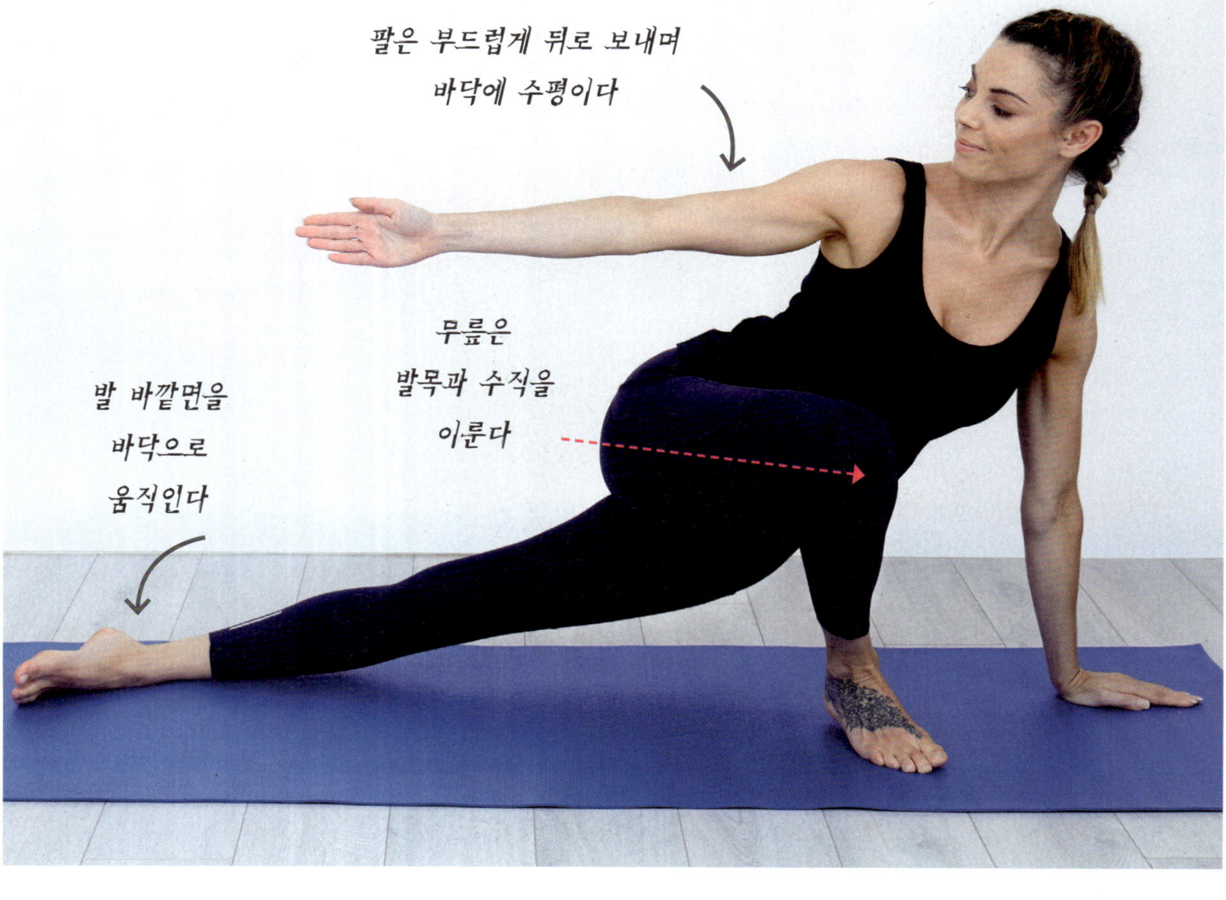
팔은 부드럽게 뒤로 보내며
바닥에 수평이다
무릎은
발목과 수직을
이룬다
발 바깥면을
바닥으로
움직인다

2 중급자

1 오른발은 앞으로 내고 왼쪽 무릎은 바닥으로 내리며 로우런지 자세를 취한다.

2 왼손으로 바닥을 짚는다.

3 오른손으로 스트랩 양 끝을 잡는다. 왼쪽 무릎을 구부려 스트랩을 고리로 만들어 발에 감는다.

4 마시는 호흡에 척추를 늘기 늘린다; 내쉬며 조금 더 깊게 트위스트 한다.

5 오른발과 무릎을 밖으로 살짝 돌려도 된다.

6 동작을 끝낼 때는, 스트랩을 풀고 왼쪽 다리를 바닥으로 내린다. 오른 손을 내려 바닥을 짚고 테이블 탑 자세로 돌아온다. 다리를 바꾸어 다시 한다.

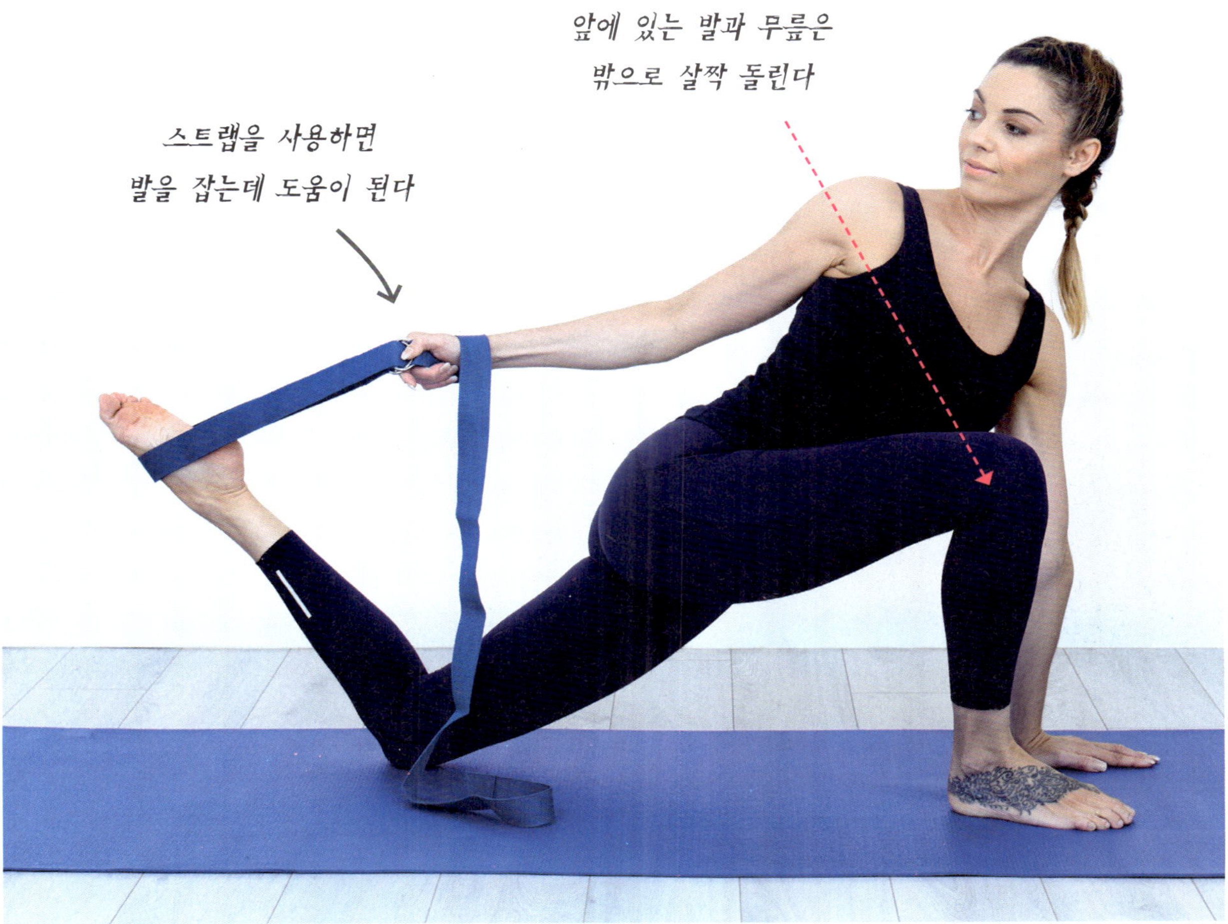
앞에 있는 발과 무릎은
밖으로 살짝 돌린다
스트랩을 사용하면
발을 잡는데 도움이 된다

3 숙련자

1 전 단계와 같은 자세로 시작한다.

2 왼쪽 무릎을 구부려 오른손으로 왼발이나 발목의 바깥쪽을 잡는다.

3 왼쪽 전완을 바닥에 천천히 내려놓는다.

4 마시는 호흡에 척추를 길게 늘린다; 내쉬며 조금 더 깊게 비튼다.

5 가슴을 하늘을 향해 연다.

6 동작을 끝낼 때는, 왼발을 천천히 풀어 다리를 펴서 바닥에 내린다. 오른팔을 왼팔 옆에 놓고, 오른쪽 무릎을 뒤로 가져가 테이프 탑 자세를 취한다. 다리를 바꾸어 다시 한다.

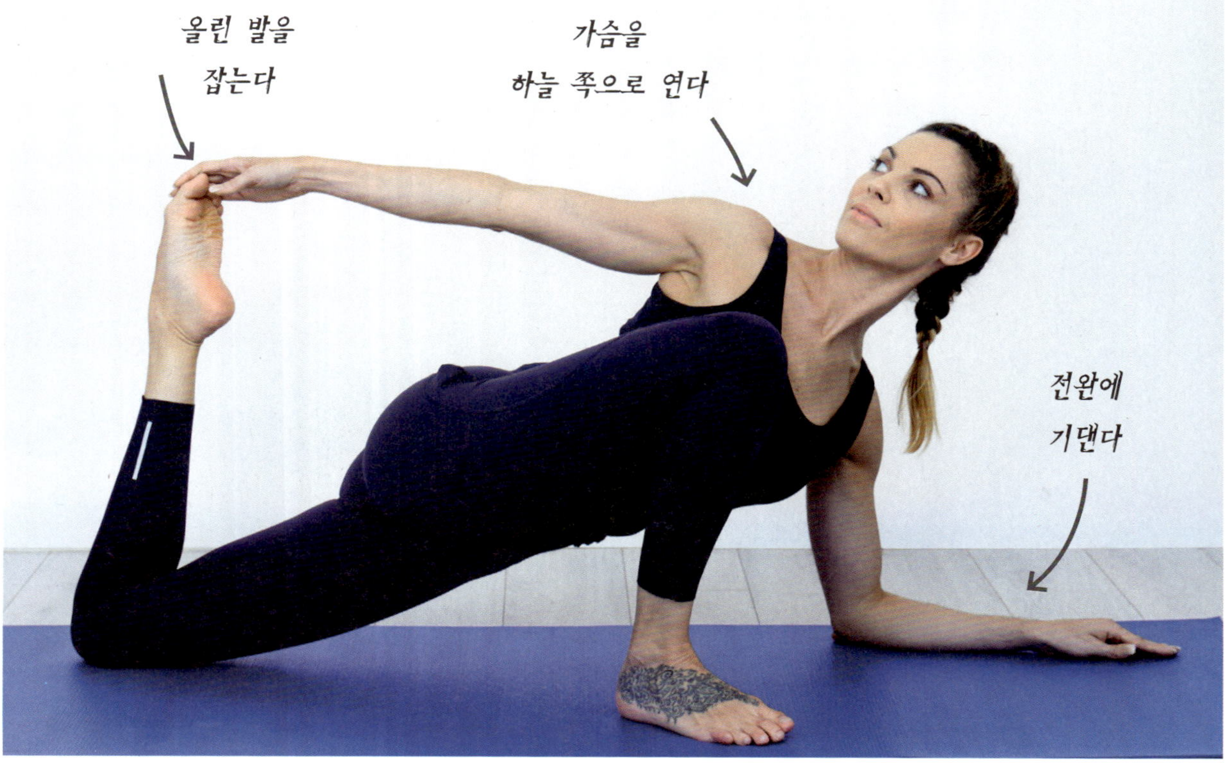
올린 발을 잡는다
가슴을 하늘 쪽으로 연다
전완에 기댄다

다음 단계 스트레칭을 더 깊게 하려면, 뒤에 있는 발꿈치를 둔부 쪽으로 당긴다.

비튼 런지 자세 (REVOLVED CRESCENT LUNGE)

비튼 런지 자세는 몸 전체에 안정감을 만든다. 다른 트위스트 동작들과 마찬가지로 척추나 골반, 다리 그리고 둔부의 힘을 기르고 스트레칭 한다. 또한 이 동작은 내부 장기들을 자극하고 해독시키며 소화력을 향상시키고 대사활동을 왕성하게 하는데 도움을 준다.

1 초보자

1. 오른발이 앞에 있고 왼쪽 무릎은 바닥으로 내려놓은 로우런지 자세를 취한다.
2. 오른쪽 무릎과 오른쪽 발목은 수직이고, 왼쪽 다리는 매트와 수평이다.
3. 왼손으로 블록 하나를 잡아 오른발 안쪽이나 바깥쪽(더 깊은 동작)에 높거나 낮게 세운다. 블록의 높이는 자신에게 적합하게 선택한다.
4. 왼손은 블록을 누른다; 만약 오른발 바깥쪽에 블록이 있으면, 팔을 오른 허벅지 바깥쪽으로 넘겨서 블록을 잡는다.
5. 오른팔은 들어서 하늘 쪽으로 뻗는다.
6. 마시는 호흡에 척추를 길게 늘린다; 내쉬고 몸을 오른쪽으로 비튼다.
7. 가슴을 하늘 쪽으로 들어 올린다.
8. 천천히 트위스트를 풀어준다. 다리를 바꾸어 다시 한다.

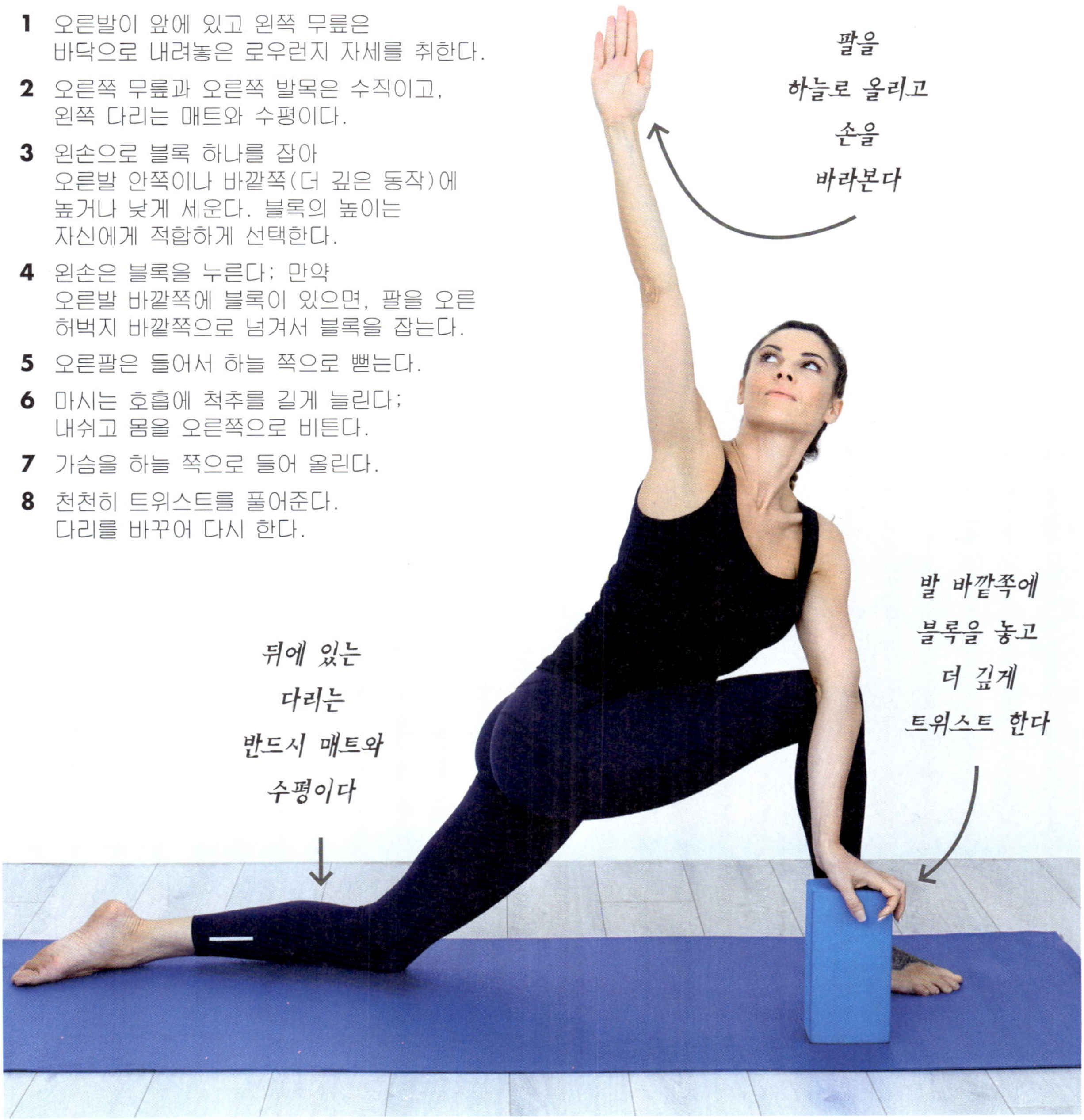
팔을 하늘로 올리고 손을 바라본다
발 바깥쪽에 블록을 놓고 더 깊게 트위스트 한다
뒤에 있는 다리는 반드시 매트와 수평이다

2 중급자

1 전 단계와 같은 자세로 시작한다.
2 오른쪽 무릎과 발목이 수직이 되도록 한다.
3 왼발의 발가락을 세우며 무릎을 바닥에서 들어올린다. 오른쪽 무릎은 발목과 수직이며 왼쪽 발꿈치는 발가락과 수직이다.
4 호흡을 마시고 양 팔을 하늘 쪽으로 올려 로우 런지(p.69-71)자세를 취한다.
5 호흡을 내쉬고 오른쪽으로 회전하여 왼쪽 팔꿈치를 오른쪽 허벅지 바깥쪽에 걸고 양손을 가슴 앞에서 합장한다.
6 가슴을 손 쪽으로 가져온다.
7 호흡을 마시며 척추를 길게 늘린다; 내쉬며 비틀기를 좀 더 깊게 한다.
8 양손은 서로 누르며 밀어내어 트위스트를 더 깊게 한다. 최종적으로, 왼쪽 어깨 뒤와 오른 무릎의 바깥쪽이 서로 밀어내는 것이다.
9 천천히 트위스트에서 빠져나온다.
10 다리를 바꾸어 다시 한다.

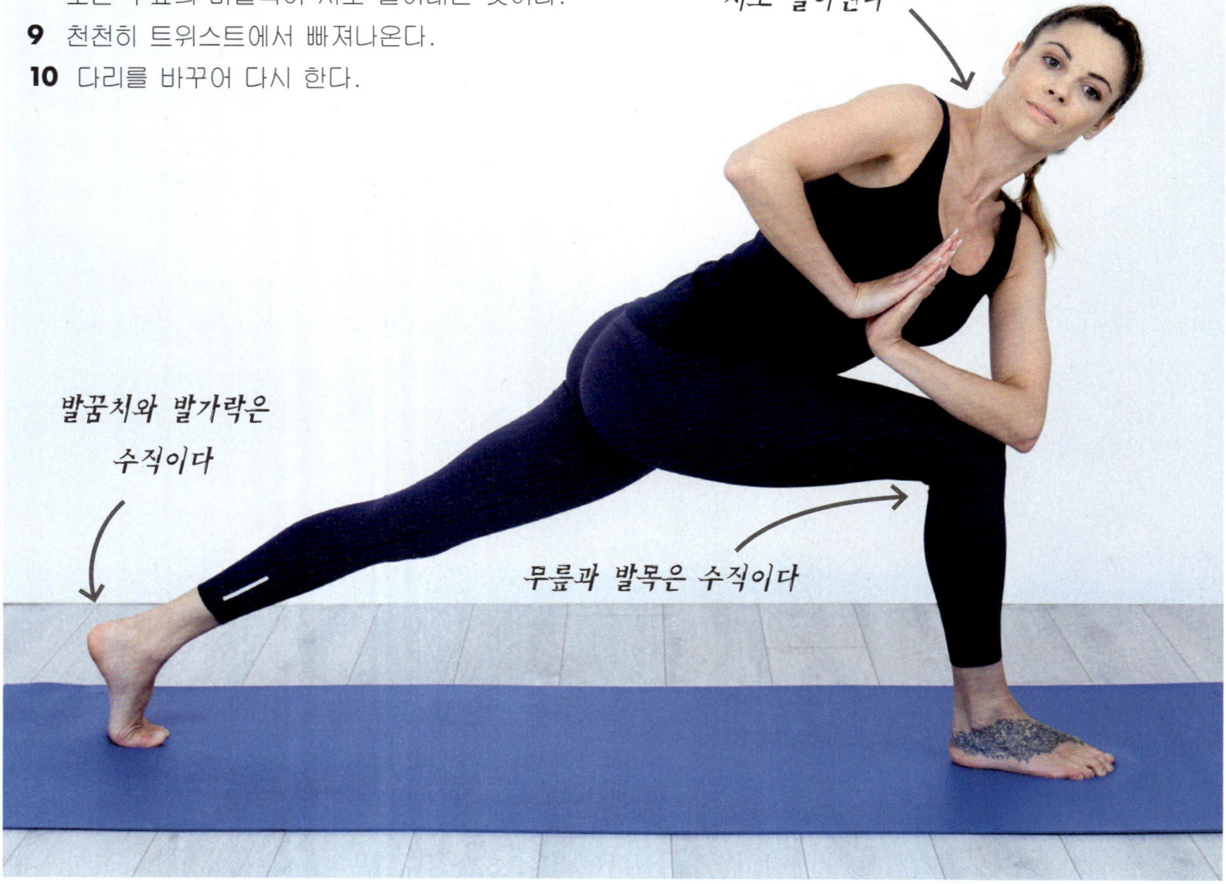
두 손은 합장하여
가슴 앞에서
서로 밀어낸다
발꿈치와 발가락은
수직이다
무릎과 발목은 수직이다

3 숙련자

1. 전 단계와 같은 자세로 시작한다.
2. 왼쪽 상완을 오른쪽 허벅지 위의 바깥쪽으로 가져와 양손을 잡을 준비를 한다.
3. 허벅지에 상체를 대고, 왼쪽 상완이 가능하면 다리 바깥쪽으로 더 깊게 내려간다. 목표는 어깨 뒤와 무릎이 서로 미는 것이다.
4. 오른 무릎 아래로 왼손이 들어가기 시작하면, 오른팔을 뒤로 보내 허리를 감싸며, 양쪽 손가락을 걸어서 잡는다.
5. 내쉬는 호흡에 척추를 길게 늘린다; 내쉬며 조금 더 깊게 비튼다.
6. 계속 비틀어서 가슴이 하늘 쪽을 향하게 한다.
7. 동작을 끝낼 때는, 손을 풀어 천천히 돌아온다.
8. 방향을 바꾸어 다시 한다.

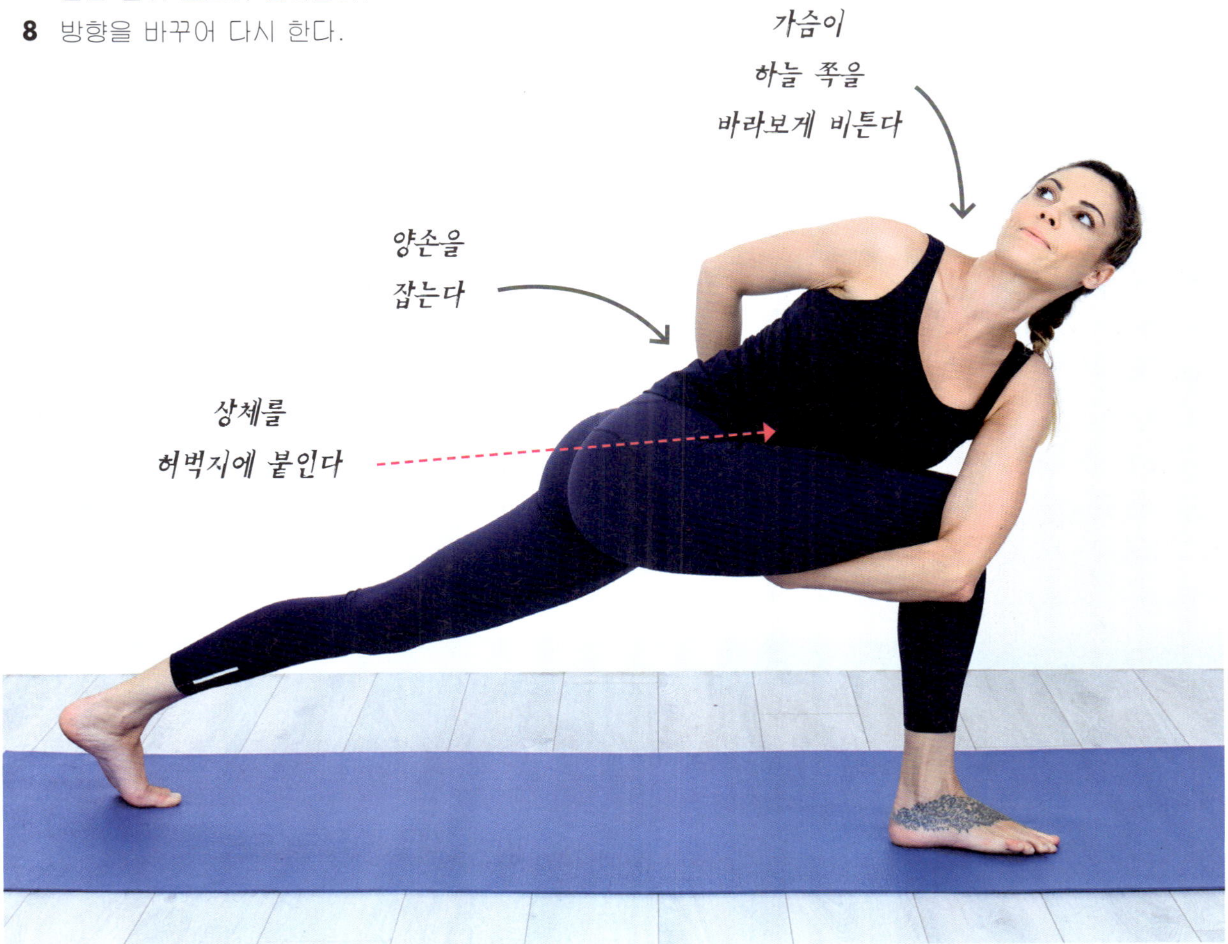
가슴이 하늘 쪽을 바라보게 비튼다
양손을 잡는다
상체를 허벅지에 붙인다

회전 삼각 자세 (REVOLVED TRIANGLE POSE)

이 자세는 다리와 골반 그리고 척추를 강화하고 스트레칭하는 동작이다. 이 동작은 가슴을 열어주고 호흡을 개선하는데 도움이 된다. 또한 경증의 등의 통증을 완화하고 복부 장기들을 자극한다.

1 초보자

1. 산 자세(p. 26)에서 시작한다.
2. 오른다리를 1m 정도 앞으로 보내고 왼발을 90° 정도 밖으로 돌린다.
3. 왼손에 블록 한 개를 잡고 높거나 낮게 맞는 높이를 선택해서 오른발 안쪽이나 바깥쪽(더 깊은 동작)에 세운다.
4. 골반을 앞에서 정렬을 맞추고 왼쪽 골반은 앞으로 오른쪽 골반은 뒤로 민다.
5. 호흡을 마시고 두 팔을 올린다; 내쉬고 왼팔을 앞으로 뻗고 오른팔은 뒤로 뻗어 스탠딩 트위스트 자세를 취한다.
6. 왼팔을 내려 블록을 짚는다.
7. 오른팔을 하늘 향해 뻗는다.
8. 마시는 호흡에 척추를 길게 늘린다; 내쉬며 좀 더 깊게 비튼다.
9. 왼손을 바라본다.
10. 동작을 끝낼 때는, 코어에 힘을 주면서 왼손을 올려 서 있는 자세로 돌아간다. 방향을 바꾸어 다시 한다.

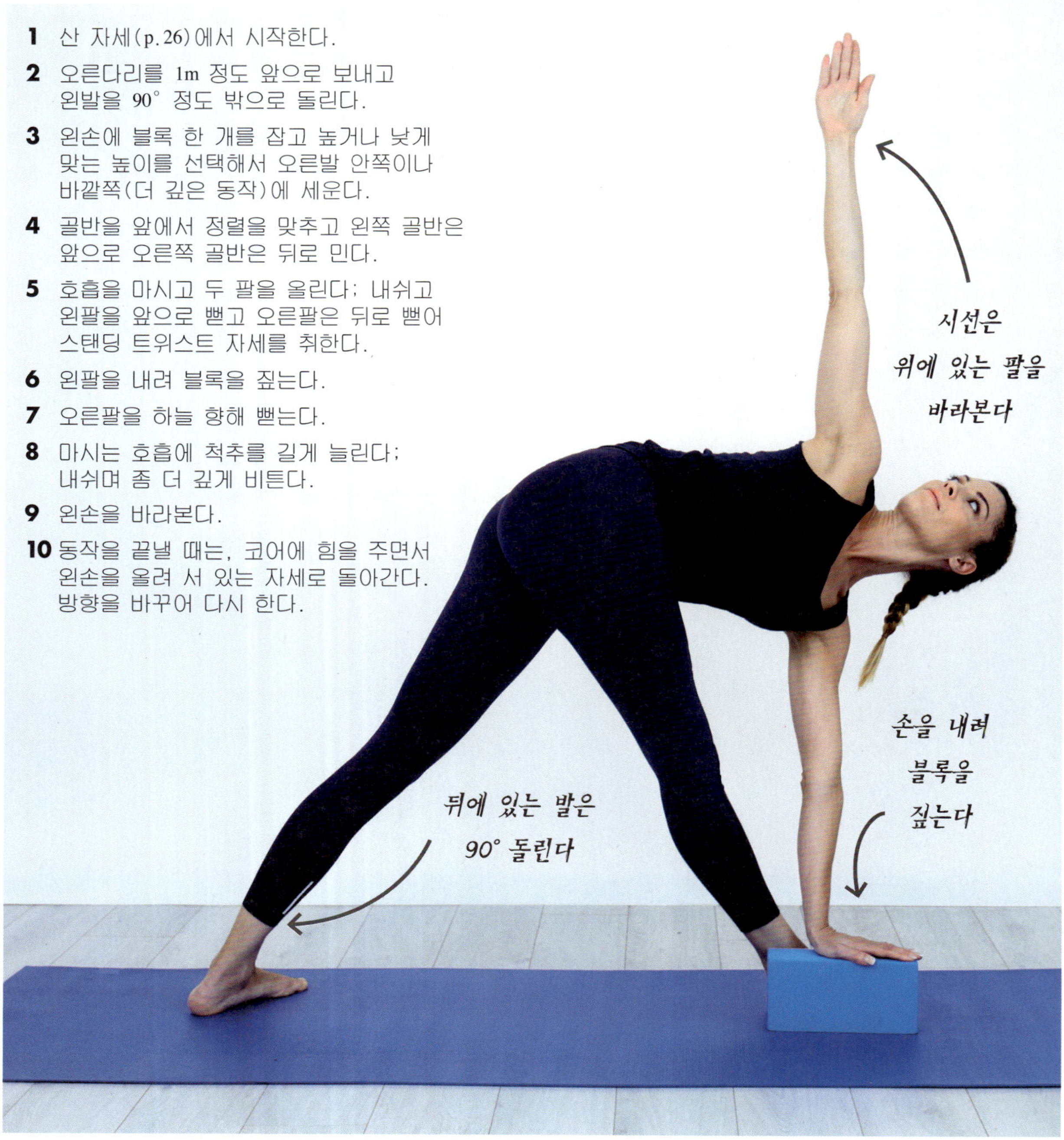
시선은
위에 있는 팔을
바라본다
손을 내려
블록을
짚는다
뒤에 있는 발은
90° 돌린다

1 전 단계와 같은 자세로 시작 한다; 블록을 사용하지 않는다.
2 왼손을 천천히 바닥으로 내려 오른발 안이나 밖으로 뻗는다.
3 오른팔을 하늘 쪽으로 뻗는다.
4 마시는 호흡에 척추를 길게 늘린다; 내쉬며 조금 더 깊게 비튼다.
5 오른손을 바라본다.
6 전 단계와 같은 자세로 끝낸다.
7 방향을 바꾸어서 다시 한다.

2 중급자

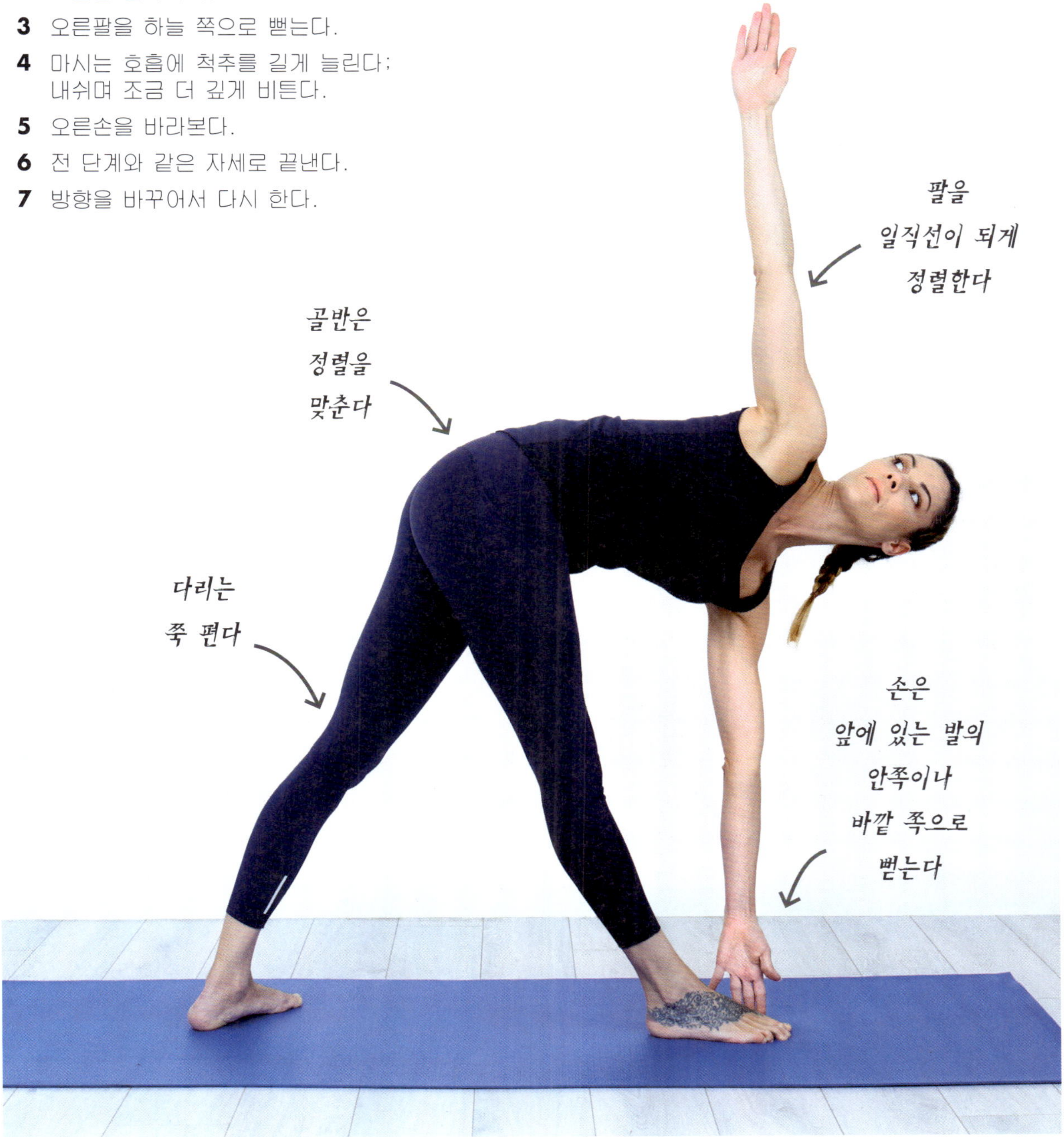

팔을 일직선이 되게 정렬한다
골반은 정렬을 맞춘다
다리는 쭉 편다
손은 앞에 있는 발의 안쪽이나 바깥 쪽으로 뻗는다

3 숙련자

1 전 단계와 같은 자세로 시작한다.

2 양손을 잡기 위해서, 어깨 뒤와 오른쪽 무릎이 서로 밀 때까지 왼쪽 상완을 오른쪽 허벅지 위로 더 깊게 가져간다.

3 왼손은 오른 무릎 아래로 넣어 뻗고, 오른팔은 허리 뒤로 보내 손가락으로 고리를 만들어 양손을 잡는다.

4 마시는 호흡에 척추를 길게 늘린다; 내쉬며 더 깊게 비튼다.

5 동작을 끝낼 때는, 잡은 손을 풀어주고, 코어에 힘을 주며 서 있는 자세로 돌아온다. 방향을 바꾸어 다시 한다.

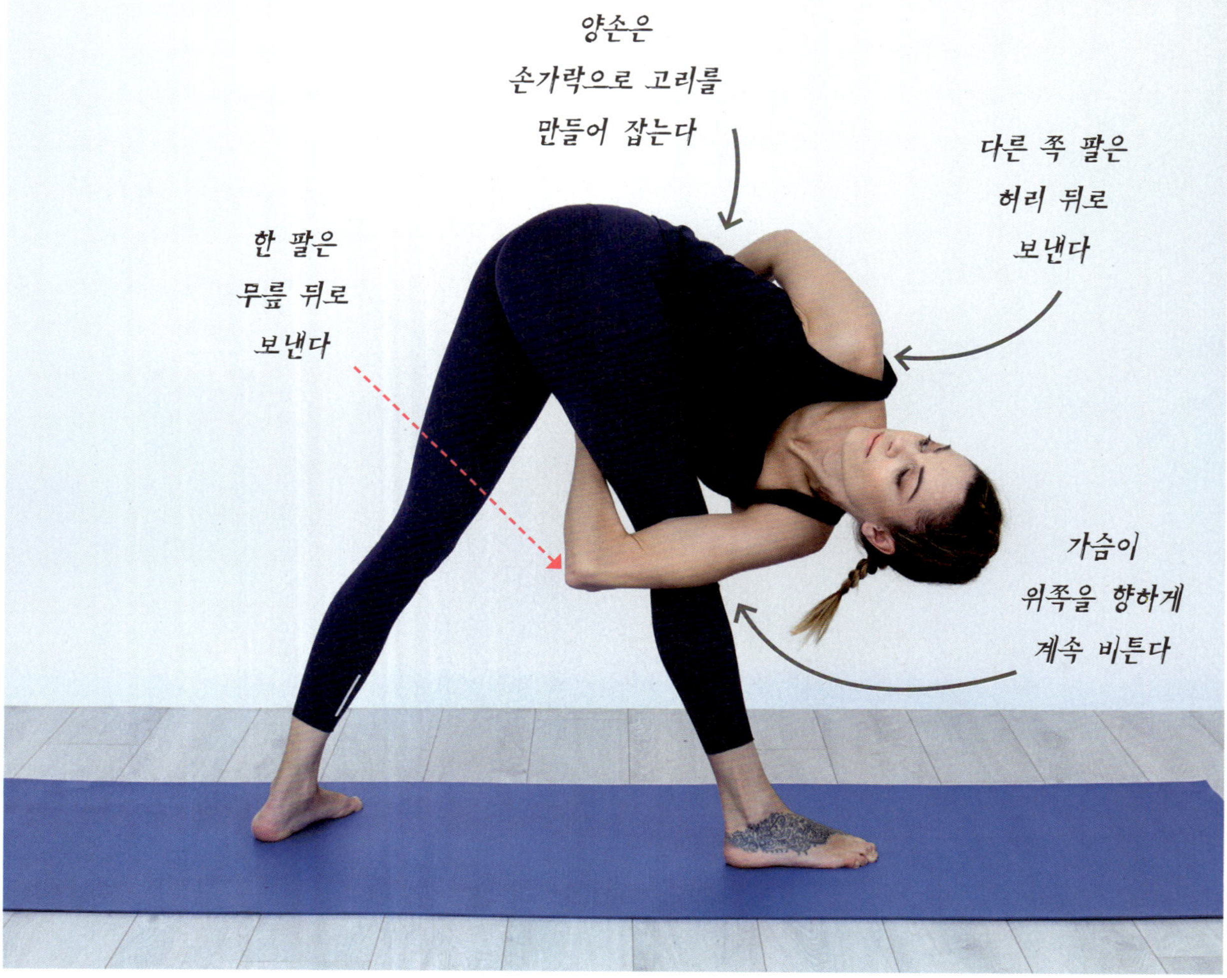

양손은 손가락으로 고리를 만들어 잡는다
다른 쪽 팔은 허리 뒤로 보낸다
한 팔은 무릎 뒤로 보낸다
가슴이 위쪽을 향하게 계속 비튼다

회전 반달 자세 (REVOLVED HALF-MOON POSE)

이 자세는 균형을 잡고 트위스트 자세가 주는 장점인 해독작용이 결합된 동작이다. 또한 코어근육에 안정성을 만들어 주며 육체와 정신적인 체력을 기르는데 도움이 되는 동작이다.

1 초보자

1 오른발은 앞에 왼발은 뒤에 두고 서서 시작한다.

2 하나 또는 그 이상의 블록을 오른쪽 다리에서 30cm 앞에 둔다. 이때 블록은 앞에서 약간 왼쪽에 있고 높이는 높게 또는 낮게 세운다.

3 오른발로 바닥을 밀어낸다.

4 호흡을 마시고 왼손으로 블록을 짚으며 앞으로 숙인다. 왼쪽 다리는 뒤로 뻗으며 올린다.

5 왼발 발가락을 플렉스하여 바닥을 향한다.

6 마시는 호흡에 척추를 길게 늘린다; 내쉬고 상체를 오른쪽으로 비틀며, 오른팔을 올려 하늘 쪽으로 뻗는다.

7 정수리는 앞으로 길게 늘리고 왼발은 뒤로 멀리 보낸다.

8 왼쪽 골반은 아래로 내려 오른쪽 골반과 정렬을 맞춘다.

9 동작을 끝낼 때는, 오른쪽 무릎은 굽히고 코어에 힘을 주면서 왼손은 올리며 왼쪽 다리를 바닥으로 내려 서 있는 자세로 돌아온다. 다리를 바꾸어 다시 한다.

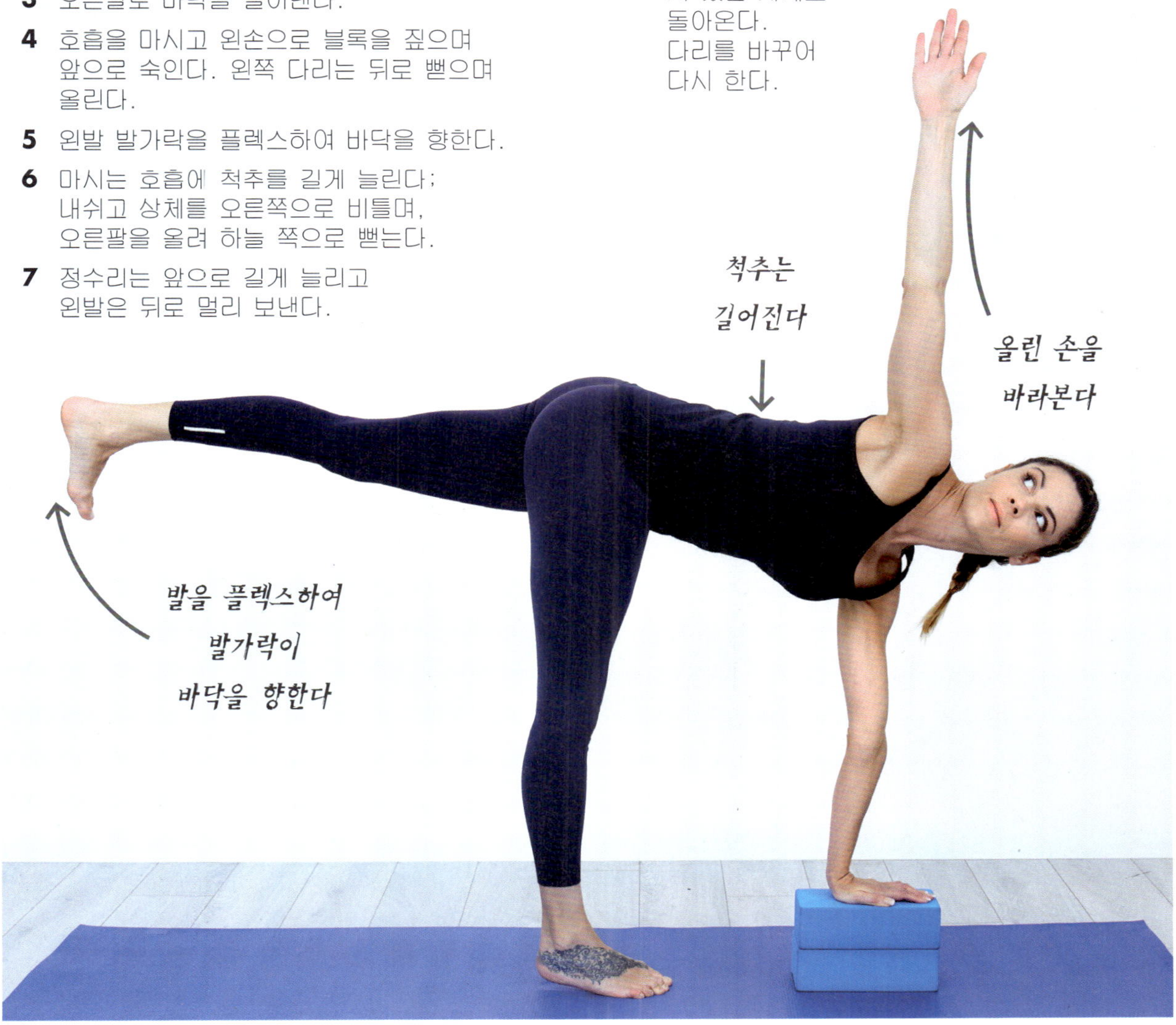

척추는 길어진다
올린 손을 바라본다
발을 플렉스하여 발가락이 바닥을 향한다

2 중급자

1 전 단계와 같은 자세로 시작한다.
2 오른쪽 다리 30cm 앞에 시선을 고정시킨다.
3 오른발로 바닥을 밀어낸다.
4 호흡을 마시며 앞으로 숙여 왼손으로 바닥을 짚는다. 왼쪽 다리는 뒤로 곧게 들어 올린다.
5 왼 발은 바닥을 향해 플렉스 하며, 발의 외측이 아래를 향한다.
6 마시는 호흡에 척추를 길게 늘린다.
7 호흡을 내쉬고 상체를 오른쪽으로 비튼다. 이때 오른팔을 하늘 쪽으로 올린다.
8 정수리는 앞으로 길어지고 왼발은 뒤로 멀리 보낸다.
9 왼쪽 골반과 오른쪽 골반의 정렬을 맞춘다.
10 전 단계와 같은 자세로 동작을 끝낸다. 다리를 바꾸어 다시 한다.

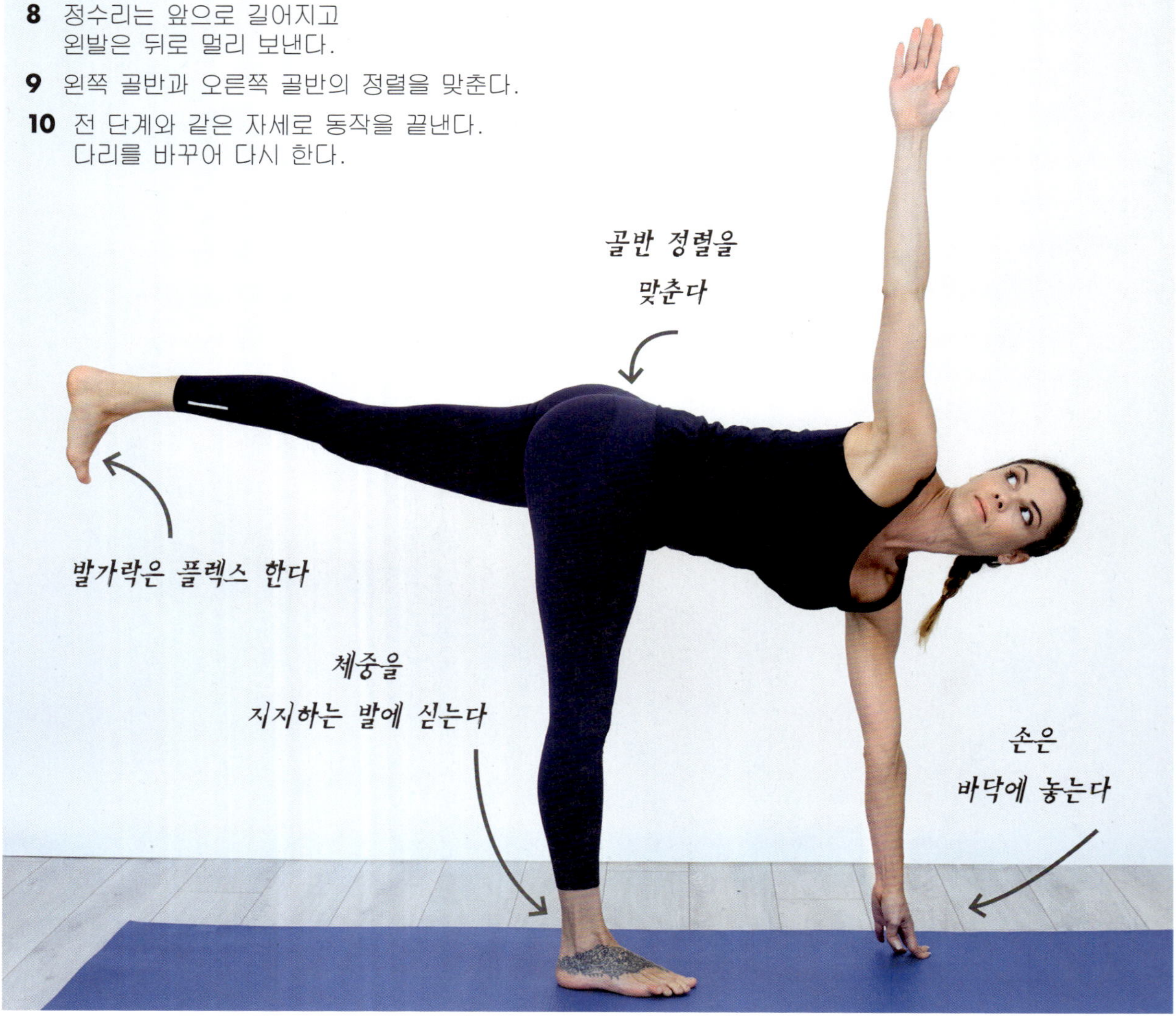
골반 정렬을 맞춘다
발가락은 플렉스 한다
체중을 지지하는 발에 싣는다
손은 바닥에 놓는다

1 전 단계와 같은 자세로 시작한다.
2 왼쪽 다리를 구부려 발꿈치를 왼쪽 둔부 쪽으로 가져온다.
3 오른 손을 뒤로 보내 왼발이나 발목을 잡는다.
4 마시는 호흡에 척추를 길게 늘린다.
5 호흡을 내쉬고 상체를 오른쪽으로 비튼다.
6 손으로 바닥을 밀어내며 가슴을 들어 올리고 어깨를 더 많이 연다.
7 동작을 끝낼 때는, 왼발을 천천히 풀어 다리를 바닥으로 곧게 내린다.
오른쪽 무릎은 굽히고 코어에 힘을 주며 왼손을 올리며 스탠딩 자세로 돌아온다.
다리를 바꾸어 다시 한다.

3 숙련자

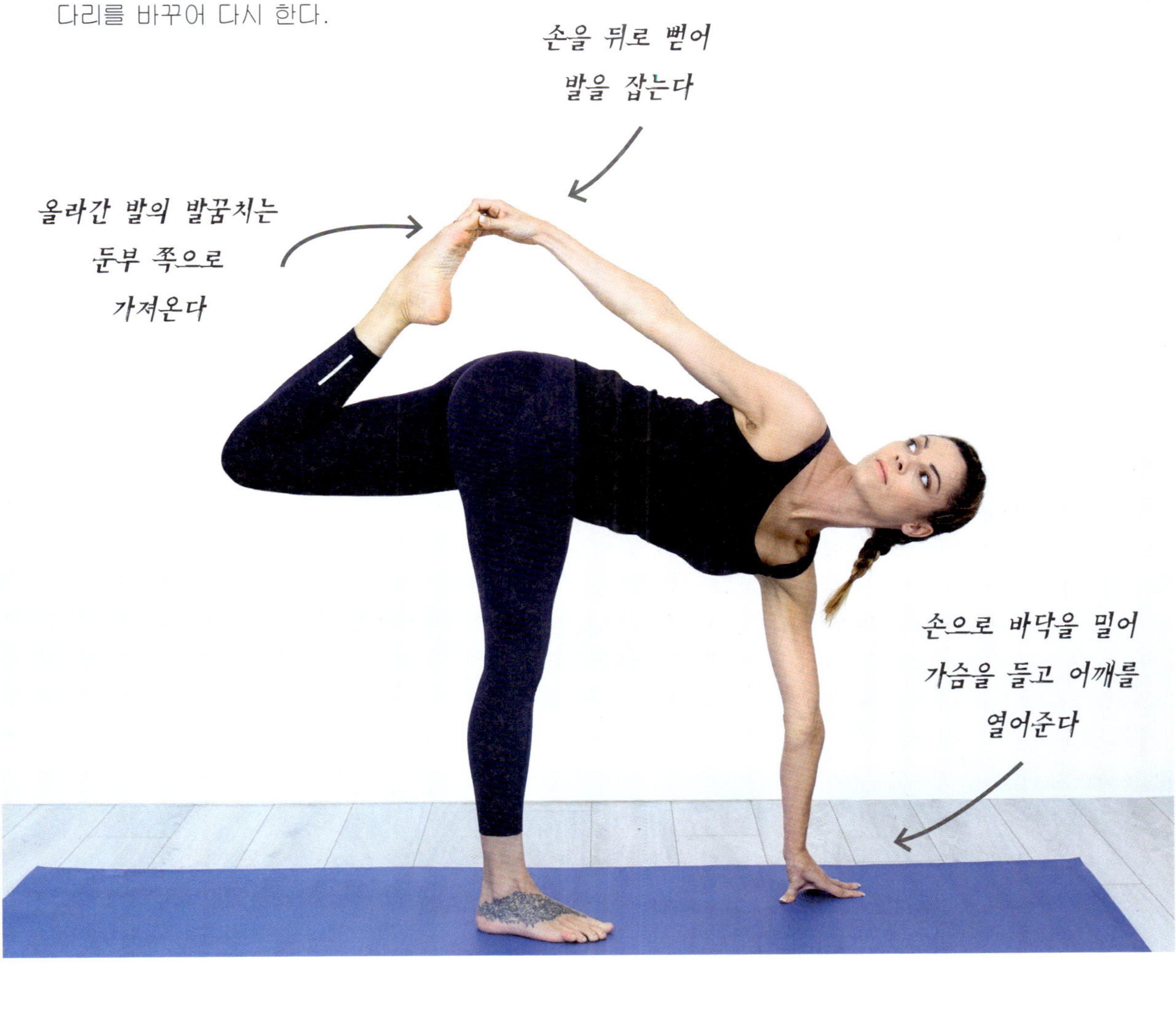
손을 뒤로 뻗어
발을 잡는다
올라간 발의 발꿈치는
둔부 쪽으로
가져온다
손으로 바닥을 밀어
가슴을 들고 어깨를
열어준다

"유연성이란 마음에서 시작한다; 시간이 걸리며 꾸준한 연습과 호흡 그리고 긍정적인 생각을 통해 이루어진다. 여러분도 도달할 수 있다. 최종적인 목표는 세상에서 가장 유연한 사람이 되는 것이 아니라, 마음과 몸이 연결되어 있다는 것을 더 많이 이해하기 위한 여행으로, 이 여행은 호흡과 움직임을 통한 여러분의 여행이다. 스스로 인내심을 가지고 모든 것이 온다는 것만 기억하라."

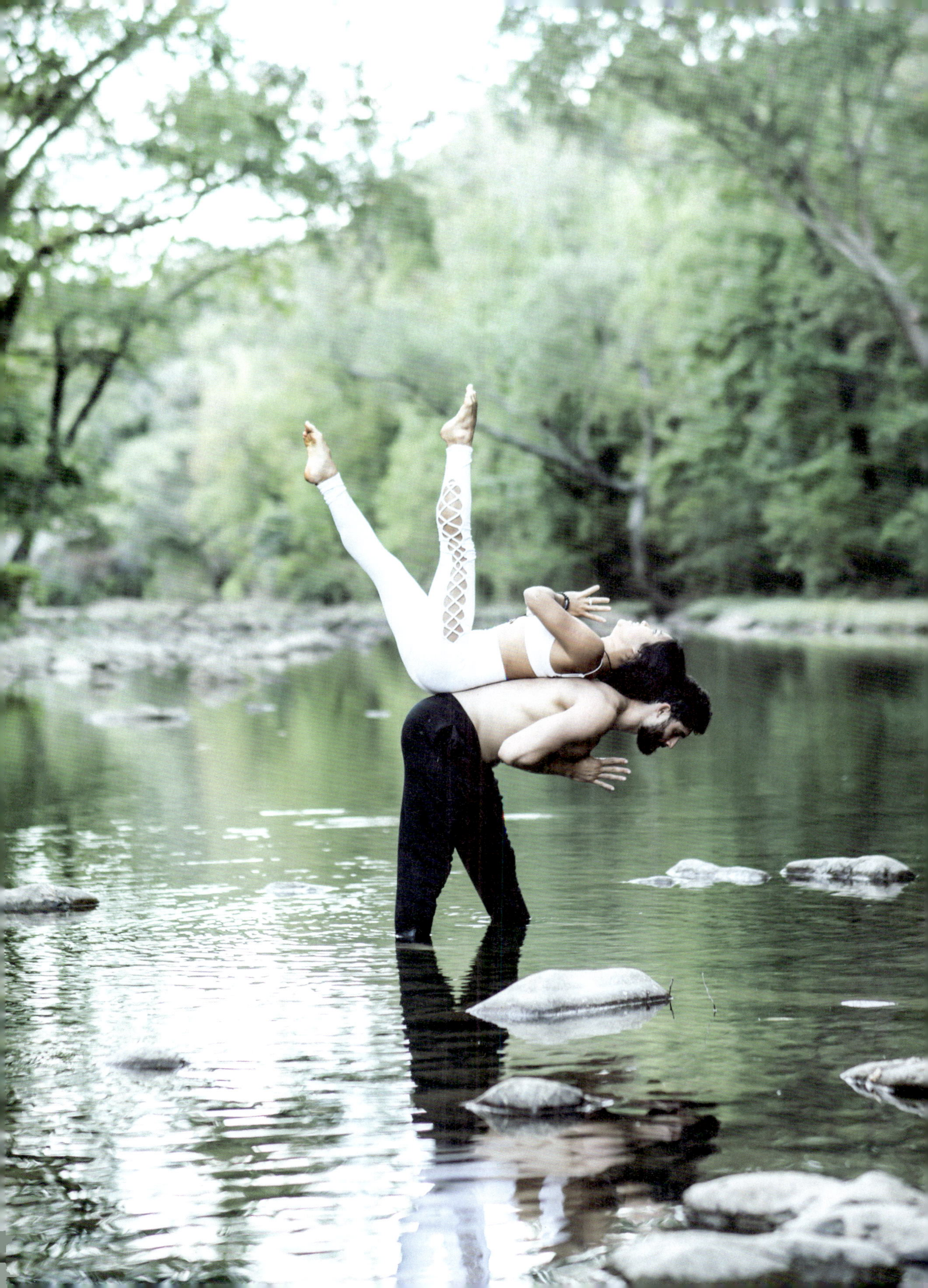

인덱스 (INDEX)

ㅎ

PICTURE CREDITS

Photographs by Ruth Jenkinson, except the following: pages 4–5 Photo by Jordan Siemens/Taxi via Getty Images; page 12 Rebecca Gibson (@bowlingandyoga); page 13 Shaeeda Sween (@westindianbella); pages 14–15 Erica Ippolito (@miss___erica); page 16 Yoga Vared (@yogavered); page 17 Joe Lizz (@Joe_lizzzzzz_yoga); pages 7, 8, 11, 157 and 160 Max and Liz Lowenstein; Shutterstock, Inc: pages 18 Iam_Anupong; 36–37 MS Mikel; 38, 64, 124 My Good Images; 52 Maryna Pleshkun; 92 icsnaps; 108 Chemomorova Olesia; 138 Yolya Ilyasova

ACKNOWLEDGMENTS

Photographer: Ruth Jenkinson
Models: Charles Ruhmund, Ella Durston/Source Models; Wen Dai
Designer: Lucy Palmer
Copy editor: Katie Hewett
Proofreader: Jane Donovan
Indexer: Christine Shuttleworth
Production: Gary Hayes

번역을 마치고...

집안의 장녀인 나, 그런 나를 음악가로 성공시키고 싶어 했던 어머니의 열정은 실로 타의 추종을 불허했다.

어린 시절 나보다 큰 첼로를 어깨에 올려 메고 연습실로 떠밀었던 어머니의 열정에 나는 늘 심한 몸살을 앓곤 했다. 예원을 졸업한 후 미국으로 유학을 떠났는데 어머니를 떠난다는 이유만으로 그저 자유로운 새가 되어 날아가는 기분이었다면 이해가 될까?

귀국 후 이국적인 외모와 유창한 영어 실력에 힘입어 막 개국을 했던 m-net에 입사를 했다. 지금도 대한민국 최초 VJ 최할리라는 수식어가 따라다닐 정도로 성공했지만, 성공하기까지의 과정은 치열했으며 그때의 삶을 생각하면 공허함과 회의감에 늘 힘들어했던 것 같다. 목표 없는 삶, 그런 삶 속에서 젊음을 다 보낸 탓이리라.

마침내 출구를 찾은 듯 결혼이란 것을 하게 되었고, 출구라고 생각한 결혼 생활도 결국 독박육아로 전쟁터 같은 삶을 살게 되었다.

열혈맘의 딸로, 치열한 방송인으로, 3.89kg의 첫 아이의 맘으로, 이어진 내 삶의 종착역에 어쩌면 당연한 일이듯 우울증이 찾아왔다. 유모차를 끌고 남산을 오르다 보면 나이든 노인들의 모습을 보면 부럽다는 말이 무심코 툭 나올 정도였다. 무릎이 아파 지팡이를 내려놓고 앉아있는 모습이 내 눈엔 오히려 편함으로 보였고, 나도 언젠가는 이 고단한 젊은 날을 보내고 눈앞의 노인들처럼 될 수 있지 않을까? 하는 철딱서니 없는 생각도 했었다. 그만큼 나는 지쳐있었고, 몸과 마음은 황폐했다.

그 삶의 길목에서 만난, 요가!

처음엔 독박육아로 인해 몸의 균형이 틀어지면서 허리에 통증이 찾아왔고, 그 치료법으로 선택한 것이 요가였다.

처음 요가를 만난 시절에는 요가선생님을 만나는 것조차 힘들었다. 겨우 찾은 선생님 댁에서 몇몇이 모여 요가를 했었는데 첫 요가의 기억은 아직도 생생히 남아있다.

차분히 앉아 들숨 날숨과 함께 손가락, 발가락 마디마디, 하나하나에 의식을 두어 움직이며 느꼈던 그 미세한 감각들, 가출했던 영혼을 다시 맞이하던 그 환희의 순간들은 절대 잊을 수가 없다. 하지만, 선생님이 요가 수업을 할 수 없게 되어 난 갈 길을 잃게 되었다. 어렵게 다시 찾은 요가선생님을 이번엔 우리 집으로 초빙을 했다. 동네 친구들을 모아 요가 클래스를 만들었는데 며칠 지나지 않아 함께 시작했던 친구들이 요가가 힘들다는 이유로 그만두고 나만 남게 되었다. 함께 시작했다가 포기한 친구들은 요가가 내게 잘 맞는 운동이기 때문에 꾸준히 할 수 있었다고들 말하지만, 분명히 말하건대 내게도 무수히 찾아왔던 포기의 순간들을 나는 피나는 노력으로 극복을 한 것이었다.

내가 견딜 수 있었던 건 요가는 내게 '쉼'과 '숨'이 되어 주었기 때문이었다.

요가를 하는 순간만큼은 허락된 휴식의 시간을 만끽할 수 있었고, 몰아의 경지에서 나 자신을 돌아보는 시간을 가질 수 있었다.

현대인들은 다 마음의 감기를 앓고 있다고 표현한 어떤 정신과 의사가 쓴 책을 본 적이 있다. 지금 생각해보면 요가는 나에게 마음의 감기를 치료하는 처방이 되어 주었던 것 같다. 지친 삶 속에서도 지금까지 단 한 번도 그 흔한 항우울증이나 정신과적 치료 없이 일상생활을 잘하고 있는 것만 보아도 알 수 있다.

마음의 감기를 앓고 계신 분들이 있다면
꼭 이야기하고 싶다.

'요가를 하세요!

요가를 수련하다보면 반드시 포기의 순간을 만날 겁니다. 자주 만날 수도 있어요. 그래도 그 또한 요가랍니다. 저도 요가를 하면서 사막에서 모래알을 세는 기분을 자주 느꼈답니다. 잘하고 싶은 마음은 굴뚝같지만, 쉽게 되지 않고 겸손하게 만드는 것, 그게 요가에요.

전 무지에서 시작한 탓에 시행착오들을 겪으면서 애증이 쌓이기도 했어요. 하지만, 날 구해준 건 분명 요가에요!'

힘들어서 포기하고 싶은 맘이 너무 컸지만,
절실했기에 놓지 못했던 요가!

그래서 요가를 하는 동안 늘 입에 달고 다니던 말!

'왜 저는 요가를 해도 해도 안 돼요?'

그 당시 그루, 나의 요가의 스승이신 여동구 선생님께서 책을 한 권 선물해 주셨다. 요가의 기본에 대해 다시 한번 생각해 볼 수 있는 책이었다. 기본부터 다시 배우겠다는 마음으로 집중해서 활자를 읽어 내렸고, 설명을 따라 몸을 움직이며 처음 요가를 접하듯 동작을 반복했다. 책을 보면서 뭔가 정리가 되는 느낌이 스며들기 시작했다.

요가는 마음을 동반하는 운동이다. 몸의 자세를 바르게 취하려면 마음의 자세도 바르게 취해야 한다. 몸을 유연하게 만들고 싶다면 마음의 유연성을 찾아야 한다. 그리고 몸과 마음의 유연성은 기본에 충실했을 때 가능하다. 역설적으로 기본에 충실하면 몸과 마음의 유연성은 쉽게 만들어진다.

스승님의 철학 중 '요가는 삶이다.' 라는 말을 좋아한다. 우리의 삶도 그렇지 않은가? 기본기만 잘 지키면 혼란스러움 속에서도 길을 잃지 않을 수 있다. 언제나 기본은 옳다. 요가도 그러하다. 그래서 나는 'back to principle' 이란 말을 좋아한다.

제목이 말해주듯 이 책은 유연성이 필요한 사람들을 위한 안내서이다.

유연성이 부족해 걱정이라면, 요가를 하고 싶으나 뭐부터 해야 할지를 모르겠다면, '나는 안 되는 건가?' 하는 마음의 불편함이 있다면 이 책을 권하고 싶다. 아마 그런 불편함은 눈 녹듯 사라질 것이라 확신한다.

요가를 배우기 위해 요가복과 매트만 구매하고
그냥 내버려 두었다면 이 책을 열어보라고 말하고 싶다.

이 책은 당신에게 자존감을 심어주고 삶의 활력을 만들어 줄 것이다.

2021년 봄을 시작하며
최할리 드림

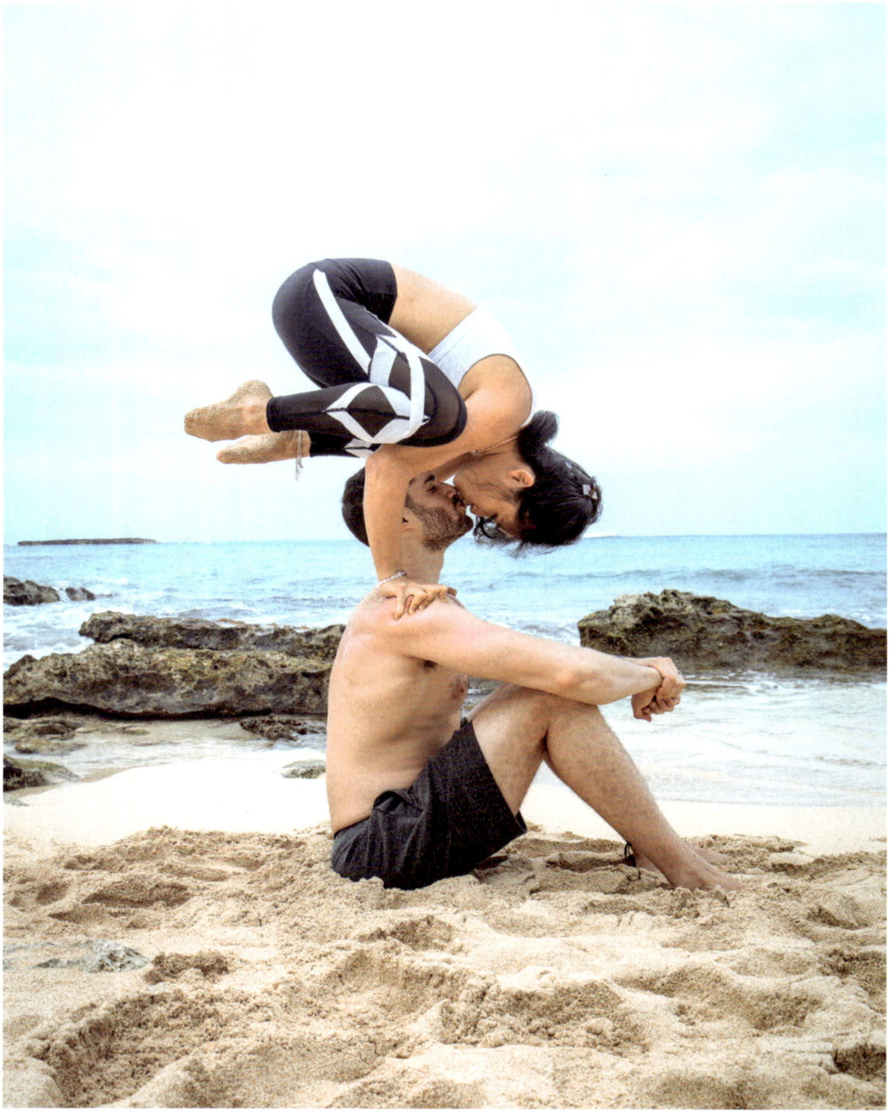

"우리의 스승과 그들의 스승들에게,
우리는 최선을 다해 우리의 지식을
미래 세대들에게 전달할 것이다."